"十四五"时期国家重点出版物出版专项规划项目
湖北省公益学术著作出版专项资金资助项目

神 经 外 科 亚 专 科 学 丛 书

名誉主编　赵继宗
总 主 编　赵洪洋　王　硕　毛　颖

周围神经疾病

ZHOUWEI SHENJING JIBING

主 编 ◆ 张文川　张　黎　刘　松

华中科技大学出版社
http://press.hust.edu.cn
中国·武汉

内 容 简 介

本书是"神经外科亚专科学丛书"之一。

本书共分为十篇三十七章,主要介绍了周围神经疾病基础、周围神经疾病的评估、创伤性周围神经疾病、周围神经卡压综合征、系统性疾病相关多发周围神经疾病、周围神经肿瘤、头面部周围神经疾病、周围神经疾病的管理、周围神经疾病的研究进展等。

本书可作为神经外科临床各亚专科医师和护士的实用参考用书。

图书在版编目(CIP)数据

周围神经疾病/张文川,张黎,刘松主编.—武汉:华中科技大学出版社,2023.6
(神经外科亚专科学丛书)
ISBN 978-7-5680-9515-0

Ⅰ.①周… Ⅱ.①张… ②张… ③刘… Ⅲ.①周围神经系统疾病-外科手术 Ⅳ.①R651.3

中国国家版本馆 CIP 数据核字(2023)第 109050 号

周围神经疾病
Zhouwei Shenjing Jibing

张文川 张黎 刘松 主 编

总 策 划:车 巍
策划编辑:车 巍
责任编辑:余 琼
封面设计:原色设计
责任校对:张会军
责任监印:周治超
出版发行:华中科技大学出版社(中国·武汉)　　电话:(027)81321913
　　　　　武汉市东湖新技术开发区华工科技园　　邮编:430223
录　　排:华中科技大学惠友文印中心
印　　刷:湖北新华印务有限公司
开　　本:889mm×1194mm　1/16
印　　张:17
字　　数:525 千字
版　　次:2023 年 6 月第 1 版第 1 次印刷
定　　价:168.00 元

丛书编委会

丛书序

神经外科发展至今，随着科学技术的进步，人们对中枢神经系统疾病的治疗效果和减少并发症发生的要求越来越高，精准化和精细化治疗是满足这一要求的必经之路。神经外科亚专科学的建立和发展正是顺应了这一要求，采用了精准化和精细化的组织形式，以利于对精准化和精细化治疗研究的不断深入进行。

在这一大背景下，我们组织了全国神经外科亚专科学的领军人物，分别主编"神经外科亚专科学丛书"的十一个分册。本丛书介绍了相关亚专科学的理论知识和临床实践经验，除了强调规范化的传统治疗外，重点阐述了近年来在神经外科亚专科学领域出现的新技术、新业务，并指导性地提出了这些新技术、新业务的应用要点和注意事项。本丛书是神经外科医生、护士和相关领域工作人员临床诊疗必备的重要参考书。术业专精，才能术业精进，博而不精已不能满足当前科学技术迅速发展的需求，我们需要培养在神经外科亚专科学领域深入钻研、熟练掌握先进设备操作技术等的专家。将时间和精力集中于焦点，突破的机会就会大大增加，这也是早出人才、快出人才的路径，同时可为患者带来先进的治疗手段和更好的治疗效果。

我国的神经外科事业在一代又一代奋斗者的努力下，已跻身世界先进行列。这套"神经外科亚专科学丛书"反映了当今中国神经外科的亚专科学水平。本丛书为"十四五"时期国家重点出版物出版专项规划项目、湖北省公益学术著作出版专项资金资助项目。本丛书的出版必将极大地推动我国神经外科学及其亚专科学的发展进步，为神经外科从业人员带来一部系统的集神经外科学及其亚专科学之大全的鸿篇巨制。

华中科技大学同济医学院附属协和医院原神经外科主任
湖北省医学会神经外科分会原主任委员
湖北省医师协会神经外科医师分会原主任委员
二级教授，博士研究生导师

首都医科大学神经外科学院副院长
中华医学会神经外科学分会主任委员
教授，博士研究生导师

复旦大学附属华山医院院长
中华医学会神经外科学分会候任主任委员
教授，博士研究生导师

2023年5月

前　言

　　周围神经是指脑和脊髓以外的所有神经,包括神经节、神经干、神经丛及神经终末装置。周围神经外科也是神经外科的重要组成部分。周围神经可根据与中枢连接部位的不同分为连接于脑的颅神经(Ⅲ～Ⅻ对)和连接于脊髓的脊神经(31 对);周围神经还可根据支配对象不同分为躯体神经和内脏神经,躯体神经分布于骨、关节、骨骼肌和体表,内脏神经分布于内脏、心血管、平滑肌和腺体。

　　在相当长的一段历史时期内,周围神经外科一直是神经外科医生所忽视的一门亚专科,甚至一度由骨科、手外科、创伤科医生主导诊疗。好在近几十年来,越来越多的国内外神经外科专家开始认识到周围神经外科是神经外科不可或缺的一门重要亚专科,也是神经外科未来发展的重要支撑和突破点。随着越来越多的临床医生与科研学者投入到周围神经疾病的研究当中来,我们对周围神经与周围神经疾病的认识不断深入,针对周围神经疾病的诊断、评估、治疗也有了日新月异的进展。

　　“神经外科亚专科学丛书”将周围神经疾病作为独立分册编写,也是凸显了对周围神经外科这一亚专科的重视。本分册的内容是目前我国周围神经外科学主流专家的专业知识与临床经验的精华,旨在面向临床一线医生和基础科研工作者,为大家总结目前周围神经疾病诊断、评估、治疗以及基础研究的发展现状及未来展望,期望能推动周围神经外科的进一步发展。

　　由于本书编者均为一线医生,临床任务繁重,加之时间仓促,书中内容难免存在不足和疏漏之处,望各位读者拾遗补阙、不吝斧正。

编　者

目　录

第一篇　总　　论

第二篇　周围神经疾病基础

第三篇　周围神经疾病的评估

第六篇　系统性疾病相关多发周围神经疾病

第七篇　周围神经肿瘤

第八篇　头面部周围神经疾病

第九篇　周围神经疾病的管理

第十篇　周围神经疾病的研究进展

第一篇

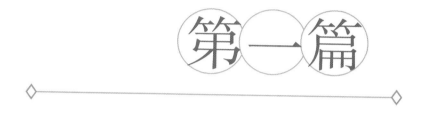

总论

第一章　周围神经外科的发展史

　　周围神经是指脑和脊髓以外的所有神经,包括神经节、神经干、神经丛及神经终末装置。周围神经也是除脑和脊髓之外,神经外科的第三个重要组成部分。周围神经可根据与中枢连接部位的不同分为连接于脑的颅神经(Ⅲ～Ⅻ对)和连接于脊髓的脊神经(31 对);周围神经还可根据支配对象不同分为躯体神经和内脏神经,躯体神经分布于骨、关节、骨骼肌和体表,内脏神经分布于内脏、心血管、平滑肌和腺体。

　　近几十年来,周围神经疾病的诊断、治疗以及基础研究都在经历着日新月异的发展,针对周围神经疾病的认识也取得了长足的进步。越来越多的临床医生开始认识到周围神经外科是神经外科不可忽视的一门重要亚专科。

　　如何治疗神经损伤? 针对这一周围神经外科的终极命题,众多医学科学家从一个多世纪之前就开始了孜孜不倦地求索。早在 19 世纪就有学者提出,即使不接受外科手术修复,切断的周围神经也能自行修复。但也有其他学者提出,外科手术修复离断了的周围神经后,周围神经功能可得到良好的恢复。这是最早的针对周围神经损伤治疗方案选择的探讨与研究。自此,众多医学科学家针对各种各样的神经修复手段进行了长期的探讨,却失望地发现绝大多数神经修复手段都令人不甚满意。

　　战争往往能够推动医学的快速发展,对周围神经外科来说也不例外,相对成熟的周围神经外科手术直至第二次世界大战才出现。第二次世界大战波及的范围和造成的破坏是史无前例的,在血腥的战场上,枪弹贯穿或弹片切割造成了数以千万计的周围神经损伤病例。大量的诊疗实践发现,无论是连续性遭到破坏的离断性损伤(<15% 的病例),还是神经连续性完好的神经损伤,都属于钝器伤。即使弹片并未直接击中神经,穿透邻近组织或者爆炸的力量作用于神经纤维也同样会产生拉伸、挫伤作用,引起神经长轴方向上的损伤。这类损伤的程度很难评估,因此即使是单纯的离断性神经损伤,经过急诊手术精确修复后,仍有相当一部分的修复是无效的。除枪弹伤之外,日常生活中的周围神经损伤常常是由螺旋桨、风扇叶片、往复锯、刀斧或其他金属锐缘的切割造成的。与枪弹伤类似,尽管这些损伤的方式表现为切割、断裂,但其受力机制仍然包含钝性力作用。

　　当代研究则发现,伤后数周是钝性周围神经断裂伤的最佳治疗时机。因为伤后数周损伤神经的远近两端常常伴有神经瘤的形成,解剖结构更加清晰,可以更精准地切除到正常神经边缘再进行吻合,达到更好的治疗效果。

　　欧美学者的研究还发现,对于一些枪弹伤的患者,术中对神经损伤部位的直接视诊和触诊对手术修复效果的提高并不能起到准确的作用。通过对术中切除神经组织的病理切片进行观察发现,许多被手术医生认定为严重病损的神经中,实际上存在着足够的修复再生潜力,这使得手术切除的意义受到了质疑。临床实践中也发现,一些看似需要接受切断吻合修复的损伤神经,单纯的神经松解术同样能够获得很好的效果。

　　一切治疗手段都有赖于精确诊断这一先决条件,而精确诊断又有赖于对疾病相关病理学、生理学以及基础生物学、分子学,甚至基因组学研究的不断深入。美国神经外科医生 Nulsen 和 Lewey 较早提出了使用神经刺激作为评估周围神经损伤的手段,如果刺激引起远端肌肉阳性反应,就能提前几周预测到临床恢复。但在当时,这一测试手段也存在一项严重的缺陷。患者往往需要在神经损伤后等待几个月时间,才可能通过测试获得阳性结果,但如果此时测试结果仍为阴性,则早已错过了修复治疗的时机。

　　20 世纪 80 年代之后,欧美学者针对严重挫伤或离断的神经,提出了一系列基本治疗原则。

　　(1)周围神经可以得到有效的修复。在合适的时间节点进行适当的修复手术,通常能够使神经功能得到恢复。

（2）钝性离断的周围神经,在其离断处远近两端常常会形成神经瘤。建议在伤后数周再行切除,这样可彻底清除增生的瘢痕组织和神经瘤,促进神经的再生。

（3）锐性离断的周围神经更推荐进行急性期的修复,大部分这类损伤神经可以接受端端吻合。

（4）要注意避免神经吻合口存在张力。对于一些钝性离断或者缺损较长的周围神经损伤,端端吻合张力可能较大,可以考虑采取神经移植的修复手段。

（5）对于神经移植修复,为了促进移植神经的再血管化,推荐平行移植多根较细的神经,而非单根较粗的神经。

除此之外,还有学者提出,如果在充分修剪离断的神经断端后,端端吻合能够达到较小的张力,其效果优于神经移植修复。

在这一系列治疗原则的指导下,20 世纪 70 年代至 90 年代,路易斯安那州立大学健康科学中心的 David G. Kline 和 Alan R. Hudson 等积累了大量经验,为周围神经损伤的分类和预后评估提供了坚实的基础,也促成了第一本完整的指导周围神经手术入路和技巧的书,即《周围神经外科解剖图谱》出版。这本书至今仍是周围神经外科医生的案头必备书籍之一。

辛亥革命以前,我国周围神经外科领域几乎是一片空白。根据可查到的历史文献,早在 1911 年的中华医学杂志上,就刊登了一篇题为"Injury of nerves"的文章。文章作者总结了个人对各类周围神经损伤的诊疗经验,包括正中神经和桡神经枪伤,坐骨神经、尺神经和正中神经刀伤,臂丛神经和腓总神经挤压伤,臂丛神经和尺神经牵拉伤等各种疾病,并对损伤的分类、症状、电生理检查和治疗都进行了总结。

而在第二次世界大战期间,我国医学家也对一系列周围神经疾病病例进行了总结报道。有位神经精神科的医生报道了上海某事变中送入上海红十字医院的 228 名中国军人,其中 10 人出现了周围神经损伤的症状。但这名医生从解剖学上判断这些神经损伤与伤口无关,而可能与伤口感染、中毒及维生素 B_1 缺乏相关。北京协和医学院（现更名为中国医学科学院北京协和医学院）解剖学科的 P'an Ming-Tzu 则通过对 252 个足部标本的皮神经解剖测量,发表了题为"The Cutaneous Nerves of the Chinese Foot"的文章,将中国人足部皮神经的解剖测量数据与国外资料进行了对比分析。原中央大学医学院、华西大学牙学院解剖系的张查理、白英才、陆振山三位教授则研究分析了中国人和少量白种人下颌骨上 300 个颏孔和颏神经的走行解剖数据,发表了题为《颏孔与颏神经之新观察》的文章。

回顾 1949 年前我国的周围神经外科领域,必须要提到冯德培院士,他的学术成就集中在神经和肌肉的功能学、神经肌肉接头和神经肌肉营养性的相互关系方面。他的研究成果都发表于国外权威杂志中,得到了全世界神经外科领域的认可。

1947 年,《东北医学》杂志创刊,这一杂志在 1950 年更名为《东北军医杂志》。其中有一篇周围神经外科文章《神经外伤处理法》,文章作者提出神经离断后,远端发生的退变要由近端补充,神经一昼夜能够生长 1.5 mm,故而恢复缓慢这一观点。同时该作者还提出了周围神经战伤的分类、诊断和治疗方法,并具体介绍了周围神经手术的方式和灼性痛的治疗方法。该作者和另一位作者还分别在这本杂志上发表了多篇译文,如《神经干损伤的简单的试验》《周围神经损伤治疗的原则》和《末梢神经伤》。文章提出四肢战伤中有 15% 的病例合并有周围神经损伤。手术后往往予以石膏固定,但对神经功能检查造成了障碍。通过检查拇指对掌、伸指、内收,以及跗趾伸屈功能,就能判断正中、桡、尺、胫与腓总神经是否存在损伤。

1950 年 10 月创建的《人民军医》杂志,其中就刊登了一系列周围神经外科相关文献,如:陈景云、李通写的《四肢周围神经损伤的治疗》,周景春翻译的《周围神经火器伤及其治疗》等。陈景云教授在抗美援朝时任志愿手术队队长,转战多个战场,立下许多战功,后来成为解放军总医院骨科的元老。陈景云教授改良的肘关节成形手术是当时很流行的一种术式。

《外科学报》于 1951 年在南京创刊,由中国人民解放军华东军区后勤卫生部组织,华东军区总医院外科负责编辑出版工作。总编辑是外科主任许殿乙,副总编辑是吴公良、范国声,编辑部全由外科医生组成。当时没有成立专科,只有专业组,都归属外科编制内。在《外科学报》有案可查的论文中,1951 年就有12篇周围神经相关文章。以后的几年每年只有1～3篇周围神经相关文章,最初的2篇周围神经相关文章《手术后之臂丛神经麻痹》和《四肢周围神经损伤的病变和检查要点》都是蒋孝忠撰写的。第3篇是孙继恩教授撰写的《末梢神经损伤》。《外科学报》只办了2年,1953年正式更名为《中华外科杂志》。

抗美援朝至"文化大革命"期间,也有诸多学者发表了周围神经外科方面的文献。其中第四军医大学的陆裕朴教授在钻研骨科学的同时,也在周围神经外科方面取得了诸多建树。1963年亲自施行的吻合神经、皮管包埋再造拇指手术获得成功。1976年指导多名年轻医生完成世界首例十指完全离断再植手术,十指全部成活,功能良好。他在晚期周围神经外伤研究方面很有造诣,在理论和实践上均有突破和创新。

"文化大革命"期间,有关周围神经外科的文章相对较少,但其中却包含着顾玉东院士、王成琪院长和朱家恺教授的著作。时任华山医院主任的顾玉东院士提出应用健侧颈7神经移位治疗臂丛神经根性撕脱伤的创举,成了世界臂丛神经损伤治疗的重要里程碑。原济南军区第89医院王成琪院长和中山大学附属第一医院朱家恺教授都是我国用显微外科技术进行束膜缝合和束间移植手术的先行者。时至今日,这一术式已经普及到了全国的各大医院,成了神经移植手术的标准术式。

自此之后周围神经外科的发展开始进入百花齐放的年代。各大医院、医学院校的专家发表了大量关于周围神经外科的文章。钟世镇院士高举临床解剖学的大旗,收集大量皮肤血管的资料,归纳出皮瓣血管来源的规律,从而发现许多新的皮瓣供区,又亲自解剖周围神经并观察其血液循环,绘制6大神经的神经束定位图,为开展束膜缝合术和带血管神经的移植术提供了重要的解剖学依据。卢世璧院士带领着朱盛修教授、李主一主任等为战中受伤的周围神经伤员进行诊断与治疗,取得了丰富经验,系统研究了周围神经再生趋化性,开展了脱细胞异体神经移植的实验研究并应用于临床取得了良好效果。罗永湘教授在研究神经生长因子时发现该因子对运动神经元也有明显的营养作用,充实了50多年来神经生长因子的基础研究。陈统一教授的臂丛神经三维重建和顾立强教授的大鱼际肌支的三维重建都是最新发展的科学技术,对今后周围神经的研究将有更大的推动作用。周围神经的专著也纷纷面世,如1991年朱盛修主编的《周围神经显微修复学》,1991年朱家恺等编译的《周围神经外科学》,1991年朱家恺主编的《周围神经外科进展》,1992年顾玉东著的《臂丛神经损伤与疾病的诊治》,1998年侯春林、张长青编著的《周围神经卡压综合征》,2001年顾立强、裴国献主编的《周围神经损伤基础与临床》,2004年刘志雄、张伯勋主编的《周围神经外科学》,2004年顾立强等主译的《周围神经外科解剖图谱》,2005年夏长所等主编的《周围神经外科治疗学》,2006年赵德伟、陈德松主编的《周围神经外科手术图谱》等。

现如今,有越来越多的专家和新生力量投入了周围神经外科的研究领域。大家同心协力,一定能把我国周围神经外科的医疗、教学、科研和培养事业都推上一个新的台阶。

(张文川　吴祎炜)

参 考 文 献

[1] Ecklund J M,Ling G S. From the battlefront:peripheral nerve surgery in modern day warfare[J]. Neurosurg Clin N Am,2009,20(1):107-110.

[2] Filler A G,Kliot M,Howe F A,et al. Application of magnetic resonance neurography in the evaluation of patients with peripheral nerve pathology[J]. J Neurosurg,1996,85(2):299-309.

[3] Filler A G,Maravilla K R,Tsuruda J S. MR neurography and muscle MR imaging for image diagnosis of disorders affecting the peripheral nerves and musculature[J]. Neurol Clin,2004,22(3):643-682.

[4] 张查理,白英才,陆振山.颏孔与颏神经之新观察[J].中华医学杂志,1949,35(6):265-266.

[5] 陈景云,李通.四肢周围神经损伤的治疗[J].人民军医,1951,1(10):564-569.

[6] Г.А.李哈切尔,周景春.周围神经火器伤及其治疗[J].人民军医,1953,1(7):544-540.

［7］ 蒋孝忠.四肢周围神经损伤的病变和检查要点[J].外科学报,1951,1(4):316-319.

［8］ 蒋孝忠.手术后之臂丛神经麻痹[J].外科学报,1951,2(1):33-35.

［9］ 孙继恩.末梢神经损伤[J].外科学报,1952,3(10):676-679.

［10］ 顾玉东,张高孟,陈德松,等.健侧颈神经根移位术治疗臂丛根性撕脱伤[J].中华医学杂志,1989,69(10):563-565.

第二章　周围神经外科诊疗病种范畴

一、概述

周围神经疾病多种多样,其内科诊疗主要由神经内科医生负责,其外科治疗以往多由骨科医生负责,病例集中于手外科、足踝外科等骨科亚专科。神经外科周围神经外科亚专科不同于手足外科,有着自己鲜明的特色。

概括起来,神经外科周围神经外科亚专科诊疗病种范畴包括两大部分,其一为可以采用外科手术方法治疗的周围神经本身的疾病,其二为可以通过在周围神经上手术来治疗的非周围神经疾病。此处必须首先明确,周围神经外科所指"周围神经"并非狭义上的肢体周围神经,而是广义的"周围神经",既包括了传统意义上的肢体周围神经,还包括头皮神经、颅神经(除视神经、嗅神经之外)、脊神经(包括脊神经根、脊神经节、脊神经前支及后支)、躯干部神经(如肋间神经)、交感神经、副交感神经(如迷走神经)等。基于广义的周围神经概念的周围神经外科亚专科诊疗病种范畴大为丰富。

可以采用外科手术方法治疗的周围神经本身的疾病主要包括周围神经卡压性疾病、周围神经肿瘤、周围神经损伤、系统性疾病相关多发周围神经疾病、不明原因多发周围神经疾病、颅神经疾病、偏头痛、面瘫等。可以通过在周围神经上手术来治疗的非周围神经疾病也多种多样,主要包括迷走神经电刺激治疗的难治性癫痫、周围神经电刺激治疗的疼痛、肢体周围神经缩小术治疗的痉挛状态(spasticity)、选择性脊神经后根切断术(selective posterior rhizotomy,SPR)治疗的痉挛状态、选择性脊神经支切断术治疗的痉挛性斜颈、改良 Foerster-Dandy 手术治疗的痉挛性斜颈、颈动脉鞘交感神经切除术治疗的混合型脑瘫及抽动症、骶神经电刺激治疗的神经源性膀胱等。

二、可以采用外科手术方法治疗的周围神经本身的疾病

可以采用外科手术方法治疗的周围神经本身的疾病中最为常见、最为重要的一大类病种就是周围神经卡压性疾病。此类疾病种类复杂,临床表现各异,诊疗方法繁多,临床漏诊误诊率颇高。仅笔者经治的周围神经卡压性疾病涉及的卡压部位和相应周围神经就包括腕管正中神经、肘管尺神经、旋前圆肌管骨间前神经、腕尺管尺神经、上臂桡神经沟桡神经干、前臂桡管(旋后肌管)骨间后神经(桡神经深支)、前臂Wartenbery 点桡神经浅支、膝外侧腓管腓总神经、内踝跗(踝)管胫后神经、足背跖管腓深神经及腓浅神经、小腿外侧中下 1/3 交界处腓浅神经、梨状肌下孔坐骨神经、髂前上棘内侧股外侧皮神经、臀筋膜臀上皮神经、股管股神经、内收肌管隐神经、大腿后外侧中段股后皮神经、小腿后外侧中下 1/3 交界处腓肠神经、肩胛上切迹肩胛上神经、胸廓上口臂丛神经等。在这些繁杂的周围神经卡压性疾病中,非常常见的是腕管正中神经卡压性疾病和肘管尺神经卡压性疾病,占神经卡压性疾病 80% 以上。尤其是腕管正中神经卡压性疾病最为常见,其发病率有逐年升高的趋势;腕管减压术甚至是欧美国家实施最多的神经手术。因此,刚开始从事周围神经外科亚专科工作的医生面对繁多复杂的周围神经卡压性疾病不必有畏难情绪,可以先从这两类常见的疾病入手,随着临床经验的积累,逐步增加对该类疾病的认识。虽然以周围神经卡压性疾病为代表的周围神经本身的疾病的诊断较烦琐,不像一般颅脑肿瘤、外伤、脑血管病等疾病的诊断那么简单、明确,但一旦明确诊断、手术方法正确,术后效果往往立竿见影。

广义的周围神经肿瘤既包括神经鞘瘤、神经纤维瘤等周围神经本身肿瘤,也包括邻近周围神经的其他肿瘤,如腱鞘囊肿、腘窝囊肿、皮脂腺囊肿、脂肪瘤等。对于已经熟练掌握颅脑脊髓手术技巧的神经外科医生而言,切除周围神经肿瘤的难度不大,但仍须掌握该手术的独特之处。对于生长巨大,侵及胸腔、

腹腔、颅腔或大血管等重要结构的周围神经肿瘤,往往需要与心胸外科、腹部外科、妇产科、头颈外科、耳鼻喉科等相关科室进行多学科联合诊治,颇具难度和风险。

　　周围神经损伤一般指肢体周围神经损伤,多见于肢体骨折等创伤性疾病,也包括一部分主要发生于骨科围手术期的医源性损伤。因此这类疾病通常由手足外科这一骨科亚专科诊治,并非为神经外科周围神经外科亚专科的重点工作内容,但是我们也必须掌握周围神经损伤与修复的基本原则与策略。

　　多发的周围神经病变包括系统性疾病相关多发周围神经疾病和不明原因多发周围神经疾病。系统性疾病相关多发周围神经疾病以糖尿病相关周围神经疾病(diabetic peripheral neuropathy,DPN)为主要代表,还包括长期血液透析相关周围神经疾病、免疫系统疾病(如风湿、类风湿、干燥综合征、痛风等)相关多发周围神经疾病、药物(往往为化疗药物)相关多发周围神经疾病、酒精中毒性多发周围神经疾病,以及相对少见的癌肿相关多发周围神经疾病、放射性损伤相关多发周围神经疾病等。上述系统性疾病相关多发周围神经疾病中,以 DPN 和血液透析相关周围神经疾病的外科治疗效果较好,后者疗效尤佳。令人遗憾的是,除这两种之外的其他各种类型的系统性疾病相关多发周围神经疾病和不明原因多发周围神经疾病的外科治疗效果并不确切,很多情况下乏善可陈,这与它们的发病机制尚不明确直接相关。

　　颅神经疾病中显微血管减压术(microvascular decompression,MVD)治疗效果较好的依次为舌咽神经痛、面肌痉挛和三叉神经痛。这些疾病本质上都属于周围神经疾病范畴,甚至属于广义上的周围神经卡压性疾病,只不过责任血管"卡压"颅神经的位置在颅内。近年来,MVD 可以治疗的颅神经疾病越来越多,如神经源性高血压、顽固性耳鸣、顽固性致残性眩晕等。在治疗手段上,除 MVD 之外,还有一些其他作用于颅神经周围支的手术方式来治疗颅神经疾病,比如最近比较流行的三叉神经球囊压迫手术、射频治疗以及周围支撕脱手术等。鉴于颅神经疾病的外科治疗一直被划分为功能神经外科亚专科范畴,因此不在本书中赘述。

　　偏头痛是一大类长期以来被我们所忽视的疾病,其对人类健康和生活质量的影响应得到重视。随着针对偏头痛病因学的研究逐步深入,一种崭新的手术方法开始崭露头角:头皮周围神经手术治疗偏头痛。此种外科治疗方法涉及的头皮周围神经包括耳颞神经、枕大神经、枕小神经、耳大神经、眶上神经、滑车上神经、颞颧神经等,术式包括头皮周围神经减压、切断或切除以及神经伴行血管切断或切除等。对于有经验的术者而言,经过严格评估筛选的各类偏头痛手术总有效率可达 90%。

　　面瘫的外科治疗直到现在还是一个复杂、困难,甚至危险和充满争议的话题,参与这种争议的医生往往包括但不限于神经外科、耳鼻喉科、头颈外科和整形外科医生。我们对于有争议的话题往往会采取偏于保守的态度。目前首先比较肯定(同时也是争议最少的)的一点是,颅底骨折导致的面神经管受累所致的重度面瘫应该尽早由有经验的医生实施经乳突面神经管减压手术。其次相对肯定的是,涉颅手术所致医源性重度面瘫(如听神经瘤手术所致面瘫)可行面神经自体周围神经吻合(选做自体周围神经移植)。重度难治性面瘫急性期经乳突入路面神经管次全程减压术、面瘫后高兴奋性后遗症(面部联动等)慢性期经乳突入路面神经管垂直段减压加面神经束膜间梳理术等术式的手术指征、方法、疗效、术后并发症等目前尚缺乏循证医学证据支持相关结论(有些结论甚至是完全相左的),因此在现阶段不建议盲目开展。面部神经、肌肉移植、转位手术对于慢性期面瘫及面瘫后高兴奋性后遗症的外科治疗可能是有价值的,值得整形外科、头颈外科、神经外科等多学科共同积极探讨、推进。

三、可以通过在周围神经上手术来治疗的非周围神经疾病

　　事实上,我们发现,可以通过在周围神经上手术来治疗的非周围神经疾病虽然也多种多样,但主要集中于两大方面:其一,痉挛状态的外科治疗,涉及的术式包括但不限于肢体周围神经选择性部分切断术(selective partial neurotomy,SPN,又称显微缩小术)、SPR、选择性脊神经支(和(或)肌肉)切断术(或切除术)、改良 Foerster-Dandy 手术、副神经根及上部颈神经根 MVD、颈部去交感神经术等;其二,由神经调控技术治疗的相关疾病,涉及的术式包括但不限于迷走神经电刺激术、周围神经电刺激术、骶神经电刺激术等。

此时,我们会发现一个非常有意思的问题。我们先来看一下功能神经外科亚专科的工作范畴。最近10~15年,功能神经外科在我国神经外科界取得了长足的发展和较大进步,它的工作范畴大体包括以下几部分内容:难治性顽固性的癫痫、颅神经疾病、运动障碍病、精神疾病、慢性意识障碍、疼痛、痉挛状态等的外科治疗。对比一下功能神经外科的疾病谱,我们不难发现,其实周围神经外科的第二大部分工作内容,即在周围神经上实施手术来治疗的一些非周围神经疾病,很多都是功能性疾病;比如行迷走神经电刺激术的患者可能其本身迷走神经没有问题,只是在迷走神经上放一个刺激器来治疗难治性癫痫,癫痫就是一种功能性疾病;再如,做肢体周围神经的显微缩小术来治疗肢体的痉挛状态,患者本身的周围神经可能也是没有问题的,但是我们可以在肢体的周围神经上做手术来缓解痉挛。所以我们认为周围神经外科其实与功能神经外科是高度交叉和互相融合的。鉴于此,涉及周围神经外科亚专科的这部分内容将在本套丛书《功能神经外科》分册中详细论述,本书不再赘述。

四、重视周围神经外科诊疗疾病谱与亚专科工作的开展

目前我国周围神经外科的发展现状的最大特点是供需不平衡。我国人口基数巨大,周围神经疾病涉及的范围比较广,病种比较多,发病率也比较高,存在广大的患者群体。但是目前国内尤其是神经外科从事周围神经外科亚专科的医生少之又少。以前,在国内从事周围神经外科的医生主要集中在骨科和矫形外科,尤其是手外科或者足踝外科。但即便是在骨科,专门从事周围神经外科的医生也很少。目前从事常规神经外科疾病(如颅脑疾病、脊柱脊髓疾病)诊治工作的神经外科医生较多,但关注周围神经外科的医生很少。这种供需矛盾的状况给我国周围神经外科提供了发展的契机,巨大的供需不平衡意味着这方面的工作存在着极为广阔的发展空间,也有待于有志于此的神经外科医生进一步努力去填补空白,为更多的患者解除痛苦。

现在很多神经外科医生开始对周围神经外科感兴趣,但是一开始入手毫无头绪,因为这毕竟是一个陌生的领域,所以一开始学习怎么样去开展相关的手术、怎么样从事相关亚专科的工作非常重要,需要从以下几个方面入手。

第一点是解剖。解剖学是所有疾病发生、发展的客观基础,所以要想从事周围神经外科工作,必须熟悉周围神经的解剖学知识,这远非一日之功。我们可以在开展周围神经外科亚专科相关工作的过程中不断学习,根据遇到的不同患者去学习某一根或几根周围神经具体的解剖特点。其实最好的学习方法就是实践,从实践中找到问题,带着问题去学习。

第二点,要高度重视周围神经疾病患者的问诊和体格检查。周围神经疾病诊断的四个要素包括症状学问诊、病史的采集、周围神经体格检查和辅助检查。神经外科医生对中枢神经系统的体格检查是比较熟悉的,但是对于周围神经系统的体格检查是相对陌生的,这是短板。有别于其他神经外科常见病、多发病,比如颅脑肿瘤、脑血管病、脊柱脊髓疾病等,这些疾病诊断过度依赖于神经影像学检查结果,有很多周围神经疾病不是看影像学检查结果或报告就能确诊的,必须从患者的症状学、病史、体格检查(包括重要的阴性病史、症状和体征)等中发现一些蛛丝马迹,最终才能明确诊断。

第三点,要高度重视周围神经疾病的诊断和鉴别诊断。举例说明,导致手部麻木的疾病有很多,诊断时应先排除颈椎病、脑部病变,确定是周围神经疾病后还要鉴别是臂丛神经、尺神经、正中神经还是桡神经的问题,涉及某一根周围神经还要鉴别出该神经是在肢体走行的什么位置出现了病变,如尺神经在上肢的潜在卡压点就有3~4个之多。诊断和鉴别诊断是相辅相成、合二为一的,只有做好鉴别诊断,才能做出正确的最终诊断,手术才可能有效。

第四点,周围神经外科亚专科涉及的疾病谱纷繁复杂,所以神经外科医生刚开始涉足该领域的时候要选择一个好的切入点,进而向其他的周围神经疾病去扩展。例如,把 DPN 作为切入点就是个很好的选择,因为其有广大的患者群体、内科治疗效果不佳、手术效果良好、手术安全性高等特点。

第五点,选择好的切入点后,下一步就是在日常工作中重视周围神经外科相关的疾病谱。我们一定要了解前述介绍的哪些疾病是可以采用周围神经外科的手术方式或方法去解决的,如脑瘫、脑出血后肢

体痉挛、偏头痛、面瘫、医源性面神经损伤、DPN、血液透析相关周围神经疾病、腕管综合征、肘管综合征等。脑海中最起码要知道哪些疾病是属于周围神经外科诊疗范畴的,是可以手术治疗的,遇到这样的患者才会主动去接诊,去进行相关的治疗,同时进行相关的学习和知识的储备。

第六点,要重视相关的症状学特征。要了解哪些症状有可能是周围神经疾病的问题,在日常工作中接诊患者,遇到有相关症状的患者要特意想到去排除周围神经疾病问题。

第七点,注重医院内相关科室横向联合。周围神经疾病谱广泛是其重要特征,其本质是一个交叉学科,涉及神经内科、骨科、内分泌科、血液透析中心、康复科等诸多科室。因此在开展工作的时候注重院内的横向联合极为重要,应多与其他科室进行沟通、交流、宣传。

(张 黎)

参 考 文 献

[1] Latinovic R, Gulliford M C, Hughes R A. Incidence of common compressive neuropathies in primary care[J]. J Neurol Neurosurg Psychiatry, 2006, 77(2): 263-265.

[2] Katz J N, Simmons B P. Clinical practice. Carpal tunnel syndrome [J]. N Engl J Med, 2002, 346 (23): 1807-1812.

[3] Kopeć J, Gadek A, Drozdz M, et al. Carpal tunnel syndrome in hemodialysis patients as a dialysis-related amyloidosis manifestation—incidence, risk factors and results of surgical treatment[J]. Med Sci Monit, 2011, 17(9): CR505-CR509.

[4] Melenhorst W B, Overgoor M L, Gonera E G, et al. Nerve decompression surgery as treatment for peripheral diabetic neuropathy: literature overview and awareness among medical professionals [J]. Ann Plast Surg, 2009, 63(2): 217-221.

[5] 张黎,于炎冰,林朋,等.周围神经显微减压术治疗糖尿病性上肢周围神经病[J].中华神经外科杂志,2009,25(4):315-317.

[6] 黄熠东,常文凯.肘管综合征的病因诊断及治疗进展[J].实用骨科杂志,2018,24(4):342-345.

[7] Laneigu R, Saint Cast Y, Raimbeau G, et al. Dellon's anterior submuscular transposition of the ulnar nerve: retrospective study of 82 operated patients with 11.5 years' follow-up[J]. Chir Main, 2015, 34(5): 234-239.

[8] 杨文强,张黎,于炎冰,等.周围神经显微减压术治疗糖尿病性下肢周围神经病[J].中华神经外科杂志,2013,29(7):710-713.

[9] 杨文强,于炎冰,王琦,等.周围神经显微减压治疗上肢透析相关周围神经病的疗效分析[J].中华神经外科杂志,2020,36(4):365-369.

[10] 杨培中,刘向东,刘永博,等.联合式周围神经选择性部分切断术治疗儿童脑性瘫痪下肢痉挛[J].中华神经外科杂志,2019,35(1):47-50.

[11] 刘红举,于炎冰,任鸿翔,等.改良 Foerster-Dandy 手术治疗痉挛性斜颈的长期随访结果(附 550 例报告)[J].中华神经外科杂志,2019,35(1):6-9.

[12] 邵旭,于炎冰,张黎.面-副神经吻合术治疗周围性面瘫[J].中华神经外科杂志,2014,30(4):348-351.

[13] 于炎冰,张黎,马延山,等.1244 例痉挛状态的显微神经外科手术治疗[J].中华神经外科杂志,2005,21(9):542-545.

[14] 邵旭,于炎冰,张黎.腰骶段选择性脊神经后根切断术治疗脑瘫性下肢痉挛状态的远期疗效分析[J].中华神经外科杂志,2014,30(9):912-916.

［15］　李爱民，于炎冰，张黎，等. 双侧颈动脉鞘交感神经切除术联合颈部迷走神经孤立术治疗混合型脑瘫［J］. 中国临床神经外科杂志，2013，18(1)：1-4.

［16］　Gfrerer L，Guyuron B. Surgical treatment of migraine headache［J］. Acta Neurol Belg，2017，117(1)：27-32.

第三章　周围神经外科基本诊疗原则

急、慢性创伤是导致周围神经损伤的最常见原因。为了及时制订最合适的治疗方案，了解周围神经相关的损伤病理学和再生过程至关重要。评估周围神经损伤首先依赖于对病史的全面回顾及物理检查，包括电生理检查，如肌电图和神经传导试验等。磁共振成像（MRI）技术的改进使之成为周围神经损伤的又一重要诊断工具。

周围神经损伤的机制常常包括急慢性压迫、牵拉和切割伤。大多数急性创伤性神经损伤由闭合钝性创伤所致，这种损伤会牵拉、压迫神经但保留其连续性。开放切割伤可能为锐性损伤或钝性损伤，这种损伤会导致神经全部或部分断裂。周围神经对慢性压迫和张力性损伤同样易感，如卡压综合征（腕管综合征等）。卡压综合征是慢性神经损伤的代表。一些大的病变（如肿瘤、囊肿和假性动脉瘤等）亦可引起相邻神经的继发损伤。卡压性疾病是指周围神经在压迫或束缚作用下发生慢性损伤，导致该部位神经功能障碍，引起相应的症状和体征。其根本的病理生理变化由直接机械压迫或牵拉以及继发缺血导致。

由于损伤的原因、程度不同，周围神经系统对损伤的反应也完全不同。周围神经损伤的严重程度或分级取决于损伤暴力的大小、作用时间和类型。目前神经损伤常用的三个病理分级（神经失用、轴突断裂和神经断裂）是由 Seddon 在 1942 年，根据对神经的三个特殊结构的损伤程度总结得出的：施万细胞在周围神经系统中形成轴突的隔离层；轴突传导信号至脊髓和脑组成的中枢神经系统或接收来自中枢的信号；周围神经的支持组织则作为轴突再生的"高速路"。其他学者如 Sunderland 对这一简单的分型系统进行了扩展，他将神经断裂分为数个亚型，即 Sunderland 五度分类法。以下简要介绍临床最常用的 Seddon 分类法。

神经失用（neuropraxia）指仅有施万细胞形成的髓鞘受损，而轴突保持连续性。经过神经失用病变区时神经传导减慢或消失，而在病变近端和远端则完全正常。这种损伤常常是局限性的，表现为最轻度的神经损伤。同时这种损伤又是可逆性的，原始损伤后数周至数月时间即可完全恢复神经功能。轴突断裂（axonotmesis）更为严重，其特征是轴突中断而周围的"高速路"完好。远端发生沃勒变性（Wallerian degeneration），通过轴突以每天约 1 mm 的速度再生而获得恢复。神经断裂（neurotmesis）是周围神经最严重的损伤，其特征是构成神经的所有结构，包括轴突、髓鞘和"高速路"均断裂。神经断裂在形态学上可以表现为神经连续或不连续，会发生沃勒变性，但由于瘢痕组织填充（连续的神经断裂伤）或缺少轴突再生所必需的"高速路"，轴突不能再生，这些损伤需要外科修复，而且往往需要神经移植。

单纯凭借临床症状和体征来进行周围神经损伤分类是不够的。电生理检查用于区别神经失用、轴突断裂和神经断裂。以往的经验认为，影像学检查不足以精确定位定性神经损伤。自 1992 年以来，MR 神经成像技术（MR neurography）的出现改变了这一状况。MRI 能够比肌电图更早地探测到失神经支配肌肉的信号变化，因此是评估神经损伤的一个有价值的诊断工具。MRI 技术的改进可能有助于将神经和肌肉 MRI 信号的改变与轴突变性和再生、肌肉失神经支配和再支配、周围神经损伤后功能丧失和恢复等联系起来，从而减少探查手术的应用。目前，MRI 可应用于神经卡压综合征、神经损伤、修复、神经肿瘤以及各种神经炎、神经病变的评估中。神经超声检查因其简单、方便的特点，亦在周围神经疾病诊断上有着广泛应用。

临床检查可以提供评估周围神经损伤的重要信息。这些损伤可以导致疼痛、痛觉过敏、感觉、运动或自主神经功能的部分或全部丧失。对肌肉或肌群的肌力进行分级，详细检查感觉动能，包括轻触觉、刺痛觉、两点辨别觉、振动和本体感觉等，必须有条不紊、由近及远地进行，并且应建立在对周围神经的解剖和功能有全面了解的基础上。临床症状的严重程度可以分为三个等级：轻度表现为间断性感觉障碍，如痛觉过敏、疼痛和麻木;中度表现为持续性,但缺乏轴突功能丧失的证据,如肌肉萎缩和两点辨别觉减弱甚至丧失;重度则表现为持续性且有轴突功能丧失的证据,如肌肉萎缩、肌力下降、两点辨别觉丧失。

神经损伤的病理和临床分级有助于对神经损伤进行分类,并制订合理的治疗计划。神经的急性创伤后,神经失用和轴突断裂可以自行愈合,而神经断裂则无论其是否形态连续都需要外科干预,包括切除断端间的瘢痕组织,以及应用神经移植重建其连续性。对慢性神经损伤如卡压性疾病(腕管综合征、肘部尺神经卡压性疾病等)进行临床分级,可以帮助临床医生建立合理的药物和手术治疗决策。一般而言,轻度慢性卡压性疾病可以用药物治疗,辅以理疗康复,避免加重症状的活动;中度慢性卡压性疾病开始可以试验性地用药物治疗,如反应差则需要手术治疗;重度慢性卡压性疾病则强烈推荐手术减压。

本章描述的基本原则有助于指导临床医生处理各种周围神经损伤。但这些原则是高度简化的,实际情况下,临床医生需依据其临床知识和经验针对每个患者的不同情况制订个性化的治疗方案。

(张文川　王光宇)

参 考 文 献

[1] Aagaard B D,Maravilla K R,Kliot M. MR neurography. MR imaging of peripheral nerves[J]. Magn Reson Imaging Clin N Am,1998,6(1):179-194.

[2] Aagaard B D,Maravilla K R,Kliot M. Magnetic resonance neurography:magnetic resonance imaging of peripheral nerves[J]. Neuroimaging Clin N Am,2001,11(1):ⅷ,131-146.

[3] Bowen B C,Pattany P M,Saraf-Lavi E,et al. The brachial plexus:normal anatomy,pathology,and MR imaging[J]. Neuroimaging Clin N Am,2004,14(1):59-85,ⅶ-ⅷ.

[4] Buncke G,McCormack B,Bodor M. Ultrasound-guided carpal tunnel release using the manos CTR system[J]. Microsurgery,2013,33(5):362-366.

[5] Cartwright M S,Walker F O. Neuromuscular ultrasound in common entrapment neuropathies[J]. Muscle Nerve,2013,48(5):696-704.

[6] Dailey A T,Tsuruda J S,Filler A G,et al. Magnetic resonance neurography of peripheral nerve degeneration and regeneration[J]. Lancet,1997,350(9086):1221-1222.

[7] Filler A G,Bell B A. Axonal transport,imaging,and the diagnosis of nerve compression[J]. Br J Neurosurg,1992,6(4):293-295.

[8] Filler A G,Haynes J,Jordan S E,et al. Sciatica of nondisc origin and piriformis syndrome: diagnosis by magnetic resonance neurography and interventional magnetic resonance imaging with outcome study of resulting treatment[J]. J Neurosurg Spine,2005,2(2):99-115.

[9] Filler A G,Kliot M,Howe F A,et al. Application of magnetic resonance neurography in the evaluation of patients with peripheral nerve pathology[J]. J Neurosurg,1996,85(2):299-309.

[10] Filler A G,Maravilla K R,Tsuruda J S. MR neurography and muscle MR imaging for image diagnosis of disorders affecting the peripheral nerves and musculature[J]. Neurol Clin,2004,22 (3):643-682,ⅵ-ⅶ.

[11] Grant G A,Britz G W,Goodkin R,et al. The utility of magnetic resonance imaging in evaluating peripheral nerve disorders[J]. Muscle Nerve,2002,25(3):314-331.

[12] Grant G A,Goodkin R,Kliot M. Evaluation and surgical management of peripheral nerve problems[J]. Neurosurgery,1999,44(4):825-839.

[13] Grant G A,Goodkin R,Maravilla K R,et al. MR neurography:diagnostic utility in the surgical treatment of peripheral nerve disorders[J]. Neuroimaging Clin N Am,2004,14(1):115-133.

[14] Howe F A,Filler A G,Bell B A,et al. Magnetic resonance neurography[J]. Magn Reson Med,

1992,28(2):328-338.

[15] Kline D G. Surgical repair of peripheral nerve injury[J]. Muscle Nerve,1990,13(9):843-852.

[16] Kuntz C 4th,Blake L,Britz G,et al. Magnetic resonance neurography of peripheral nerve lesions in the lower extremity[J]. Neurosurgery,1996,39(4):750-757.

[17] Mackinnon S E,Novak C B. Nerve transfers. New options for reconstruction following nerve injury[J]. Hand Clin,1999,15(4):643-666,ix.

[18] Peng P W,Tumber P S. Ultrasound-guided interventional procedures for patients with chronic pelvic pain—a description of techniques and review of literature[J]. Pain Physician,2008,11(2): 215-224.

[19] Sunderland S. A classification of peripheral nerve injuries producing loss of function[J]. Brain, 1951,74(4):491-516.

[20] West G A,Haynor D R,Goodkin R,et al. Magnetic resonance imaging signal changes in denervated muscles after peripheral nerve injury[J]. Neurosurgery,1994,35(6):1077-1086.

第四章 周围神经外科应用技术

第一节 手术止血技术

周围神经常与肢体动静脉等血管伴行,周围神经手术须在注意避免神经损伤的同时,避免对肢体动静脉的损伤。手术可能会带来肢体动脉血供受损或静脉回流障碍等问题。周围神经手术出血如涉及动静脉出血,需谨慎处理,可采用双极电凝或缝合线结扎彻底止血,避免局部血肿形成,同时保护重要血管。

人工止血带的应用对周围神经外科手术的顺利进行起到了事半功倍的效果。人工止血带可以有效减少术中出血,有利于神经组织识别和辨认,有助于手术精细化操作。目前临床应用的人工止血带主要包括重复使用的可调式加压带和一次性使用的不可调式加压带。重复使用的可调式加压带可根据患者术中基础血压值、术中术区出血情况进行调节。一次性使用的不可调式加压带需术前根据患者基础血压值、肢体周长等情况进行选择。

(张 黎 杨文强)

第二节 防粘连技术

术后粘连是指手术所造成的脏器、组织创伤修复过程中形成的异常纤维连接,是腹部、盆腔外科和骨科等手术后最为常见的并发症。根据术后粘连部位和涉及脏器、组织的不同,粘连有的可保持“静止”而无任何临床症状,但有的也可能引起疼痛、活动障碍等严重的并发症,导致急性肠梗阻、肠绞窄甚至危及患者生命。由粘连导致的再次手术难度增加、手术时间延长、副损伤增加等诸多临床问题给患者、医生和社会带来沉重的负担。

一、粘连的形成原因和机制、分级及并发症

1.粘连的形成原因和机制 粘连的形成原因和机制较复杂,尚未完全阐明。粘连是组织损伤后修复的结果,与手术所造成的锐性、机械性或热损伤、感染、热辐射、局部缺血、脱水及异物反应等多种因素有关,包括在组织创伤基础上继发的一系列反应。开始时,手术损伤部位的肥大细胞,释放大量组胺、激肽等血管活性物质,局部血管通透性增加,局部组织在缺氧基础上发生氧化应激损伤,大量的游离氧、氮自由基进一步诱发局部炎症反应,加重组织损伤。随后,纤维蛋白在局部沉积,其内含大量渗出的白细胞、巨噬细胞等炎性渗出物,此后通过纤维蛋白沉积和间皮细胞增殖完成组织的愈合过程。正常情况下,纤维蛋白沉积为一过性病理生理过程,72 h 内即由纤溶系统清除降解。在局部损伤时,纤维蛋白沉积与纤溶系统的动态平衡被打破,纤维蛋白沉积占优势,形成早期粘连。之后,成纤维细胞与血管侵入,导致局部血管化,形成永久性粘连(图 4-1)。缺血是诱发粘连最重要的因素,因此,术后粘连常发生在组织受到挤压、缝合或结扎的部位。炎症反应是粘连形成的另一个诱因。异物(如滑石粉、缝合线或粪便)刺激或污染及细菌感染等都会导致炎症反应,进而引起粘连。

2.粘连的分级及并发症 客观统一的分级标准有利于医生识别粘连发生的高风险患者,并依此指导合适的和合理的防粘连措施。目前术中粘连分级可参考改良的 1996 年美国生殖医学学会(American Society for Reproductive Medicine,ASRM)粘连分级标准,见表 4-1。

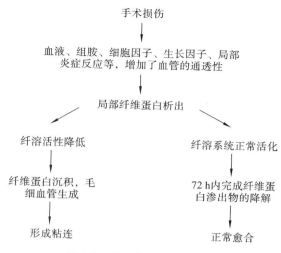

图 4-1　术后粘连的形成机制

表 4-1　术中粘连分级评分标准

术中所见粘连的性质和范围	评分/分	粘连分级
无粘连	0	无
膜状,<25%	1	轻度
膜状,25%～50%	2	轻度
膜状,>50%	3	中度
致密,<25%	4	中度
致密,25%～50%	5	重度
致密,>50%	6	重度

术后粘连可能导致严重的并发症,进而影响患者的健康与生活质量,同时也影响再次手术时的手术操作以及为患者制订未来的治疗方案。主要的并发症或其他不良事件如下。

(1)小肠梗阻:严重时可导致肠绞窄,甚至导致肠坏死,需要外科急诊手术治疗。

(2)女性不孕症:盆腔粘连是导致女性继发性不孕症的常见原因,占到所有女性继发性不孕症的15%～20%,可能与粘连导致女性子宫附件发生解剖变形有关。

(3)慢性疼痛、活动障碍:在所有被检测的粘连带中都存在感觉神经纤维,这意味着在适当刺激下粘连能够传导疼痛。

(4)增加再次手术的难度。

(5)粘连导致严重的经济负担。

二、预防粘连的技术

有效预防粘连是减少术后粘连相关不良事件发生的关键。根据粘连形成的诱因及发病机制,采取积极的预防措施,能减少粘连的发生。目前,预防粘连的措施包括精细的手术操作和使用预防粘连的材料和药物等。

(一)精细的手术操作

精细、规范的手术技术操作能够切实、有效地减少粘连的形成,因此预防粘连的有效方法强调良好的组织保护和精细的手术技术操作。

1.改进手术技术　严格遵循手术原则、良好的手术技术是减少粘连的基础。预防粘连的手术操作基本原则:①减少损伤:轻柔操作,减少组织损伤,充分保护脏器、组织,应用能量器械时注意减少和避免热损伤,缩短手术时间以缩短组织暴露时间和减少机械刺激。②仔细止血:如果混有血液,防粘连制剂会增加纤维蛋白沉积从而增加粘连形成的风险。③防治感染:防止细菌感染或污染,保持组织湿润,合理使用抗生素预防和控制术后感染等。④避免异物留置:术中仔细操作,避免各种异物留置,腹部、盆腔手术术毕关腹前充分清理、冲洗腹部、盆腔。

2.微创手术　由于微创手术较常规手术,比如腹腔镜手术较开腹手术有减少手术创伤的优势,可以更轻柔地处理组织、精细止血、持续冲洗,并且具有显微操作、术野更清晰等优点,术后粘连的发生率明显降低。腹腔镜等微创手术虽然降低了术后粘连的发生率,但到目前为止还没有发现其能降低与粘连相关的术后并发症的发生率。

（二）使用预防粘连的材料和药物

防粘连材料能够起到屏障保护作用,阻断粘连的发生,可以预防粘连相关不良事件,避免再次手术产生的医疗风险,降低整体医疗费用。

1.凝胶或液体材料

(1)透明质酸:透明质酸(hyaluronic acid,HA)是一种由 β-1,4 连接的 D-葡萄糖醛酸和 β-1,3 连接的 N-乙酰基-D-葡糖胺的重复单元组成的线性天然高分子黏多糖,其无种属差异、免疫原性,经酶促作用可实现生物降解吸收,具有良好的生物相容性和组织黏附性。HA 主要通过物理屏障作用将组织分隔,并促进纤维蛋白溶解,刺激间皮细胞增殖,促进创面愈合。HA 还可在组织表面起到润滑和保湿的作用,吸收膨胀并压迫出血点进而减少出血和渗出,增强巨噬细胞的吞噬功能,从而减轻瘢痕形成,达到生理性修复的目的。不同类型的 HA 制剂均可有效降低术后粘连的发生率,并可避免已有粘连进一步加重。

(2)羧甲基几丁质:羧甲基几丁质是一种虾壳提取物,后期通过化学反应改变其特定的基团而改变其物理和生化性质,由甲壳素脱乙酰基变成羧甲基几丁质。与酸溶性的壳聚糖不同,羧甲基几丁质是水溶性的,具有广泛的生物学作用和良好的生物相容性,在体内可完全自然降解,具有促进上皮细胞生长、抑制成纤维细胞生长、促进红细胞凝集等多种生物活性,可多环节阻断术后粘连的发生,兼有广谱抑菌作用。

2.隔膜材料　术者应考虑对有粘连高危因素的患者应用防粘连隔膜材料。

(1)氧化再生纤维素防粘连膜:一种由氧化再生纤维素制成的可吸收的合成机械性隔膜,可以按需裁剪成不同大小。覆盖组织、脏器后 8 h 内,其能形成一层凝胶状保护膜覆盖于组织创面,之后开始缓慢降解为单糖,可在术后最初 7 天的修复过程中形成保护层,在术后 28 天内会完全降解。

(2)化学改良的透明质酸钠-羧甲基纤维素防粘连膜:一种由透明质酸钠和羧甲基纤维素组成的可吸收的合成隔膜材料。覆盖后约 24 h 转变成亲水胶,在创面形成保护膜,保护膜约持续 7 天,直至创面间皮化。其会在 28 天内完全清除,不仅能降低术后粘连的发生率,还能减小粘连的范围和减轻粘连的程度。

(3)膨体聚四氟乙烯:一种无组织反应性、无毒、具有抗血栓作用的永久性、不可吸收薄膜,已用于血管移植数年,因其具有非免疫原性及非血栓源性,以及可抑制细胞增殖的特点,近年来用于预防手术粘连。膨体聚四氟乙烯上有许多微小空隙,可阻止细胞通过和组织的黏附。

3.药物制剂　药物预防粘连的效果尚缺乏充分证据支持。

(1)抑制炎症反应的药物:抗生素及非甾体抗炎药。这类药物通过抑制炎症反应以减少粘连形成,使用时应严格掌握适应证,并评估药物不良反应对患者术后康复的影响。目前有的研究表明,局部或全身给予非甾体抗炎药以及抗生素腹腔灌洗均不能有效减少术后粘连的形成。

(2)减少纤维蛋白沉积的药物:包括奥曲肽、血浆酶和缓激肽释放酶抑制剂,重组链激酶、尿激酶、重组组织型纤溶酶原激活剂等。这类药物理论上可以预防粘连的形成,但临床应用时应注意监测患者凝血功能的变化,因为促纤溶药物可增加伤口愈合不良或出血的风险。

（三）其他预防粘连的方法

目前术后粘连的机制研究已进入细胞及分子水平,随之出现一些新的生物学疗法,如使用转化生长

因子 β(TGF-β)抗体、血管内皮生长因子(VEGF)抗体和 α 球蛋白等,但它们预防粘连的效果尚缺乏充分证据支持。

　　早期功能锻炼:周围神经手术后功能锻炼不只有利于功能恢复,更是防粘连的重要措施。术后早期功能锻炼,使松解减压后的神经能够正常滑动起来,可避免在伤口愈合过程中神经与周围组织粘连。

(任　冲　张　黎　杨文强)

第三节　瘢痕防治技术

一、瘢痕的形成原因及分类

　　瘢痕是各种创伤后所引起的正常皮肤组织外观形态和组织病理学改变的统称。创伤修复有两种类型,一种类型是皮肤的浅表伤口,仅影响表皮,修复后能使皮肤结构和功能完全恢复;另一种类型是深达真皮和皮下组织的损伤,通过瘢痕来修复。适度的瘢痕形成是机体创伤修复的一种自然产物,是人体自卫体系的一个重要组成部分。但过度的瘢痕增生则是一种病态表现,瘢痕从外观和机体功能方面均可给患者带来心理和生理上的痛苦,严重时甚至影响患者自信心,使其产生自卑心理。鉴于周围神经外科手术伤口的特殊性,瘢痕的防治显得尤为重要。

(一)瘢痕的形成原因

　　目前瘢痕形成机制尚未完全清楚,在正常的伤口愈合过程中,胶原的合成代谢与降解代谢之间维持平衡状态,若各种原因导致两者的平衡被破坏即可形成病理性瘢痕。一般认为瘢痕的形成分为体外因素和体内因素两个方面。体外因素包括患者个体的人口学特征和外在因素等。研究发现,肤色越深,产生瘢痕的风险越高;瘢痕增生可发生于任何年龄,但多见于青少年;瘢痕具有家族倾向。瘢痕增生易发生于张力高的部位;瘢痕通常发生在一年之内的局部损伤处,包括外科手术、撕裂伤、烧伤、文身、皮肤感染处等;瘢痕具有比较明确的好发部位,如胸骨前、上背部和上臂三角肌区等。而瘢痕形成的体内因素可能与机体的激素水平以及一些细胞及其分泌的细胞因子等在三维层面的相互作用有关。

(二)瘢痕的分类

　　临床上根据解剖形态的不同,瘢痕可分为增生性瘢痕、萎缩性瘢痕、瘢痕疙瘩、瘢痕癌 4 种类型。

　　(1)增生性瘢痕是临床最为常见的瘢痕类型,表现为瘢痕明显高出正常皮肤表面,局部增厚变硬,与深部组织粘连不紧、可以推动,若发生在关节部位,则可导致功能障碍。

　　(2)萎缩性瘢痕在临床上表现为皮肤凹陷,它是一种由于皮肤胶原纤维缺失或皮下纤维挛缩而诱发的皮肤萎缩。

　　(3)瘢痕疙瘩是一种特殊类别的病理性瘢痕,表现为瘢痕高出正常皮肤表面、超出原始损伤范围、呈持续性生长,质地较硬,弹性较差,可伴有瘙痒或疼痛,具有治疗抵抗和治疗后高复发率的肿瘤类疾病的特征。

　　(4)瘢痕癌则是发生于瘢痕皮肤且具有一定侵袭性的恶性肿瘤,亦称马乔林溃疡(Marjolin ulcer),烧伤所致的瘢痕癌在临床中最常见。

　　在临床治疗时根据颜色、质地、感觉的不同,瘢痕可分为未成熟瘢痕和成熟瘢痕或瘢痕的成熟期两种类型。

　　(1)未成熟瘢痕多指伤口愈合后早期,局部瘢痕颜色红,表面可见扩张的毛细血管,厚度可达数毫米到数厘米,表面粗糙,质地较硬,弹性差,可存在瘙痒、疼痛等明显不适。

　　(2)成熟瘢痕或称为瘢痕的成熟期,瘢痕生长具有一定的时间,一般 1 年左右,长者则需要数年才可进入成熟期。成熟瘢痕的颜色与周围皮肤近似,表面不见扩张的毛细血管,厚度变薄,质地变软,不适症状消失。

二、瘢痕的预防技术

瘢痕发生的确切机制尚不清楚,对于瘢痕形成后治疗尚无理想方法,因此,预防瘢痕的形成意义重大。瘢痕的预防应从创伤发生时开始,目的是减少瘢痕发生,其重要性不亚于治疗。预防瘢痕的根本点在于尽量减少创口的二次创伤,促使伤口早期一期愈合。预防措施包括瘢痕形成前的预防和瘢痕形成期的预防。

(一)瘢痕形成前的预防

瘢痕形成前的预防主要是从创面处理和手术操作两个方面着手。优化创面处理,预防瘢痕形成的重点在于预防和控制感染,给创面愈合创造良好的条件,尽早封闭创面。手术操作相关的主要预防措施包含切口设计、术中操作两个方面。

1. 切口设计   在满足手术需要的前提下,切口设计应尽量遵循以下原则。

(1)切口选择在隐蔽部位,如腋下、毛发区等。

(2)沿轮廓线切口,如鼻唇沟、腋前线等。

(3)顺皮纹切口,如在额面部、眼睑等处。

(4)切口选择在自然结合部,如耳颈结合部等。

(5)四肢切口选择在屈曲皱褶线或平行于皮肤张力线处,避免作环形圆形切口或跨越关节面切口。

(6)颞部或颈侧手术可选择在发际区切口。

(7)面部避免作弧形、半圆形或大的 Z 形、S 形切口。

(8)体腔外口周围避免作环形切口。

(9)当切口必须横过轮廓线、皮纹时,应设计 Z 形或 W 改形切口。

2. 术中操作   术中操作应尽量遵循以下原则。

(1)无菌原则:细菌会破坏创伤修复的细胞,使创伤炎症反应期延长,延迟正常的创面愈合,增加瘢痕的形成。

(2)微创技术:微创主要包含两个方面,即微小的切口和精细的操作,但要注意过小的切口会增加手术操作难度,手术操作时切口处皮肤局部受压增加、组织受损,反而造成明显瘢痕。

(3)无张力:不仅在切口设计时要注重无张力设计;在闭合切口时也要分层缝合,皮下充分减张,使切口皮缘处于轻度外翻的无张力状态;在术后切口护理时,对于张力比较大的切口可应用减张胶布等产品使切口皮肤尽量保持无张力状态。

(4)无异物、无无效腔:异物会导致局部的组织发生炎症和潜在的感染。如果使用了不合适的缝合材料,也会发生类似的情况,在满足手术需要的前提下,应尽量使用可吸收或对组织刺激较小的缝合材料。

(5)手术时机合适:炎症和感染会增加瘢痕的产生,在择期手术时,应避免在组织水肿期和感染状态下进行手术。

(二)瘢痕形成期的预防

对瘢痕的早期干预主要是指从上皮覆盖创面后瘢痕组织开始形成时即介入并采取一定的控制措施。瘢痕形成期干预的目的在于降低瘢痕进一步发展的风险,即尽量去除各种造成瘢痕形成的因素。此时,采取一些对瘢痕的生长有一定抑制作用的措施,可延缓瘢痕的形成和程度的加深,减少瘢痕对机体造成的危害。目前此阶段常用的主要方法如下所示。

(1)在创面愈合(上皮化)后尽早合理联合使用硅酮制剂和压力治疗是首选,建议使用至瘢痕稳定成熟。

(2)用于活动度大、面部或潮湿部位,硅凝胶制剂可能优于硅胶片。

(3)使用洋葱提取物制剂、相应中药外用制剂等药膏状药物可能较使用硅胶片及进行压力治疗具有更好的依从性。

(4)对于小面积瘢痕但预防效果不佳、瘢痕发展迅猛的病例,可反复联合使用瘢痕内局部注射糖皮质激素的方法。

（5）对于大面积烧伤患者，除上述预防方案外，建议定期联合应用光电技术多次治疗。

（6）对于充血严重的瘢痕，除上述预防方案外，可联合应用光电技术治疗。

（7）愈合阶段的瘢痕不宜暴露于日光下，需注意防晒。

三、瘢痕的治疗

（一）瘢痕的治疗原则

瘢痕的治疗应遵循早期、联合、充分的原则。早期治疗的目的在于降低瘢痕进一步发展的风险，即尽量去除各种造成瘢痕形成的因素，抑制瘢痕的生长。硅酮制剂、压力治疗和外用药物（如洋葱提取物制剂及某些中药外用制剂）等单一或者联合应用是瘢痕早期干预的有效方法，可改善瘢痕症状及外观，且耐受性良好。瘢痕因其复杂的形成机制和持续的进展过程，单一治疗方案的效果常不明显，将各种有效方法进行合理联合应用，包括不同机制、不同类别的治疗方案联用，效果更优。瘢痕的发生发展是一个渐进和长期的病理过程，需要一个持续、充分的治疗过程。定期评估是整个治疗过程的关键环节，一方面是对瘢痕生长情况进行评定，另一方面是对前期治疗进行评估、分析。应基于评估结果持续、动态治疗，直至获得满意疗效。温哥华瘢痕量表（VSS）是目前国际上较为通用的瘢痕评定方法，该量表不需要借助特殊的设备，仅依靠测试者的肉眼观察，徒手触诊患者瘢痕，从色泽、厚度、血管分布和柔软度4个方面进行测定，具有操作简单、内容较全面的特点，在国外广泛应用于烧伤后增生性瘢痕的评估。具体内容见表4-2。

表 4-2　温哥华瘢痕量表（VSS）内容

参数	内容	分值/分
色泽	色泽与正常皮肤近似	0
	色泽较浅	1
	混合色泽	2
	色泽较深	3
厚度	正常	0
	小于 1 mm	1
	大于或等于 1 mm 且小于或等于 3 mm	2
	大于 3 mm 且小于或等于 4 mm	3
	大于 4 mm	4
血管分布	瘢痕红润程度与正常皮肤近似	0
	瘢痕肤色偏粉红	1
	瘢痕肤色偏红	2
	瘢痕肤色呈紫色	3
柔软度	正常	0
	柔软（最小压力能使皮肤变形）	1
	柔顺（在压力下能变形）	2
	质硬（呈块状，不能变形，能对抗阻力）	3
	弯曲（呈绳状，伸展时会退缩）	4
	挛缩（永久性短缩导致残废与畸形）	5

（二）瘢痕的治疗方式

现有的瘢痕治疗方式包括手术治疗和非手术治疗。瘢痕治疗方式的选择主要取决于瘢痕分类、患者瘢痕史（包括既往治疗失败或成功史）、治疗依从性等。此外，患者瘢痕常见症状如疼痛、瘙痒则可能需要其他特殊治疗或辅助治疗。

1. 手术治疗　浅表性瘢痕一般无须手术治疗,但如果瘢痕伴有严重挛缩导致器官变形或者活动受限,瘢痕与深层组织粘连则需要手术松解,瘢痕经常破溃感染,瘢痕过于突出、凹陷影响功能和外观等情况则需要采用手术治疗。

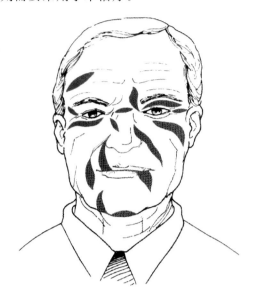

图 4-2　梭形切除术切口示意图

(1)瘢痕改形术:有些瘢痕能够通过改形术落入松弛皮肤张力线内,或者将边界置于美学部位之间、头皮发际线处。瘢痕改形术要把瘢痕置于隐蔽部位。腮腺切除或面部皮肤提紧术后有明显突出瘢痕的患者,可以将瘢痕改到耳屏附近,达到隐藏瘢痕的效果。

(2)梭形切除术:如果瘢痕出现畸形或者错位,可以通过梭形切除术将瘢痕调整到适当位置。这种术式能把瘢痕方向置于松弛皮肤张力线或者把处于不利条件下愈合的瘢痕置于美学部位连接处。对于较窄或面积较小的瘢痕,梭形切除术治疗效果明显。理想的梭形切除术,夹角为 30°～60°,一旦超过 60°就会导致"猫耳"畸形。梭形切除术切口示意图见图 4-2。

(3)系统分次切除术:面积较大的瘢痕常采用系统分次切除术,如烧伤瘢痕和前期植皮形成的大瘢痕。第一次切除要在瘢痕边缘之内,最后一次切除时,切口两边的正常组织边缘会相互靠近,缝合时可采用可用直线、W 形或者不规则的线性缝合方式。系统分次切除术利用的是皮肤超常的拉伸能力会随着时间的推移逐渐适应的特点。系统分次切除术能把瘢痕移位到更好隐藏的部位,如发际线内、松弛皮肤张力线处、美学部位连接处。

(4)Z 成形术:Z 成形术能切除瘢痕并延长瘢痕,其原理是利用组织的可移动性,把切开的皮肤形成两个三角瓣,达到支线分段、立体、位置变换、延长效应的目的。把转换过程中皮瓣对局部组织的牵拉力分散,从而松解瘢痕痉挛,变直线为曲线,并尽量恢复组织长度,改变瘢痕方向。Z 成形术切口示意图见图 4-3。

(5)多 Z 成形术:多 Z 成形术可以改变整个瘢痕的张力方向,减轻创伤引起的瘢痕挛缩。多 Z 成形术不会产生额外切口轴线,所以不会留下明显瘢痕,还能限制瘢痕切口。对于有蹼状瘢痕或假门畸形的环状、半环状瘢痕,治疗方式包括瘢痕内局部注射糖皮质激素,行瘢痕改形术、压力治疗。其中,厚的皮瓣可潜行剥离和修剪,之后再采用多 Z 成形术改变瘢痕挛缩方向,并增加长度。多 Z 成形术切口示意图见图 4-4。

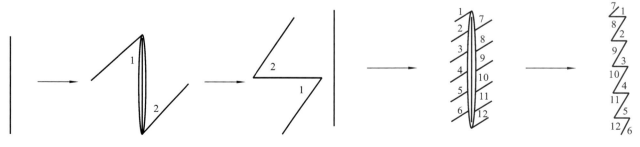

图 4-3　Z 成形术切口示意图　　　　　图 4-4　多 Z 成形术切口示意图

(6)W 成形术:W 成形术在瘢痕或伤口周围切出连续的多个三角形皮瓣,把各个三角形皮瓣牵拉到对面三角形缺损处,然后将两者拉拢缝合,从而达到将垂直于松弛皮肤张力线的瘢痕或伤口拆分并改变其方向的效果。不同于 Z 成形术,该术式不能显著延长瘢痕,因为 W 成形术皮瓣的长度比 Z 成形术要短,并且各三角皮瓣没有交错。W 成形术切口示意图见图 4-5。

（7）几何分解线技术：几何分解线技术比 Z 成形术和 W 成形术都要复杂,但效果更好,瘢痕更加不明显,适用于比较长的瘢痕。手术方式是在伤口一侧切出随机交替的矩形、半圆形、三角形、梯形等皮瓣,然后在伤口对侧作对应切口。切除需要祛除的瘢痕和介于其间的瘢痕后,将相对应的切口拉拢缝合。需注意,皮瓣的边长要短于 6 cm,以便降低瘢痕明显程度。几何分解线技术切口示意图见图 4-6。

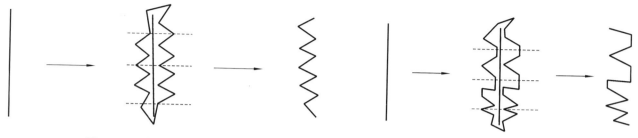

图 4-5　W 成形术切口示意图　　　　　　　　　图 4-6　几何分解线技术切口示意图

2. 非手术治疗　瘢痕疙瘩和大面积非功能部位的增生性瘢痕适宜采用非手术治疗的方式。

（1）药物治疗：当瘢痕面积小于 15 cm²,可使用药物治疗。建议使用硅酮制剂或洋葱提取物制剂进行预防性治疗。应用硅凝胶制剂治疗后,瘢痕的充血、色素、疼痛、瘙痒等情况均减轻,长度缩短。硅凝胶制剂疗效与硅胶片相同甚至比后者更优。洋葱提取物制剂的有效成分为洋葱提取物、肝素钠、尿囊素,具有抗炎、止痒、软化胶原蛋白、抑制纤维细胞增殖、促进创面愈合、促进上皮化等作用。其作用机制是通过介导黄酮类化合物槲皮素和山柰酚,抑制成纤维细胞增殖和胶原蛋白合成,进而减少瘢痕增生。多项随机对照研究证实,洋葱提取物制剂可改善瘢痕外观如色素沉着,改善疼痛、瘙痒等症状。联合激光治疗、病灶内注射激素治疗等,效果更佳。1 项随机对照试验（RCT）表明,洋葱提取物制剂与硅酮制剂对瘢痕的干预效果相等。

（2）放射治疗：1906 年,de Bumerman 开始使用放射线治疗瘢痕。现在放射治疗通常作为手术后预防复发的辅助疗法。近几年,关于放射治疗是否可以长期连续使用有争议,但大规模多中心统计数据显示,适当放射治疗瘢痕并不会出现严重并发症,也不会增高恶性肿瘤发生的概率。

（3）压力治疗：当非功能部位瘢痕面积较大且不适宜药物治疗或者放射治疗的方式时,可采用压力治疗。压力治疗的机制：压力引起组织缺氧,导致成纤维细胞合成胶原的速度下降,从而防止瘢痕的挛缩和增生;压力也会导致血管内皮细胞的退变,加重血管壁的损伤,造成组织缺血,达到抑制瘢痕增生的效果。

但要注意,压力治疗时间较长,且不易维持,压力治疗还有可以发展完善的空间。

（4）激光治疗：激光治疗适用于瘢痕面积在 20 cm² 以下、较局限的瘢痕。常见激光治疗有强脉冲激光治疗、脉冲染料激光治疗、点阵激光治疗、射频消融治疗。激光治疗时,需遵循"安全的治疗,应避免过度的热损伤"的原则,采用低密度、小光斑、低脉宽的激光并减少治疗次数。应根据瘢痕皮肤色泽（红斑、色素沉着、色素减少）,瘢痕类型（增生性、扁平、萎缩性）,部位（面部、颈部、四肢）和患者的特征（皮肤分型和共存的疾病）选择合适的激光治疗方法。需注意,激光治疗需配合药物治疗或放射治疗使用,不可单纯使用激光治疗瘢痕。

射频消融治疗可用于治疗较深的病变,可对瘢痕病变组织进行切割,在被切割组织的内部仅产生相对较小的温度升高,对周围组织的热损伤非常小,损伤范围仅约 15 μm,而普通电刀或激光的损伤范围一般为 500～650 μm,具有明显的优势。此外,其还具有凝闭瘢痕组织血管,缓解病变局部疼痛、瘙痒等症状的作用。

（三）不同类型瘢痕的治疗

治疗瘢痕的方法有很多,具体要采用哪种术式需结合不同的瘢痕类型来做选择。

1. 增生性瘢痕的治疗　增生性瘢痕是临床最为常见的瘢痕类型,包括临床常见的未成熟或红色增生性瘢痕、手术或外伤引起的线性增生性瘢痕、烧伤后增生性瘢痕。目前治疗增生性瘢痕常用的方法如下。

　　使用预防措施后增生性瘢痕仍持续发红（时间超过 1 个月）者，应采用脉冲染料激光或点阵激光治疗。点阵激光治疗也可用于线性增生性瘢痕成熟期，剥脱性点阵激光治疗效果优于非剥脱性点阵激光治疗。

　　硅酮制剂治疗一段时间无效或效果不理想，或瘢痕增生较为严重，出现瘙痒症状时，可采用局部注射糖皮质激素或 5-氟尿嘧啶辅助治疗。此类药物低剂量使用可减少不良反应，如皮肤萎缩、毛细血管扩张、色素缺失等的发生。5-氟尿嘧啶的临床疗效同局部注射曲安奈德，但改善作用更显著，不良反应更少。

　　较长时间（如 12 个月）的保守治疗无效，可采用手术切除。术后应按照瘢痕形成风险分层采取相应措施预防复发。当瘢痕收缩过度造成挛缩，引起功能性障碍时，应考虑手术松解。Z 成形术或 W 成形术有助于减小瘢痕张力、降低复发风险。波浪形切口法或 S 成形术也可用于线性增生性瘢痕的重建，效果良好。

　　植皮或局部皮瓣移植可用于治疗较大面积的线性增生性瘢痕。建议术后采用辅助治疗预防复发，但尚无单一方法可以作为首选治疗方案。对于严重瘢痕，治疗方案包括：①手术切除联合连续数月逐层注射曲安奈德，每个月注射 1 次糖皮质激素；②每个月皮损内注射 1 次 5-氟尿嘧啶和糖皮质激素，以及新的药物制剂，如博来霉素或丝裂霉素 C。

　　2. 瘢痕疙瘩的治疗　手术切除预防复发是治疗非小型或"炎症型"瘢痕疙瘩的优先治疗手段。术后采用抗张力治疗、放射治疗和抗肿瘤化学药物注射治疗可在很大程度上控制复发。对于超大面积瘢痕疙瘩，手术切除后无法直接闭合伤口者，可考虑辅以皮瓣、扩张器或植皮方法来修复创面。在手术切除后，应用放射治疗可减少瘢痕疙瘩复发。

　　非手术治疗可作为小型瘢痕疙瘩和"炎症型"瘢痕疙瘩的优先治疗手段。此类瘢痕疙瘩建议以包括糖皮质激素在内的混合药物注射治疗为主，并联合其他治疗方案预防复发。儿童瘢痕疙瘩治疗应该以保守物理治疗为优先的治疗手段。

　　3. 萎缩性瘢痕的治疗　萎缩性瘢痕治疗方案的选择应基于瘢痕所处部位及初始伤/原发病。临床中最常见的萎缩性瘢痕为痤疮感染后萎缩性瘢痕，这种瘢痕一般需多种方法联合应用才能达到满意的效果。其中激光治疗可作为痤疮感染后萎缩性瘢痕治疗的首选方案，点阵激光治疗临床效果较好。以凹陷为主要症状的痤疮感染后萎缩性瘢痕患者可采用注射填充治疗。化学剥脱术和手术切除涉及较为复杂的方案选择，如术式、精细化操作、剥脱剂选择等，需要结合患者基本情况与治疗者个人经验制订适宜的个体化治疗方案。

　　4. 瘢痕癌的治疗　手术是瘢痕癌最有效的治疗方式，包括截肢术和病灶扩大切除术。术前应明确瘢痕癌是否有远隔部位转移。手术切除后的创面修复应选择个体化方案，考虑因素包括瘢痕癌的部位、面积、深度、患者情况及治疗者的经验等。

（任　冲）

第四节　伤口处理技术

一、伤口愈合的概念、过程及影响因素

（一）伤口愈合的概念

　　伤口愈合是指器官或组织缺损的修复或重建，一般是指皮肤的损伤。然而损伤引发的全身病理改变远远超过缺损局部炎症反应，几乎会影响到每个器官系统，甚至导致多器官衰竭、危及生命。因此，无论损伤部位是皮肤还是脏器，伤口愈合都可以理解为机体对损伤的总体反应。从这个意义上，可以说损伤反应是发生于机体的复杂生理过程之一。鉴于周围神经外科手术伤口处理技术直接关系到术后疗效、并发症发生、复发以及患者满意度，因此有必要对此部分内容做重点阐述。

（二）伤口愈合过程

伤口愈合是一个广泛而复杂的问题，它涵盖了各个器官、系统对损伤的一系列不同反应。然而，这些反应也存在一些共同特征。通常，伤口愈合表现为一种机体对组织或器官物理性破坏的反应，这种反应使组织或器官重新构建体内稳态，从而稳定整个机体的生理内环境。这种体内稳态的重建本质上有两个基本过程：第一，以不同的细胞基质取代缺损组织，即刻重建受损器官结构和生理的连续性，这就是瘢痕形成过程；第二，通过再现发育进程，重新构建受损器官，再现发育途径，使原始器官的结构得以恢复，这就是再生过程。

一个破坏皮肤完整性的损伤反应可以分为3个相互重叠但生物学意义完全不同的阶段，每个阶段以其特征性细胞的出现为标志（图4-7）。损伤发生之后最先出现的为炎症反应期，为了促进伤口愈合，止血是这一阶段的首要任务，此外，清除坏死和失活组织，并防止病原微生物特别是细菌感染在这一阶段同样重要。接下来是增生期，这一阶段会出现瘢痕形成和组织再生之间的平衡，通常结果是形成瘢痕。最后是持续时间最长，但我们目前了解最少的伤口愈合阶段，即重塑期。在伤口愈合的不同阶段，给予不同的处理，可促进伤口的愈合。

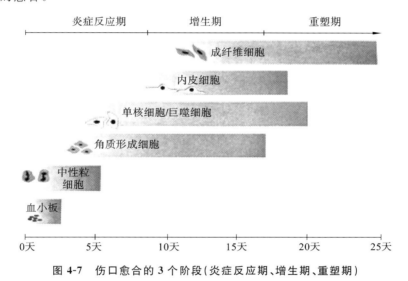

图 4-7　伤口愈合的 3 个阶段（炎症反应期、增生期、重塑期）

（三）影响伤口愈合的因素

影响伤口愈合的因素包括局部因素和全身性因素两个方面。

1. 影响伤口愈合的局部因素　包括如下几点。

（1）伤口处理技术是否恰当：正常创伤修复必须应用良好的外科缝合技术。不恰当地使用较大的止血钳可造成皮肤边缘变形；缝合过紧、过多使用电凝将会导致局部的组织发生炎症反应、坏死和潜在的感染。如果使用了不合适的缝合材料，也会发生类似的情况。

（2）创面湿度：对创伤愈合而言，让创面保持适当湿度是有必要的。实验研究表明，若创面湿度合适，可为其他部位的上皮细胞迁移创造条件。干燥、结痂的创面的愈合速度要比湿润创面慢得多。

（3）创伤组织是否缺血、缺氧：局部创伤组织缺血可因感染、血肿、异物、贫血或手术操作不当引起，缺血可延缓伤口的愈合。即使在理想的创伤愈合条件下，伤口愈合过程中也会有大量的氧消耗，组织损伤则会进一步加剧缺氧的程度。值得注意的是，并不是所有的伤口愈合因素都受低氧的影响，在组织缺氧的状况下，趋化因子和生长因子、血管吻合作用及上皮细胞的迁移，会得到增强。然而，成纤维细胞增生以及胶原合成要求氧分压必须保持在 $30\sim40$ mmHg（1 mmHg≈0.133 kPa）。

（4）是否存在感染：缺血、局部污染可导致伤口发生感染。这种情况一旦发生，伤口愈合的过程将会延长。细菌主要通过直接破坏创伤修复的细胞，竞争获取伤口内的氧和营养物质，使炎症反应期延长，延迟正常的创面愈合。

2. 影响伤口愈合的全身性因素　包括先天性因素和后天性因素。先天性因素在临床上比较少见，主要是指一些遗传性疾病，其根本原因是这些疾病所导致的先天性代谢障碍。虽然到目前为止还没有发现哪一种药物或方法一定能促进伤口的愈合，但却发现某些缺陷或疾病能影响伤口的愈合，如血管性疾病（如充血性心力衰竭、动脉硬化、静脉淤血和淋巴水肿）、代谢异常（如慢性肾功能衰竭、糖尿病、甲状腺功能亢进）、免疫缺陷状态、慢性肝病、恶性疾病和血小板减少状态，这些都是影响伤口愈合的后天性因素。异常的伤口愈合常是由于人体处于这些疾病状态时存在营养不良或免疫功能障碍。此外，全身性用药对创伤愈合也有影响，其中最重要的是类固醇激素，它抑制炎症反应的诸多方面，最终影响胶原合成和创面收缩。进行放射治疗的患者也是发生伤口愈合不良的高危人群。尤其需要注意的是，年龄与伤口愈合快慢明显相关，大多数慢性伤口发生在老年人（60 岁以上）。尽管正常情况下，多数老年患者的伤口愈合不会发生其他意外，但缺血或感染对老年人伤口愈合的影响明显大于年轻人。

二、伤口处理原则及一般伤口处理技术

（一）伤口处理原则

伤口是患者全身情况的缩影。在一个没有其他基础疾病的人身上，大多数伤口只需简单处置即可愈合。相反，在患有全身性疾病的患者身上，伤口不愈合情况的发生率明显升高，特别是那些住院患者。医生可根据以下 3 种常见的伤口类型决定伤口处理原则：①急性伤口，可能主要关注的是其最终表现；②由于患者的身体状况和（或）受损方式造成的有难愈性倾向的伤口；③以往治疗效果不佳形成的慢性伤口。

大多数伤口处理的基本原则可总结如下：①改善全身情况；②清除失活组织；③减少伤口的生物负荷；④改善血流状况；⑤保暖输液；⑥血管再通术减轻水肿；⑦抬高患处，压迫包扎；⑧适当地使用敷料，选择性地应用生物敷料，控制成本。伤口处理的基本原则是保持伤口湿润，清除渗出物，避免在更换敷料时损伤伤口或给患者带来疼痛。

（二）一般伤口处理技术

对于一般伤口，首先需要控制诱发慢性伤口的共同因素，比如缺血和细菌感染，解决好这些因素将能有效地处理大多数有问题的伤口。

1. 局部清创术　清创术通过减轻生物负荷为伤口愈合提供条件。没有行适当的清创术，伤口将持续地受到细胞毒素类物质的影响，并与细菌竞争有限的资源，如氧和营养等。大多数问题伤口都发生在缺血缺氧的背景下并困扰着老年患者。一些非外科医生和伤口产品制造厂家已经重新发现清创术在处理急性和慢性伤口中的重要性，但一些外科医生却低估了行充分清创术的重要性，以致许多外科医生仍让伤口在"生物敷料"或焦痂环境下愈合，而忽视了发生在焦痂形成过程中的毒副作用。焦痂的形成始发于假性焦痂或腐肉，它们本质上是伤口与空气界面的渗出性浆液成分形成的暂时性基质。在干燥的条件下，假性焦痂的胶状混合物将变硬成为真正的焦痂或结痂。

虽然大多数医生能意识到清除严重的无法成活的组织或异物的重要性，但对于假性焦痂延长伤口愈合炎症反应期的作用和由此造成的伤口处持久性的细菌侵袭，并不十分理解。假性焦痂的蛋白质成分对细菌而言是一份"大餐"，因此当假性焦痂产生时应及时行清创术清除。

典型的清创术是手术清创，但目前它可以利用酶、机械的或自溶的方式（通过活化粒细胞）进行。应用含酶清创剂的原理在于，酶能选择性地消化坏死的、失活的组织，防止渗出物成分交联并阻碍细菌产生的假性焦痂和生物被膜的形成。常用的一种清创剂包括像碳酰胺、木瓜酶这样的物质，以及那些用于阻断原始焦痂形成或能溶解开放性伤口的蓄积性生物被膜的普通蛋白酶。在使用含酶清创剂的过程中往往伴随着疼痛，这一点有可能会限制其临床应用。另外一种应用较广泛的含酶清创剂是含胶原蛋白酶的清创剂。当然，这些物质都无法替代机械性清创术，但当应用恰当时，这些含酶清创剂对健康组织的创伤将比外科清创术小很多。

2. 伤口负压疗法　伤口负压疗法（NPWT）或真空辅助伤口闭合法包括在伤口内使用多孔海绵，用不透气的闭合性敷料封闭伤口，把一个真空装置连接到伤口。这种治疗方式有很多用处，是一种有效的伤

口外科闭合术的辅助形式。它能有效地使伤口完全愈合，但是费用比较高且比较耗时。

NPWT 作用的机制比较复杂，其机制之一是减轻水肿。在伤口愈合的炎症反应期，释放的一系列化学介质可使血管扩张并破坏内皮细胞之间的接合，使分泌液进入血管周围间隙。而且，受损的血管和淋巴系统有继续渗漏血液和分泌液的倾向。NPWT 能除去这种细胞外周的渗出液和伤口的分泌液，从而促进间质内氧向细胞中的扩散过程。NPWT 还能清除伤口处有害的酶。许多慢性伤口有胶原蛋白酶和基质金属蛋白酶及其他与炎症细胞相关的蛋白酶的存在，并以此为特征，此外，还有细菌衍生的蛋白酶，它能降解新生的基质蛋白和生长因子。通过清除抑制伤口愈合过程的分泌物和细菌，NPWT 可改善伤口微环境，使其更有利于伤口愈合。

应用 NPWT 时，必须严格按照规程操作。例如，海绵不能被放置在正常皮肤上或对压力和缺血敏感的部位。对于血液循环不良的组织，应使用海绵进行衬垫。压力的大小也是有严格要求的，大多数伤口在 125 mmHg 压力下愈合最佳，有的伤口则可能仅能承受 75 mmHg 以内的压力，超过此范围，毛细血管循环将闭塞。

NPWT 的临床适应证包括淋巴管渗漏、静脉淤滞性溃疡、糖尿病伤口和带瘘管的伤口。NPWT 也能为整形外科医生在处理胸骨伤口、矫形伤口和腹部伤口方面提供很大帮助。通过有效地促进肉芽组织生长，NPWT 能以一种非紧急形式用于这些伤口，并能使这些患者的治疗稳定化和最佳化。

应用 NPWT 的禁忌证包括恶性肿瘤造成的伤口、以缺血为特点的伤口、不适当地清创造成的伤口或有严重感染的伤口。据报道，使用 NPWT 治疗缺血性伤口会扩大伤口坏死的范围。

3. 高压氧　应用高压氧（通常为 2~3 个绝对大气压时达到 100% 血氧饱和度）能使血氧饱和度从 0.3% 增加到接近 7%。这种氧含量的增加，能使间质内的氧弥散距离增大 4~5 倍。在使用高压氧之前需要对伤口微环境进行评估，主要是对微循环进行评估，能指导人们适当地使用这种治疗方式。经皮血氧分压测定可用于评估患者是否能从高压氧治疗中获益。当患者吸入足够的氧时，如果伤口周围和（或）肢端经皮测定的动脉血氧压力升高，那么说明高压氧治疗可能对患者有利。这种诊断方法不适用于以下两组无法从应用高压氧中获益的患者：一是周围灌注正常者，二是需要经搭桥术重建肢体血液循环的四肢缺血的患者。对于缺血性伤口患者，高压氧治疗还可作为一种挽救患者缺血肢体的手段。

4. 敷料的使用　纱布敷料通常是伤口处理敷料的首选。事实上，干性纱布敷料在实际应用过程中都有创伤性和促炎性，这一认识导致纱布敷料在伤口处理中应用的减少。此外，与不必频繁更换的现代新型敷料相比，纱布敷料的相对成本比较高。移除纱布常常会引发疼痛，它们作为非选择性的清创材料，会对周围健康组织造成显著损伤。而且，许多纱布被移除后都在伤口处留下细微的纤维，它将作为一种刺激物成为引发感染的温床。不过，干性纱布敷料单价较便宜，而且能在任何一家药店买到。将它们作为外科绷带使用是合适的，可以用于小的、不复杂的伤口，或作为二类敷料使用。

新型敷料可分为薄膜、复合物、水凝胶、水胶体、藻酸盐、泡沫和其他可吸收敷料。这些敷料各有优缺点，例如，治疗清洁伤口的目的主要在于使伤口一期闭合或良好肉芽化，提供一个湿润的愈合环境以利于细胞迁移和防止伤口干燥。因此，薄膜敷料可用于切口，而水凝胶和水胶体敷料可用于开放性伤口。依据伤口处出现的渗出物的量和类型，可选择适当的敷料用于有一定程度细菌侵袭的伤口。大体上，水凝胶、薄膜和复合物敷料是有少量渗出物伤口的最好选择；水胶体敷料适用于有中等量渗出物的伤口；而藻酸盐、泡沫敷料适用于有较大量渗出物的伤口。可根据伤口的特点和治疗的目标选择相应的敷料。目前较常用的新型敷料具体介绍如下。

（1）半封闭敷料：这种敷料呈膜片状，不透过液体但允许小气体分子通过，常配合纱布或其他敷料一起使用，起到保持清洁、湿润伤口的作用。半封闭敷料临床主要用于覆盖和保护浅表的、有少量渗出物的伤口。半封闭敷料不适用于已有严重污染的伤口，皮肤脆弱易于撕裂的患者慎用。

（2）水凝胶敷料：其组成通常为复合多糖体（如淀粉），吸收能力比较差，因此，常用于带有少量焦痂或容易干燥的伤口，以及浅表的、有轻微渗出的伤口及感染性伤口。这种辅料的一个优点是对维持创面的湿润性是非常有用的，通过再水化伤口使之容易愈合，这与自溶清创术的作用一样。水凝胶敷料的有效性取决于内在的含水量和亲水性。不像藻酸盐和水胶体敷料那样，这种敷料不依靠伤口分泌物以维持湿润的伤口内环境。然而，和其他一些敷料一样，它们能吸收少量伤口分泌的液体。另一个优点是，由于水凝胶敷料无黏着力，因此在更换敷料时只引起很轻微的疼痛，可用于疼痛性伤口。但由于其不能很好地黏着在伤口或皮肤上，所以通常需要外加第二层敷料。

（3）水胶体敷料：典型的水胶体有糊剂、粉剂或膜片，有低到中度的吸收能力。其黏附性比较强，可将其放置于伤口内并在其上面遮盖一层敷料（用糊剂或粉剂时）形成一个闭合的屏障，使其吸收少量的渗出物。水胶体敷料能在伤口处留置3～5天，在此期间，它们能为促进细胞迁移和伤口自溶清创提供一个湿润的内环境。可是，由于水胶体的闭合性，水胶体敷料不能用于有严重的细菌感染的伤口，特别是厌氧菌。水胶体主要用于浅表的、有轻到中度渗出的伤口，不能用于有大量渗出物的伤口。

（4）泡沫敷料：由无黏着力的聚氨基甲酸乙酯组成，是一种疏水性的、闭合性的遮盖物。聚氨基甲酸乙酯有很强的吸水性，能充当伤口处液体的吸收器，因此泡沫敷料对于有大量渗出物的伤口非常有用。然而，其由于强大的吸水能力，不适用于无渗出物或仅有少量渗出物的伤口。

（5）藻酸盐敷料：藻酸盐（来源于棕色海藻）具有很强的吸水能力，对那些以大量渗出物为特点的伤口十分有用。使用这种敷料能清除想要除去的伤口内的渗出物，而且能减少更换敷料的次数。藻酸盐敷料不适用于无渗出物的伤口，因为它们能使创面脱水。这类敷料有多种形式，包括绳（带）型，可用于填塞伤口深部袋状空腔。使用时，应该在上面覆盖一层半封闭敷料。如果必须在干燥伤口上使用这种藻酸盐敷料，应该事先用0.9%氯化钠溶液浸润伤口，维持伤口湿润度以促进伤口上皮化和自溶。

（6）抗菌剂敷料：含有抗微生物制剂的一类敷料的总称。银是其中最有效的成分。银在湿润的伤口环境里是以离子化的形式存在的，而这些银离子具有广谱的杀微生物活性，对人体细胞的毒性低。抗菌剂敷料的益处进一步体现在它的三重活性机制（可透过细胞膜、抑制细胞呼吸和使核苷酸变性）上，它能有效地对抗包括细菌在内的大量微生物，包括对抗万古霉素耐药肠球菌（VRE）和耐甲氧西林金黄色葡萄球菌（MRSA）的活性。尽管外科清创术是减轻伤口微生物感染最好的方法，但是在无菌清创术之后，伤口又会迅速地被细菌侵袭。而且，对于某些以血供破坏为特点的溃疡（局部缺血或受辐射的伤口），抗菌剂敷料非常有用，使用抗菌剂敷料可作为一种使患者术前状况最佳的姑息疗法。其他抗菌剂敷料包括一些含碘的缓释剂、含磺胺嘧啶银的敷料等。

三、难愈合伤口的处理技术

虽然大多数问题伤口似乎与年老、感染和缺血、缺氧等有关，但对一些特殊的难愈合伤口进行积极处理对于伤口的愈合仍然是非常必要的。

1. 使用类固醇激素或皮肤辐射损伤患者的伤口处理　使用类固醇激素治疗的患者伤口容易感染，而且血管生成率、胶原沉积率和细胞增殖率均降低。应注意的是，类固醇类药物即使停用很长时间仍能妨碍伤口愈合。处理这种伤口的主要目标是尽可能地控制局部细菌感染。正在进行类固醇激素治疗的患者应当接受适量的维生素A治疗，在类固醇激素影响愈合的实验模型中，已经显示出了维生素A的有效性。

皮肤辐射损伤伤口处理是一个具有挑战性的问题。闭塞性动脉内膜炎和微血管损害的递增，连同间质纤维化改变一起，导致伤口显著缺血、细胞衰老，阻碍愈合且易于感染。对这种伤口清创时应非常小心，因为进一步的手术创伤通常容易造成更大的不愈合伤口。抗菌剂敷料能维持伤口愈合的湿度并促进自溶，用其治疗这种伤口较为理想。也可以应用生长因子甚至高压氧疗法。通常还可移植一个游离皮瓣，使这种伤口得以稳定覆盖。

2. 压疮患者的伤口处理　压疮患者通常很虚弱，虽然这并不是一个绝对的外科手术禁忌证。正如临床试验显示，大多数恶病质、长期营养不良患者的伤口也能够成功地愈合。然而，近期表现出急性发作的体重减轻或营养障碍的患者，更有可能存在伤口愈合问题。对于此类患者，在排除存在一些因素的影响下（比如当给予患者激素类药物如氧甲氢龙时需要斟酌，因为这种激素类药物会阻碍患者的分解代谢），应迅速补充营养和维生素,必须尽可能彻底地对压疮进行清创手术。由于压疮患者虚弱的身体状况,清创术通常"在床旁"进行而使伤口得不到彻底的清创。在理想的条件下,正规的清创术应该到手术室多次反复进行。需要考虑的问题还有治疗这类患者时存在溃疡的高复发率问题,由于一期和二期溃疡优先考虑的是维持一个潮湿的、清洁的环境,此时应该恰当地选择薄膜敷料。

3. 糖尿病患者的伤口处理　糖尿病患者伤口易发溃疡,这些溃疡多数是因神经病变引发的压疮。神经性溃疡是一种多因性损伤,常伴随着部分压迫性坏死、功能性微血管病变和真性神经性功能障碍。虽然糖尿病患者的小动脉和毛细血管没有解剖学上的异常改变,却存在功能上的紊乱,表现为血管舒张和对缺血反应的代偿性血管生成这两个方面的功能减退。行选择性清创术、控制血糖水平、解除压迫、当有明显的动脉病变时使用再血管化措施、应用生长因子类制剂等,都是能使愈合率达到最大值的治疗方法。

4. 静脉淤滞性溃疡患者的伤口处理　压迫治疗对于治疗静脉淤滞性溃疡非常必要。这种疗法对那些经历或没有经历过血管手术的患者都有效果。目前已经研发出了更多高级的、个性化的具有压缩作用的服装供这些患者使用。压迫治疗的注意事项:这一方法对于踝/肱指数<0.7的患者是禁用的,而且对于踝/肱指数为 0.7~0.9 的患者,应在严密的末梢循环监控下使用。应用压迫治疗的关键在于,随着治疗的进展,用于患者身体某部位的有压缩作用的服装需要多次修改并调整大小以适应肢体围长的改变。在成功地关闭伤口之后应继续压迫治疗几个星期,使新的基质得到重塑和强化。压迫治疗时通常需要补充使用敷料。敷料的选择需要依据伤口处的引流量大小而定。由于许多有压迫作用的制品在应用数天后都会磨损,所选择的敷料必须能够吸收这些类型伤口分泌的大量渗出液和漏出液。一旦水肿得到控制,通常还应使用组织工程皮肤替代物来促进伤口闭合。

(任　冲　张　黎)

参 考 文 献

［1］　李彬,钱齐荣,吴海山,等.止血带在全膝关节置换术后近期作用评价[J].中华外科杂志,2008,46(14):1054-1057.

［2］　顾文方,田冲,王培,等.气压止血带在骨科手术中的应用:理论研究与技术进展[J].世界最新医学信息文摘,2021,21(18):114-118.

［3］　Ellis H,Moran B J,Thompson J N,et al. Adhesion-related hospital readmissions after abdominal and pelvic surgery:a retrospective cohort study[J]. Lancet,1999,353(9163):1476-1480.

［4］　《预防腹部外科手术后腹腔粘连的中国专家共识》专家组.预防腹部外科手术后腹腔粘连的中国专家共识 [J].中华普通外科杂志,2017,32 (11):984-988.

［5］　中华医学会妇产科学分会.预防妇产科手术后盆腹腔粘连的中国专家共识(2015)[J].中华妇产科杂志,2015,50 (6):401-405.

［6］　中国研究型医院学会妇产科专业委员会.妇科手术后盆腹腔粘连预防及诊断的专家共识(2020 年版)[J].中国微创外科杂志,2020,26(6):481-488.

［7］　中国临床瘢痕防治专家共识制定小组.中国临床瘢痕防治专家共识[J].中华损伤与修复杂志(电子版),2017,12(6):401-406.

［8］　中国整形美容协会瘢痕医学分会.瘢痕早期治疗全国专家共识(2020 版)[J].中华烧伤杂志,2021,37(2):113-125.

［9］　王炜.整形外科学[M].杭州:浙江技术出版社,1999.

［10］　Charles H. Thorne.格-斯整形外科学[M].夏炜,译.6 版.西安:世界图书出版公司,2011.

［11］　Ira D. Papel.面部整形与重建外科[M].曹谊林,译.2 版.济南:山东科学技术出版社,2004.

［12］　吴屹冰,华祖广,宋庆华,等.整形外科缝合技术在面部急诊外伤伤口处理中的临床应用[J].中华整形外科杂志,2021,37(11):1208-1213.

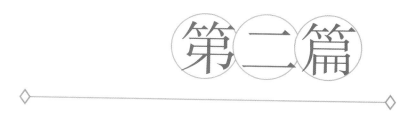

第二篇

周围神经疾病基础

第五章　周围神经外科解剖学

一、主要神经

(一)正中神经

腕管底部由腕骨、腕掌关节及其表面韧带构成,顶部为屈肌支持带,桡侧为腕桡侧管,尺侧为腕尺侧管。近端与前臂屈肌后间隙相通,远端延伸至掌中间隙,第2、第3、第4指蹼间隙、手背皮下间隙和腱膜下间隙。

屈肌支持带是一个坚韧的纤维带,在桡侧,它附着于舟状骨和大多角骨;在尺侧,屈肌支持带附着于豌豆骨和钩骨钩上,长约26 mm,宽约22 mm。屈肌支持带和腕掌韧带是两个易混淆的名词。腕掌韧带位于前臂与手的移行区,在此处前臂浅筋膜明显增厚,形成掌腕韧带。掌腕韧带的纤维延展于尺侧腕屈肌肌腱和掌长肌肌腱之间,向远端与屈肌支持带相连接。在某些情况下,深层的腕掌韧带也可对正中神经造成卡压。

腕横韧带与屈肌支持带的关系也颇具争议,一部分学者认为腕横韧带等同于屈肌支持带(即附着于舟状骨、大多角骨、豌豆骨和钩骨钩上的纤维带);也有一部分学者认为屈肌支持带分为三个部分,即腕掌韧带为屈肌支持带的近端部分,大小鱼际肌间腱膜为屈肌支持带的远端部分,腕横韧带为屈肌支持带的中间部分(即附着于舟状骨、大多角骨、豌豆骨和钩骨钩上的纤维带)。本节中我们所述屈肌支持带为上述前者。

正中神经起源于臂丛的内侧束和外侧束,向下,两根合成一干,伴肱动脉,在腋下走行进入上臂部,在上臂行于肱二头肌两头之间,后进入肘窝走行于肱动脉内侧、肱二头肌腱膜深处,穿旋前圆肌二头之间,行于前臂正中,下行于指浅、深肌间达腕管,在桡侧腕屈肌腱和掌长肌腱间进入腕管,在掌腱膜的深面至手掌,分成终支,沿手指的相对缘至指尖。正中神经在臂部无分支,在肘部、前臂和手掌均有分支。在进入腕管之前,通常距腕横纹4~10 cm处正中神经于桡侧发出正中神经掌皮支,走行于掌长肌肌腱和桡侧腕屈肌之间,向远侧行于屈肌支持带上方,支配手中部及鱼际肌区的皮肤感觉。当正中神经行至腕管末端时发出正中神经返支(鱼际支)和指掌侧总神经。正中神经及其分支在前臂支配除尺侧腕屈肌和第4、第5指深屈肌外的所有屈肌,在手部支配第1、第2蚓状肌和鱼际肌,并支配拇指、示指、中指、桡侧半无名指、桡侧手掌的掌侧皮肤,以及示指、中指和无名指桡侧中、末节指骨背面的皮肤。

通常正中神经返支有4种走行方式:①在屈肌支持带下方,由正中神经的桡侧发出,通过腕管后向近端折返,在屈肌支持带上方进入鱼际肌(屈肌支持带下型);②由屈肌支持带外远端的正中神经桡侧发出,折返向近端走行进入鱼际肌(屈肌支持带外型);③由屈肌支持带下方,正中神经桡侧发出,直接穿过屈肌支持带进入鱼际肌(穿韧带型);④由正中神经尺侧发出,向桡侧、折返进入鱼际肌(尺侧发出型)。穿韧带型的正中神经返支走行方式具有重要的临床意义,因为这可能导致正中神经返支在屈肌支持带纤维内部受压。正中神经返支从正中神经尺侧发出的情况比较少见。

骨间前神经是正中神经在前臂的分支,是正中神经穿旋前圆肌两头之间,自神经干背侧发出的分支。其沿前臂骨间膜前方,拇长屈肌和指深屈肌之间下行,至旋前方肌深面,进入并支配该肌。还发出分支支配拇长屈肌和指深屈肌桡侧半。

骨间前神经是以运动成分为主的神经,支配拇长屈肌,示指、中指指深屈肌,旋前方肌。有50%的人的指深屈肌不是由骨间前神经支配的。骨间前神经的感觉成分主要支配掌侧腕关节囊。所以临床表现出腕掌侧深压痛,伸屈腕时加重。

（二）尺神经

尺神经发自臂丛内侧束，在臂部先与肱动脉及正中神经伴行而位于动脉的内侧，继而向后下，穿内侧肌间隔至上臂后面，继续向下至肱骨内上髁后方的尺神经沟，在此处其位置表浅。自尺神经沟向下，穿尺侧腕屈肌至前臂内侧，循指深屈肌和尺侧屈腕肌间于尺动脉内侧下降，到前臂中下 1/3 交界处分出较细的手背支后，本干经屈肌支持带的浅面入掌。尺神经的分支有：①肌支，支配尺侧腕屈肌和指深屈肌的尺侧半、小鱼际肌、拇收肌、骨间掌侧和背侧肌及第 3、第 4 蚓状肌；②皮支，分掌、背两支。掌支分布于小鱼际、小指和无名指尺侧半的皮肤；背支分布于手背尺侧半和小指、尺侧半背面的皮肤，中指和无名指的分支只到第 1 指节背面。

尺神经在腕部位于 Guyon 管内，此管长约 1.5 cm，为紧张的三角形骨纤维管，前为腕横韧带浅层的一部分，底为腕横韧带深层的一部分，内侧为豌豆骨与钩状骨韧带。管狭窄而固定，管内压力稍有增高，即可压迫尺神经而产生症状。慢性或职业性损伤如韧带增厚为常见病因，囊肿压迫、腕部骨折、肿瘤以及创伤性关节炎等均可引起腕尺管综合征。

尺神经在肘部也容易发生卡压，导致肘管综合征，主要表现有尺侧半手指感觉障碍及疼痛，叩击尺神经有放射感，尺神经沟内可触及变硬、滑动的尺神经，屈肘时症状加重。一般症状发展缓慢，严重者有手内肌萎缩、瘫痪，甚至出现爪形手畸形。

（三）桡神经

桡神经发自后束，在肱动脉后方下行，伴肱深动脉入桡神经沟，至肱骨外上髁上方，穿外侧肌间隔出肱桡肌和肱肌之间，分为浅、深两支。浅支在肱桡肌深面伴行于桡动脉的外侧，至前臂中下 1/3 交界处转向背面，在肱桡肌后缘穿出深筋膜继续下行至腕和手背。深支穿旋后肌至前臂背面，行于浅、深伸肌间。桡神经的分支：①肌支，自桡神经本干发出分支，支配肱三头肌、肱桡肌和桡侧腕长伸肌，桡神经深支支配旋后肌及前臂其余伸肌；②皮支，在腋窝处发出臂后皮神经，分布至上臂后面皮肤。在桡神经沟处发出前臂后皮神经，分布于前臂背面的皮肤。桡神经浅支分布于手背桡侧半和桡侧 2 个半指近节背面的皮肤。桡神经损伤后，因前臂伸肌群麻痹，出现垂腕、垂指畸形。腕关节不能背伸，示指、中指、无名指和小指的掌指关节不能伸直，拇指不能伸直，手背桡侧皮肤感觉障碍。桡神经如发生高位损伤，因肱三头肌麻痹肘关节而不能主动伸直，并有垂腕、垂指畸形。如发生桡神经深支损伤，因桡侧腕长、短伸肌正常，则通常不发生垂腕畸形，只发生垂指畸形。

（四）坐骨神经

坐骨神经是全身最粗大的神经，它经梨状肌下孔出骨盆至臀大肌深面，在股骨大转子与坐骨结节之间下行至股后面。在股二头肌深面下降至窝，在窝上方分为胫神经和腓总神经。坐骨神经本干发出肌支支配股二头肌、半腱肌和半膜肌，同时也有分支至髋关节。

坐骨神经出盆腔时与梨状肌的位置关系常有变异。根据统计资料，坐骨神经以单干形式从梨状肌下孔出盆腔者占 66.3%，为最常见的形式，而以其他形式出盆腔者则占 33.7%。因为坐骨神经与梨状肌关系十分密切，当梨状肌损伤、痉挛或出血肿胀时，易压迫坐骨神经引起腰腿痛，称为梨状肌损伤综合征。

（五）腓总神经

腓总神经与胫神经分离后，沿腘窝外侧壁至腓骨头后方，继经腓骨长肌深部并穿此肌，绕腓骨颈外侧面，分为腓浅神经和腓深神经。①腓浅神经：在腓骨长、短肌与趾长伸肌间下行，分出肌支支配腓骨长、短肌。主干向下，在小腿下部浅出为皮支，分布于小腿外侧、足背及第 2～5 趾背的皮肤。②腓深神经：伴胫前动脉，在胫骨前肌与趾长伸肌间下行，支配小腿前面诸肌。主干穿伸肌支持带深入至足背，伴足背动脉向前，发出肌支支配足背肌，皮支分布于第 1、第 2 足趾相对缘的皮肤。

腓总神经在腓骨颈处的位置最为表浅，易受损伤。受伤后由于小腿前、小腿前外侧群肌功能丧失，表现为足不能背屈，趾不能伸，足下垂且内翻，呈"马蹄内翻足"畸形，行走时呈跨阈步态。同时小腿前、外侧面及足背区出现明显的感觉障碍。

(六)股神经

股神经为腰丛中最大的分支。发出后先在腰大肌与髂肌之间下行,约在腹股沟中点稍外侧处,穿腹股沟韧带深部、股动脉外侧达股部,随即分为下列数支:①肌支,支配耻骨肌、股四头肌和缝匠肌;②皮支,前皮支有数条,分布于大腿和膝关节前面的皮肤。

股神经损伤后的主要表现如下:屈髋无力,坐位时不能伸膝,行走困难,膝跳反射消失,大腿前面和小腿内侧面皮肤感觉障碍。

(七)股外侧皮神经

股外侧皮神经为腰丛的皮支,自腰大肌外缘穿出,斜越髂肌表面,在髂前上棘的内侧经腹股沟韧带深面达股部,在髂前上棘下方5~6 cm处穿出深筋膜,分前、后两支。前支较长,分布于大腿外侧面皮肤;后支分布于臀区外侧皮肤。

在穿经腹股沟韧带深面时,常需穿过一个由腹股沟韧带和骨面构成的骨纤维管,该管出口较小,接近髂前上棘,而且周围组织结构较强韧,致使该神经易受卡压而出现大腿外侧感觉异常或疼痛。

(八)隐神经

隐神经为股神经分支中最长的皮支,伴股动脉在收肌管中下行,穿出缝匠肌和股薄肌的止腱后,伴大隐静脉下行,分布于髌下、小腿内侧面和足内缘的皮肤。

隐神经在收肌管内可由于股部肌肉的收缩导致慢性摩擦而出现类似卡压性损伤的症状,出现膝部前下方、小腿内侧和足内侧缘皮肤感觉消失或出现烧灼样疼痛。

二、植物神经系统

(一)概述

植物神经系统(vegetative nervous system,VNS)是周围神经系统的一个组成部分,调节包括心率、血压、呼吸、消化和性唤起在内的生理过程,又称自主神经系统(autonomic nervous system,ANS)。它包含三个解剖上截然不同的部分:交感神经、副交感神经和肠神经。

交感神经系统(sympathetic nervous system,SNS)和副交感神经系统(parasympathetic nervous system,PNS)包含传入和传出纤维,分别向中枢神经系统(central nervous system,CNS)提供感觉输入和运动输出。一般来说,交感神经系统和副交感神经系统运动通路由两个神经元序列组成:一个在中枢神经系统中具有胞体的节前神经元和一个在周围神经系统中具有胞体的节后神经元,该胞体支配靶组织。肠神经系统(enteric nervous system,ENS)是一种广泛的网状结构,能够独立于神经系统的其余部分发挥功能。它包含超过1亿个神经元,形态超过15种,大于所有其他周围神经节的总和,主要负责调节消化过程。

交感神经系统的激活会导致整体活动和注意力的提升。在此过程中,血压和心率升高,糖原分解随之发生,胃肠蠕动停止等。交感神经系统几乎支配着身体中的每一个活组织。副交感神经系统促进"休息和消化"过程,使心率和血压降低,胃肠蠕动或消化恢复等。副交感神经系统仅支配头部、内脏和外生殖器,其作用范围明显小于交感神经系统。肠神经系统由控制肌肉收缩或放松、分泌或吸收和血流等消化功能的反射通路组成。

交感神经系统和副交感神经系统的突触前神经元都以乙酰胆碱(ACh)作为神经递质。突触后交感神经元通常产生去甲肾上腺素(NE)作为效应递质,而突触后副交感神经元始终以乙酰胆碱作为效应递质。肠神经元以乙酰胆碱、氧化亚氮和血清素等作为主要神经递质。

(二)结构与功能

1. 交感神经系统   交感神经元的胞体位于脊髓的中间外侧柱或外侧角。突触前纤维通过前根离开脊髓,进入T1~L2脊神经前支,并通过白质交通支进入交感干。神经纤维可以上升或下降,分别到达上或下椎旁神经节,通过灰质交通支到达相邻的前脊神经分支,或穿过主干而不发生突触,继续通过腹盆内脏神经到达椎前神经节。

椎旁神经节以结节的形式存在于交感干中,与脊柱相邻,神经节前和节后神经元在此进行突触连接。虽然数量可能因人而异,但通常有 3 个颈神经节、12 个胸神经节、4 个腰神经节和 5 个骶神经节。其中,只有颈部有上、中、下颈神经节,颈下神经节可与第一胸神经节融合形成星状神经节。

椎旁神经节远端的所有神经都是内脏神经。它们在中枢神经系统和内脏之间传递传入和传出纤维。心肺内脏神经携带着通向胸腔的突触后纤维。

支配腹部和盆腔内脏的神经通过椎旁而不形成突触,成为腹盆内脏神经。这些神经包括内脏大神经、内脏小神经、内脏最小神经和内脏腰神经。突触前神经最终在离靶器官较近的椎前神经节中形成突触。椎前神经节是环绕主动脉分支神经丛的一部分,包括腹腔神经节、主动脉神经节、肠系膜上下神经节。腹腔神经节接收来自内脏大神经的输入,来自内脏小神经和最小神经的主动脉核以及肠系膜上下段由最小内脏神经和腰段内脏神经发出。

交感神经元和副交感神经元双神经元环路有些许不同。与肠神经系统形成突触的交感和副交感节后神经元在功能上是三个或更多神经元链的一部分。进入肾上腺髓质的突触前交感神经纤维穿过腹腔神经节,直接与嗜铬细胞形成突触。这些独特的细胞作为节后纤维发挥作用,将肾上腺素直接分泌到静脉系统中。节后交感神经元释放去甲肾上腺素(NE),作用于靶组织中的肾上腺素能受体。受体的亚型 α1、α2、β1、β2 或 β3,以及它们表达的组织影响 NE 对受体的亲和力。

如上所述,交感神经系统使身体能够通过"战斗或逃跑"反应来应对压力。这种反应主要调节血管。在大多数情况下,交感神经信号的增加导致血管收缩,而血管舒张则相反。但冠状动脉血管及供应骨骼肌和外生殖器的血管,对它们会发生相反的反应。这种矛盾的效应是由 α 和 β 受体活性的平衡介导的。在生理状态下,β 受体刺激增加冠状动脉血管扩张,但 α 受体介导的血管收缩会减弱这种效应。在病理状态下,如患冠心病时,α 受体活性增强,β 受体活性减弱。因此,冠状动脉血管可能因交感神经刺激而收缩。交感神经激活会增加心率和增强收缩力,但这会增加代谢需求,因此对受损个体的心脏功能有害。

交感神经系统持续活跃,即使在无压力的情况下也是如此。除了上述对血管的强直刺激外,交感神经系统在正常呼吸周期中也很活跃。

此外,交感神经系统通过免疫器官(如脾脏、胸腺和淋巴结)的神经支配来调节免疫。这种影响可能会上调或下调炎症。适应性免疫系统的细胞主要表达 β2 受体,而先天免疫系统的巨噬细胞表达这些受体以及 α1 和 α2 受体。巨噬细胞通过 α2 受体刺激激活,并受 β2 受体激活抑制。

大多数节后交感神经元为 NE 神经元,也可释放一种或多种肽,如神经肽 Y 或生长抑素。NE/神经肽 Y 神经元支配心脏血管,从而调节血流,而腹腔神经节和肠系膜上神经节的 NE/生长抑素神经元供应肠黏膜下神经节,并参与胃肠运动的控制,这些肽用于调节突触后神经元对主要神经递质的反应。

肽也与胆碱能交感节后神经元有关。这些神经元最常见于骨骼肌中的汗腺和毛细血管前阻力血管,与乙酰胆碱一起产生血管活性肠多肽。降钙素基因相关肽是一种在椎旁交感神经元中被发现的有效的血管扩张剂。

2. 副交感神经系统　副交感神经纤维通过颅神经Ⅲ、Ⅶ、Ⅸ和Ⅹ以及 S2~S4 神经根离开中枢神经系统。有 4 对副交感神经节,它们都位于头部。颅神经Ⅲ通过睫状神经节支配虹膜和睫状肌。颅神经Ⅶ通过翼腭神经节支配泪腺、鼻腺、腭腺和咽腺,以及通过下颌下神经节支配舌下腺和下颌下腺。颅神经Ⅸ通过耳神经节支配腮腺。

迷走神经约占副交感神经系统的 75%,为大多数胸腹部内脏提供副交感神经输入,骶骨副交感神经纤维支配降结肠、乙状结肠及直肠。迷走神经在延髓中有如下 4 个细胞体。

(1)背核:向内脏提供副交感神经输出。

(2)疑核:产生支配心脏的运动纤维和节前神经元。

(3)孤束核:接受味觉传入和内脏传入,最后接受味觉传入。

(4)三叉神经脊束核:接收外耳、喉黏膜和部分硬脑膜的触觉、痛觉和温觉。

此外，迷走神经将感觉信息从颈动脉窦和主动脉弓的压力感受器传导到延髓。

迷走神经负责"休息和消化"过程。迷走神经可降低心房收缩力，从而降低心室收缩力。首先，它可降低房室结传导速度。正是通过这种机制，颈动脉窦按摩可以限制预激综合征（又称 WPW（Wolff-Parkinson-White）综合征）患者的折返。其次，副交感神经系统的另一个关键功能是消化。头部的副交感神经纤维可促进唾液分泌，与肠神经系统突触的副交感神经纤维一起可使蠕动和分泌活动增加。最后，迷走神经对呼吸周期也有显著影响。在非病理状态下，副交感神经会在呼气时激发，收缩和硬化气道以防止塌陷。这一功能暗示副交感神经系统与术后急性呼吸窘迫综合征的发生有关。

由于迷走神经的广泛性，它被描述为一个理想的"早期预警系统"，用于监测"外来入侵"以及身体的恢复。多达 80% 的迷走神经纤维是感觉神经，几乎支配所有主要器官。已发现副交感神经节表达白细胞介素-1 受体，白细胞介素-1 是炎症免疫反应中的关键细胞因子。这反过来可激活下丘脑-垂体-肾上腺轴和交感神经系统，促使糖皮质激素和 NE 的释放。研究表明，通过迷走神经切断术和胆碱能抑制剂抑制迷走神经活动，可使过敏反应、哮喘和炎症反应显著减轻。

节后副交感神经元释放乙酰胆碱，作用于毒蕈碱受体和烟碱受体，每个受体都有不同的亚单位：M1、M2、M3 和 N1、N2。节后乙酰胆碱受体和肾上腺髓质上的乙酰胆碱受体为 N 型（烟碱型），而副交感效应器和汗腺上的乙酰胆碱受体为 M 型（毒蕈碱型）。与交感神经元一样，一些肽，如血管活性肠肽、神经肽 Y 和降钙素基因相关肽在副交感神经元中表达和释放。

3. 肠神经系统   肠神经系统由两个神经节丛组成，即肌间神经丛和黏膜下神经丛。肌间神经丛位于胃肠道纵向和环形平滑肌之间，而黏膜下神经丛位于黏膜下。肠神经系统是独立的，通过局部反射活动发挥作用，但通常从交感神经系统和副交感神经系统接收输入并向其提供反馈。肠神经系统可能接收节后交感神经元或节前副交感神经元的输入。黏膜下神经丛控制水和电解质在肠壁上的运动，而肌间神经丛则协调肠道环形和纵向肌细胞的收缩以产生蠕动。

肠神经系统与中枢神经系统有一些相似之处。与中枢神经系统一样，肠神经系统神经元可以是双极性、假单极性和多极性，它们之间通过兴奋性和抑制性的传递进行神经调节。同样，肠神经系统神经元使用 30 多种与中枢神经系统类似的神经递质，其中胆碱能和氨能递质较为常见。

虽然大部分讨论集中在自主神经系统的传出功能上，但传入纤维负责调节从心率到免疫系统的各种反射活动。来自自主神经系统的反馈通常在潜意识水平上进行处理，以在身体的内脏或躯体部分产生反射动作。内脏的意识感觉通常被解释为弥漫性疼痛或痉挛，可能与饥饿、饱胀或恶心有关，这些感觉通常由突然的扩张或收缩、化学刺激物或病理条件（如缺血）引起。

（三）临床意义

霍纳（Horner）综合征是一种温和、罕见的疾病，通常表现为上睑下垂、瞳孔缩小以及交感神经损伤继发的患侧面部无汗。这种损伤可能有中枢性原因，如外侧髓质梗死，或周围性病变，如胸部手术或甲状腺部分或全部切除引起的继发性损伤。

多汗症是一种常见的疾病，主要表现为面部、手掌、脚底和（或）腋窝出汗过多。虽然原发性多汗症的病因尚不完全清楚，但已将其归因于胆碱能刺激所致。治疗可以是临床治疗，也可以是手术治疗。临床方面的治疗以抗胆碱能药物为中心，如外用吡咯糖酯或口服奥昔布宁，或不太常见的 α 受体激动剂，如可乐定、钙通道阻滞剂或加巴喷丁。最常见和永久的手术技术是切除，胸交感神经链的消融或夹闭。虽然是永久性的，但该手术可能会导致少数人出现代偿性多汗症。由于下丘脑可能过度代偿，术后这些多汗症状可能改善不明显。研究表明，手术重建交感神经链可以减少这种代偿反应。

直立性低血压最常见的症状是头晕、视力下降和头、颈或胸部不适。由于外周阻力增加，可能伴有仰卧位高血压，引起尿钠增多，加重直立性低血压。还有许多其他更为良性的刺激可能降低血压（站立、进食、Valsalva 动作、脱水、运动、过度换气等）或升高血压（仰卧、饮水、饮咖啡、头向下倾斜、换气不足等）。直立性低血压评估通常通过仰卧位和站立位的重复血压和心率读数进行测试，也可以通过倾斜试验进行测试，后一种测试对患者更安全和方便。

自主神经障碍的患者在麻醉期间容易出现低血压。这个问题可以用低剂量的苯肾上腺素（一种 α1 受体激动剂）进行适当处理。同样,仰卧位高血压可以通过经皮或静脉注射硝酸盐来控制。众所周知,交感神经系统在伤害感受中起作用。自主神经系统对疼痛具有抑制作用,失去这种作用会产生一个正反馈回路,导致伤害性神经纤维的过度兴奋。交感神经阻滞的作用时间通常会超过麻醉剂给药效果持续的时间,这一事实支持了这一假设。局部交感神经阻滞已被用于治疗各种不太常见的疼痛,包括复杂的局部疼痛综合征、幻肢疼痛和疱疹性疼痛。同样,内脏疼痛也可以通过腹腔神经丛阻滞进行治疗。

大多数与神经系统相关的疾病都是先天性的,并且在儿童早期就已存在。肠神经元的功能是放松肠平滑肌。它们的缺失使肠道紧张收缩,阻塞肠道,发生胃食管反流、消化不良综合征、便秘、慢性腹痛和肠易激综合征等。先天性巨结肠是一种严重的危及生命的肠神经系统疾病,由胚胎时期肠神经系统神经元无法在远端肠道定植导致。当肠神经系统缺失或发育不良时,儿童会出现早期便秘、呕吐,最终可能会死亡。

（张　黎　杨文强　谢春成　王　东　陈业涛）

参 考 文 献

［1］　高秀来.人体解剖学［M］.2 版.北京:北京大学医学出版社,2009.
［2］　丁文龙,刘学政.系统解剖学［M］.9 版.北京:人民卫生出版社,2018.
［3］　崔慧先,李瑞锡.局部解剖学［M］.9 版.北京:人民卫生出版社,2018.
［4］　周劲松,贺宝荣.骨科神经损伤学［M］.西安:陕西科学技术出版社,2018.
［5］　顾玉东,王澍寰,侍德.顾玉东·王澍寰手外科学［M］.上海:上海科学技术出版社,2002.
［6］　朱长庚.神经解剖学［M］.北京:人民卫生出版社,2002.
［7］　Duane E. Haines. Haines 临床神经解剖图谱（原书第 9 版）［M］.张力伟,译.北京:科学出版社,2018.
［8］　赵德伟,陈德松.周围神经外科手术图解［M］.2 版.沈阳:辽宁科学技术出版社,2006.
［9］　陈德松.周围神经卡压［M］.上海:上海科学技术出版社,2012.
［10］　朱家恺,罗永湘,陈统一.现代周围神经外科学［M］.上海:上海科学技术出版社,2007.

第六章　周围神经损伤的病理生理学

周围神经疾病可能由周围神经直接损伤或者间接损伤导致,周围神经疾病的病理生理学机制是周围神经外科关注的主要课题之一。了解及掌握周围神经损伤相关的病理生理学机制是确保正确诊断和治疗周围神经疾病的前提。周围神经系统轴突受损伤后有再生能力,而随着显微及微创外科技术的进展,神经重建新机制的发现,我们能够及时调整治疗方案,使神经损伤得到最佳恢复。

第一节　周围神经损伤分类

神经损伤根据形态学特征分级,这些形态学特征反映了损伤患者的恢复潜力,也相应地影响了损伤的治疗处理方案。

1942 年 Seddon 提出神经损伤的三种类型,如下所示。

(1)神经失用:神经传导功能障碍为暂时性的生理性阻断,神经纤维不出现明显的解剖和形态上的改变,远端神经纤维不出现退行性改变。神经传导功能于数日至数周内自行恢复。

(2)轴突断裂:轴突在髓鞘内断裂,神经鞘膜完整,远端神经纤维发生退行性改变,经过一段时间后神经可自行恢复。

(3)神经断裂:神经束或神经干完全断裂,或为瘢痕组织分隔,需通过手术缝合神经。缝合神经后可恢复功能或功能恢复不完全。

Sunderland 于 1951 年根据神经损伤的程度将分类扩展,分为五级,实质上是把神经断裂分为了三个亚型。

Ⅰ级损伤:特点是传导阻滞。神经纤维的连续性保持完整,无沃勒变性。

可有局部脱髓鞘,损伤部位沿轴突的神经传导生理性中断,轴突没有断裂,神经无再生,无蒂内尔(Tinel)征(运动前移),通常在 2~4 周自行恢复。

Ⅱ级损伤:特点是轴突中断,但神经内膜管完整,损伤远端发生沃勒变性。

轴突断裂,近端一个或多个结间段发生变性,神经内膜管保持完整(施万细胞基底膜)为轴突再生提供了完好的解剖通道,允许精确的神经再支配。可恢复良好,无功能缺损或无明显功能缺损。

Ⅲ级损伤:神经纤维(包括轴突和鞘管)横断,而神经束膜完整。神经内膜管的破坏导致结构紊乱。

Ⅳ级损伤:神经束遭到严重破坏或断裂,神经干仅能通过神经外膜组织保持连续。

可保留部分神经外膜和神经束膜,发生神经干离断。很少能自行恢复。

Sunderland Ⅲ级和Ⅳ级损伤患者的自发功能恢复有限或缺失,导致连续性神经瘤(NIC),并且这些损伤常常由于神经外膜的存在而更有隐匿性,给临床治疗带来困难。常常造成肌肉神经再支配减少和轴突再生污染,功能恢复差。

Ⅴ级损伤:整个神经干完全断裂,整个损伤区域不能发生明显的再生。需手术修复才能恢复。

近来又有研究者在 Sunderland 分型上基础上增加了Ⅵ级。混合性周围神经损伤(Ⅵ级)患者的预后较差(表 6-1)。

表 6-1　周围神经损伤分类

Sunderland 分级	Seddon 分级	具体描述	预后(无外科修复)
Ⅰ	神经失用	生理横断,传导阻滞,神经有连续性,无沃勒变性*,无 Tinel 征	通常 2~4 周完全恢复,并不遵循轴突每天生长 1 mm 的规律

续表

Sunderland 分级	Seddon 分级	具体描述	预后（无外科修复）
II	轴突断裂	轴突中断，但神经内膜管完整，损伤远端发生沃勒变性	神经内膜管内轴突以每天 1 mm 的速度生长，所需时间超过一年半则恢复差
III	神经断裂	神经纤维（包括轴突和鞘管）横断，而神经束膜完整	不定，取决于神经内纤维化的程度
IV		神经束遭到严重破坏或断裂，但神经外膜组织保持连续	差，很少自行恢复
V		神经干完全断裂	无恢复
VI		Ⅰ级到Ⅳ级的混合	较差

* 沃勒变性又称逆行性神经病，或损伤远端轴突变性。

（张文川　欧阳火牛）

第二节　直接神经损伤

直接神经损伤的特征是创伤性损伤，根据所施加的力的大小和所受力的特点（锐力和钝力）而产生不同程度的神经损伤。可分为中到高能力损伤和低能力损伤。中到高能力损伤即当中到高动能的力直接作用于神经时，通常会发生横断、挫伤、牵拉和撕脱等损伤，严重的钝性创伤或穿透性创伤会挤压或拉伸神经，导致功能丧失。强烈的冲击波可以严重破坏神经内部结构，使神经永久无法传递信号。低能力损伤即当神经受到慢性或重复的低动能的力时，往往会发生周围神经卡压症、筋膜室综合征等损伤（图 6-1）。

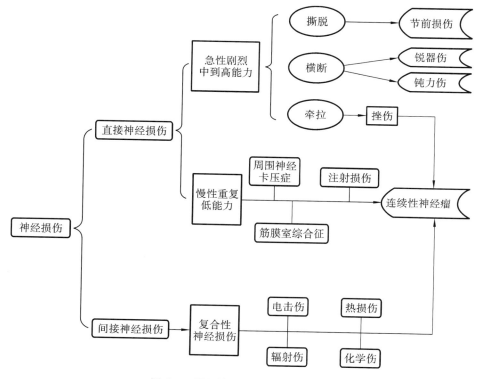

图 6-1　周围神经损伤机制示意图

一、横断伤

软组织被物体大力撕裂后,部分患者存在神经横断。神经功能丧失的程度由轻度和不完全丧失至严重和完全丧失不等。如果神经被部分切断,根据定义,这些被切断的部分纤维的损伤是神经断裂或 Sunderland V 级损伤。那些没有直接横断的纤维可能也有不同程度的损伤,可以是 Sunderland II 级、III 级或 IV 级。人类神经横断的部分很少自发再生,即使发生了自发再生,也不足以恢复功能,因此经常需要显微手术进行修复。其中一些病例的功能恢复可以归因于神经失用的逆转或神经挫伤和拉伸部分的再生,而不是横断部分的功能恢复。

完全锐性切断的神经和承受钝性横断的神经的物理外观都会随着时间的推移而变化。在锐性切断中,神经外膜被干净地切割,两个残端都有轻微的挫伤或出血。随着时间的推移,干净的神经残端会收缩,并被瘢痕包裹。锐性切断的神经的近端神经瘤和远端神经残端瘢痕形成的数量比挫伤或钝性横断的神经形成的要少得多。钝性横断会导致神经外膜的剧烈撕裂和一段神经的不规则纵向损伤。挫伤和出血可以向上或向下延伸几厘米。钝性横断的神经残端周围的回缩和增生性瘢痕往往比锐性切断的神经更严重。

神经横断损伤(V 级)在大多数情况下需要显微外科修复,以移除受伤和瘢痕组织,并通过端端缝合、人工管修复或神经移植重建神经连续性。

二、连续性神经瘤(连续性存在的神经损伤)

由于明显的组织牵拉和挫伤,施加到神经的力可能导致不同类型的严重神经损伤的组合。

完整神经的神经膜富含弹性蛋白和胶原蛋白,赋予抗张强度。然而,即使 8% 的拉伸也会导致神经内循环和血-神经屏障功能的障碍,当拉伸至 10%～20%,尤其是剧烈拉伸,会发生结构性损伤。这种力量有时会分散神经,将其完全拉开,但是更常见的是这种力量使神经保持连续性但会造成相当大的内部损伤。如果被巨大的力量牵拉开,神经断端会磨损,两个断端都会受到几厘米的损伤,之后周围会出现严重的回缩和瘢痕。

通常,神经在神经外膜保持完整性的情况下是连续的,但神经内损伤的程度是不同的,并呈现出一系列不同的内部神经纤维损伤的表现。拉伸机制和冲击波效应是高速投射物体特别是枪击伤造成神经损伤的原因。施加在神经上的牵引力通常足以撕裂神经内结缔组织结构以及断开轴突。这种损伤属于 Sunderland IV 级损伤,尽管神经在物理上是连续的,但神经本质上是断裂的。很少情况下,这种力会导致更多的轴突断裂或 Sunderland II 级、III 级损伤,由于结缔组织破坏较少,因此可能具有有效再生的潜力。

大多数神经损伤仍使神经外观保持连续,这使得确定神经损伤程度和预测功能恢复相当困难。尽管血管系统可能会受损,但挫伤性病变往往会使神经保持连续性。这些连续性存在的神经损伤既可以是局灶性的,也可以是弥漫性的,甚至可能是多灶性的伴随中间有看似完整的神经。在代表大多数病例的弥漫性神经损伤亚型中,神经的整个横断面具有相似的内部损伤程度。临床和电生理学检查能检查出神经纤维的完整性,剩余完好的一个或多个神经束可能使神经缺失症状仅为部分存在,整个神经损伤部位的神经动作电位(never action potential,NAP)仍然存在但是会减弱。

在典型的连续性病变中,神经急剧肿胀,血清或血液外渗,而在内部,轴突及其髓鞘覆盖物解体,结缔组织成分被破坏。发生沃勒变性,轴突和髓鞘碎片同时从损伤部位和神经更远端被吞噬。施万细胞、基底板和远端结缔组织成分存活下来,位置良好,有利于轴突生长。但是,损伤部位的神经内膜和神经周围部位迅速增殖并沉积结构不良的胶原蛋白,以及其他潜在的抑制性基质分子,如硫酸软骨素蛋白多糖(CSPG),干扰已结构化、定向的轴突再生。因为大多数神经损伤的部位近端也有一些逆行损伤,再生轴突必须首先穿过这个近端的损伤区域并在此遇到结构不良的胶原蛋白和 CSPG,导致其方向进一步紊乱,轴突再生过程延迟(如交错轴突再生)。轴突在穿过损伤部位时会多次分支,人类的这种轴突分支可能发生数百次。其他轴突可能会偏转到损伤部位以及远端的外周结缔组织层中。最终到达远端残端的轴突纤细,髓鞘发育状况差,与更多仅轴突断裂的神经损伤相比,到达原来支配的远端器官的可能性较小。因此,许多严重的连续性完全损伤的周围神经再生质量差,远端功能恢复不良。严重的周围神经连续性完全损伤患者的恢复情况往往不能令人满意。这种不良预后被认为与神经损伤后轴突磨损和神经组织解剖断裂后再生轴突被误导有关。最终决定神经损伤后轴突再生的因素非常复杂。在临床实践中,由于这种类型的损伤很难辨别内部损伤的程度,因此大多数周围神经连续性完全损伤患者在决定手术探查之前都要进行临床随访,并每隔几个月重新评估一次。

三、撕脱伤

臂丛神经损伤是由牵拉机制引起的一种常见疾病。伸展或牵引损伤的神经丛通常是由肩关节的极端运动引起的,伴有或不伴有肱骨或锁骨的脱位或骨折。在钝力或牵引力的作用下,也可能发生肩胛骨、肋骨或颈椎骨折,或这些骨折的任何组合。有臂丛神经损伤的锁骨骨折并不表明臂丛神经损伤是由骨折引起的,而是证明存在施加到肩关节或直接施加在锁骨上的广泛作用力。然而,在极少数情况下,由于锁骨畸形愈合所产生的骨痂,压迫臂丛神经上干导致的病变可能引起延迟性损伤。神经丛的上部或下部可能主要受损,如牵引力巨大,除了膈神经,神经丛所有部分甚至包括锁骨下血管都可能受累。所有级别的损伤都是可能的。脊神经和神经根可以从脊髓撕脱,也可以是从主干或更远端的侧面撕脱。拉伸的神经部位可能保留连续性,也可能出现神经失用和轴突断裂。神经失用、轴突断裂和神经断裂可能并存,但不幸的是,这些损伤更严重,神经断裂的成分更显著。

臂丛神经的某些解剖特征可能使其易于牵引甚至断裂。当神经根穿过硬脑膜后形成脊神经,脊神经在相应椎骨的椎间孔沟中走行。椎间孔沟内,由于韧带栓系作用,脊神经相对固定,活动范围较小,然后脊神经向下倾斜,出现在前斜角肌和中斜角肌之间,从而进入颈后三角。脊神经经常以一种特有的方式受到损伤,损伤状态就像它们从横突的沟的边缘流出一样。脊神经损伤可能导致脊髓根部断裂或撕脱。严重的神经内损伤可导致长程神经的连续性完全损伤,不仅涉及脊神经和躯干,而且还可能延伸到分裂处,甚至偶尔会延伸到更远端的锁骨下部分。严重牵拉损伤的一个常见表现是,脊髓从神经丛的更近端部分(如根和主干)被拉离。不幸的是,在这种情况下,这些近端部位的神经内损伤往往会延伸至邻近部位甚至接触脊膜或脊髓处。

尽管臂丛神经元具有特定的解剖关系,但大多数牵引损伤不会撕脱或拉开臂丛神经元。取而代之的是,这些神经元保持了某种连续性,但内部出现了严重的破坏,本质上是 Sunderland Ⅳ 级损伤。每个神经丛成分在同一损伤区域内可能具有不同等级的损伤。在这种情况下,病变不是局灶性的,而是附近几厘米的神经都存在病变。当撕脱确实发生时,沿臂丛神经轴的牵引力将其根部从脊髓中撕裂,则导致节前损伤。

合并节前损伤的臂丛神经撕脱伤应及早识别,以便更好地预测和处理这些损伤。节前和节后损伤均具有不同的临床特征,因此有不同的处理方案。撕脱伤如包括节前损伤,则节后损伤被认为是连续性神经瘤或横断性损伤。撕脱伤的一个主要临床特征是由于存在脊髓水平的断裂,这种类型损伤的治疗特别困难。如果主要损伤是神经性损伤,它可能会累及很长的一段神经,以至于替换由此产生的广泛神经瘤的唯一手术方法是使用冗长的移植物。使用如此长的移植物进行修复的效果通常很差,而且在许多牵拉损伤开始的近端水平上,这些移植物尤其容易失败。因此,撕脱伤以及现在许多广泛的近端牵拉损伤的手术治疗主要包括神经转移和肌肉或肌腱转移,这取决于相邻水平神经功能和手术干预的时机。

四、周围神经卡压症

周围神经与其他神经组织一样,严重依赖于血流及持续的营养输送。机械性神经压迫同时影响周围神经的脉管系统和血液供应,缺血和物理变形在压迫性病变中的相对作用仍未确定。最近的证据表明,缺血可能是导致轻度、快速可逆性神经病变的主要原因,但直接机械性损伤扭曲是导致更严重、更持久类型的压力性麻痹(如星期六夜麻痹或止血带麻痹)的主要因素。

　　缺血可产生广泛的神经纤维损伤,如果缺血严重且持续时间长,则会导致广泛的轴突丧失和沃勒变性。肢体缺血的研究表明,存在一段 8 h 的关键期,缺血 8 h 之后会出现不可逆的神经损伤。慢性反复压迫和缺血事件最终会导致纤维化,从而加剧神经缺血,形成恶性循环。为了减轻这种逐渐加重的影响,可能需要进行减压手术(即神经成形术)。

　　神经成形术的主要问题之一是手术干预后的纤维化反应和瘢痕组织形成,这是正常组织愈合的一部分。因此,通过减少神经周围组织损伤和保护所有血管结构来最大限度地减少术后纤维化至关重要。

　　慢性神经压迫损伤后施万细胞在神经病变的发展中有关键作用。有研究表明,施万细胞是慢性压迫性损伤发病机制的关键参与者,而不是像更急性的神经损伤那样直接发生轴突损伤和随后的沃勒变性。这些研究指出了急性神经损伤和慢性神经压迫性损伤(主要是施万细胞介导的损伤状态)的发病机制之间的内在差异。神经纤维的慢性压迫似乎会产生这种机制特有的有髓神经纤维改变,包括副结节髓鞘形成、轴突变薄和节段性脱髓鞘的改变。而轴突损伤及随后的沃勒变性,是由更严重和(或)更持久的压迫引起的。

　　在某些临床情况下,可以准确预测压迫或缺血性损伤后的恢复程度。典型的星期六夜麻痹是由桡神经被肱骨压迫引起的,通常会导致整个桡神经麻痹,但在大多数情况下无须手术干预即可恢复运动和感觉功能。大多数在麻醉和手术过程中由姿势或压力不当导致的麻痹,以及与石膏模型应用不当有关的麻痹,具有良好的自然恢复预后。然而,也有例外情况。有时,压迫或挤压伤已经足够严重或持续时间已足够长造成神经不可逆转的损害,必须进行手术修复。臂丛神经和尺神经、坐骨神经和腓神经最常受到这些更严重的压迫因素的影响。在某些其他情况下,急性压迫和缺血性损伤后功能的恢复程度可能不太确定。例如,可能难以预测血肿清除或臂丛神经、股神经、坐骨神经等结构的动脉瘤压迫缓解后的恢复程度。在某些情况下,也可能同时存在两种不同的压迫,患有颈椎病或影响脊神经的相对轻度椎间盘疾病患者更有可能由于腕管正中神经或肘管尺神经受到轻度压迫而出现症状。在这些情况下,影响周围神经手术结果的因素有很多,包括受累神经的特性和水平、患者的年龄、神经受压迫前已存在的损伤的程度以及矫正手术的时机等。

五、筋膜室综合征

　　严重的挤压伤、烧伤、伴有血管损伤的骨骼骨折和使用抗凝剂导致的出血,可导致筋膜室内压力增加。因此,可能导致对周围神经以及其他软组织的严重压迫和缺血性损伤。缺血性麻痹的闭合性筋膜室综合征需要立即减压,并进行广泛的纵向筋膜切开术。延误治疗会导致肌肉、神经和其他组织的缺血性梗死,导致挛缩和其他致残性畸形。

　　缺血性肌挛缩(又称为福克尔曼(Volkmann)挛缩)是由于筋膜间室综合征的发展而导致的严重的缺血性压迫。肱动脉有损伤,正中神经和前臂掌侧肌肉也有弥漫性节段性损伤。服务于运动和本体感觉功能的大的正中神经纤维,或是比桡神经纤维小的疼痛纤维受累更严重。肌电图可以通过显示损伤部位最远端肌肉的暂时性、重复性和自发的运动放电来帮助诊断。在更明显的血管损害迹象出现之前的前臂肿胀导致的手部感觉异常疼痛能提醒医生注意即将发生的筋膜室综合征。

　　足以产生福克尔曼挛缩的缺血会在正中神经的很长节段内造成严重的神经内瘢痕,使其不太可能自行恢复。除正中神经外,由于肘部和前臂严重肿胀,桡神经甚至尺神经也可能受累,特别是当挛缩最初与这些水平的多处挫伤有关时。正中神经受压必须手术解除,尤其是旋前圆肌和屈指下屈肌区。

　　涉及腿部的前筋膜室综合征会导致进行性腓骨麻痹和相关的足下垂。胫骨和腓骨骨折可伴随存在前筋膜室综合征或并未发现有前筋膜室综合征,但软组织肿胀始终存在。此时需要紧急行广泛的筋膜切开术,就像福克尔曼挛缩一样。将针头插入肿胀的肢体并将其与充满盐水的管道和压力计连接,可以很容易地测量组织压力。如果袖带测得的动脉压与压力计测得的组织压力之差小于 40 mmHg,则提示可能发生缺血性梗死。

　　综上所述,如果在相对封闭或狭窄的神经血管室内出现足够的软组织肿胀或动脉瘤、瘘管、血肿或动脉供血不全,则神经损伤因压迫和缺血而扩大的可能性很大。这些损伤特别容易发生在涉及动脉和骨折的穿孔伤口处,但也可能由钝性损伤或挫伤引起。神经损伤通常可以通过快速减压来预防,但如果严重缺血涉及一段很长的神经或持续太长时间,这种损伤就变得不可逆转。

六、注射损伤

注射损伤通常是由针头插入或靠近神经引起的医源性损伤,并且损伤是由注射剂中的神经毒性化学物质引起的。损伤的程度各不相同,不仅取决于注射的药剂,还取决于针头和毒剂是否放置在神经内或靠近神经处。在某些情况下,部分或全部损伤与针头放置本身造成的机械损伤有关。从实验上看,在神经外膜内、神经束内或神经束间结缔组织层的神经内部位注射药物似乎可导致注射损伤。在人类中,约10%的发现有注射损伤的患者会延迟数小时甚至数天才出现症状。药物沉积在纯神经外膜部位,在靠近神经的位置或组织平面上放置的药物可以从该组织平面被吸引至神经并浸入神经。

注射损伤的病理也因注射部位和注射的药物而异。然而,主要的致病机制是坏死。神经内注射可引起急性水肿和炎性改变,并伴有坏死,这影响到结缔组织成分、轴突和髓鞘。随着时间的推移,结缔组织可能会增殖并产生神经内瘢痕,从而阻碍有效的轴突再生。神经周围和神经内毛细血管水平的血-神经屏障严重破坏。在最初的几天后,注射的节段不再肿胀,随着时间的推移,注射的节段可能会出现缩小,甚至注射的节段的直径可恢复正常。肉眼检查,无论放大与否,神经通常具有良好的生理连续性。一些药物注射到神经外膜或神经旁时,炎症组织反应性增殖和瘢痕形成比这些药物注射至神经内部位更多,但神经内部位的坏死尤其具有破坏性,再生过程难以自发克服。

在通常的临床环境中,针头放置会导致四肢受到电击,随后或伴随着注射的药物出现严重的灼痛和感觉异常。急性症状通常都很严重。延迟起病似乎发生在大约10%的注射损伤患者中,症状不那么明显,但仍然难以治疗。这些症状包括灼痛、感觉异常和辐射痛,沿着受累神经的分布感到不适。值得一提的是,最常见的神经注射部位是臀部水平的坐骨神经和上臂外侧的桡神经。然而,除了坐骨神经和桡神经外,身体几乎所有其他主要神经的注射损伤都有发现,如股和股外侧皮神经,腕、肘和上臂水平的尺神经与正中神经的损伤。

虽然神经功能缺陷通常是由神经内神经炎和瘢痕组织引起的,而不是由神经外瘢痕组织造成的,但一些学者认为,针对这种并发症的外部神经松解术可以逆转功能的丧失。但只有当与神经接触的邻近组织在神经内损伤的同时发生瘢痕形成时,外部神经松解术才有效。单纯神经内病变,部分功能丧失,对止痛剂无反应的剧烈疼痛,延迟行神经内松解术可能会有所帮助。较少的患者可能会在注射后出现真正的灼痛,并从交感神经切除术中受益,特别是在重复进行交感神经阻滞能提供暂时的缓解时。

神经缺失症状不完全,疼痛不严重的时候,可进行观察随访。但如果经过几个月的观察,神经缺失症状是完全的,那么就有必要进行探查。如果坐骨神经腓骨或胫骨部分未损伤,其他部分完全注射损伤,则为一个部分的完全损伤,如果要恢复功能,这一部分可能需要切除和修复。注射损伤的合理处理方法是在12～16周探查功能很少或没有功能的神经,并尝试通过损伤引发 NAP。大多数病变有可记录的NAP,但如果没有反应记录,为了恢复功能,病变部分必须切除并修复。

(张文川　欧阳火牛)

第三节　间接神经损伤(复合性神经损伤)

一、电击伤

高电流通过周围神经引起的电损伤通常是由于四肢意外接触高压线引起的弥漫性神经和肌肉损伤。由这种机制引起的周围神经损伤的病理报告很少,神经损伤本身的保守治疗和四肢的早期骨科重建似乎是有效的。大多数低电压损伤的预后很好,但高电压损伤的预后差异很大。通常需要切除一段较长的受损神经并通过移植物进行修复。在组织学上,该神经段实际上被替换了。束状轮廓可能会被保留,但束内损伤和纤维化可能严重到只能再生细小和无功能性的轴突的程度。

二、热损伤

热损伤虽然不是周围神经损伤的常见机制,但火焰、蒸汽或热元素引起的热损伤可导致神经损伤,并引起短暂的神经失用,也可引起伴有神经及邻近组织广泛坏死的严重神经损伤。在环状烧伤患者中,神经损伤可能与延迟的收缩性纤维化有关,导致止血带效应和筋膜室综合征。涉及神经的严重烧伤患者存在完全的运动和感觉丧失。因为相关的软组织损伤,广泛的皮肤损失,肢体肿胀以及热损伤神经的临床检查通常是困难的。在热损伤中,无论是直接作用还是继发的收缩性纤维化,通常涉及较长的神经,需要进行神经移植。在这种情况下,尤其是伴随肌肉和其他软组织广泛受累时,患者的功能恢复很差。

三、辐射伤

与注射损伤相比,辐射是医源性神经损伤的一个相对罕见的原因。辐射通常影响臂丛神经,但也可发生在腰骶丛水平。辐射导致周围软组织中广泛的瘢痕形成和严重的神经内变化,包括髓鞘丧失、轴突变性和广泛的神经内纤维化。

要治疗周围神经疾病,必须了解神经再生的细胞和生化机制。

周围神经损伤后,复杂的细胞分子相互作用和生物力学特征对于神经再生和随后的功能恢复至关重要。神经损伤的显微外科技术取得的重大进展,有效改善了患者的预后。然而,尽管周围神经系统有再生轴突的能力,但一些患者的功能恢复情况仍然不佳。在人类中,受伤的神经元以每天约 1 mm 的缓慢速度再生。以这种速度,功能性运动单位或感觉神经的重建可能需要几个月甚至几年的时间。功能恢复的失败在过去通常归因于失神经肌肉和感觉器官的萎缩,但最近的实验提供了强有力的证据,表明显微外科修复后功能恢复的失败主要归因于神经元损耗(表现为慢性轴突切断和慢性施万细胞失神经)和轴突错误定向再生。

了解特定的肌肉神经支配和感觉分布是确定损伤程度和随后评估恢复过程的基础。因为神经再生发生在损伤部位的远端,无论是自发的还是神经重建后的神经恢复迹象都是按解剖学顺序出现的(图6-2),通常可以观察到肌肉有规律的恢复过程。

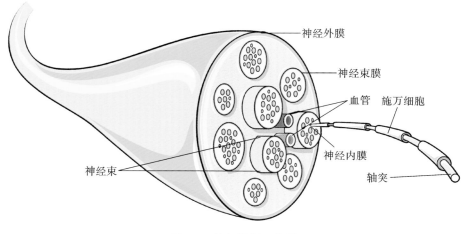

神经外膜
神经束膜
血管　施万细胞
神经内膜
神经束
轴突

图 6-2　神经解剖示意图

(张文川　欧阳火牛)

参 考 文 献

[1] Seddon H J. A classification of nerve injuries[J]. Br Med J,1942,2(4260):237-239.

[2] Sunderland S. A classification of peripheral nerve injuries producing loss of function[J]. Brain,1951,74(4):491-516.

[3] Kline D G. Physiological and clinical factors contributing to the timing of nerve repair[J]. Clin Neurosurg,1977,24:425-455.

[4] Sunderland S. The anatomy and physiology of nerve injury[J]. Muscle Nerve,1990,13(9):771-784.

[5] Chaudhry V,Cornblath D R. Wallerian degeneration in human nerves:serial electrophysiological studies[J]. Muscle Nerve,1992,15(6):687-693.

[6] Kim D H,Kline D G. Management and results of peroneal nerve lesions[J]. Neurosurgery,1996,39(2):312-320.

[7] Grant G A,Goodkin R,Kliot M. Evaluation and surgical management of peripheral nerve problems[J]. Neurosurgery,1999,44(4):825-839.

[8] Sulaiman O A,Gordon T. Effects of short- and long-term Schwann cell denervation on peripheral nerve regeneration,myelination,and size[J]. Glia,2000,32(3):234-246.

[9] Robinson L R. Traumatic injury to peripheral nerves[J]. Muscle Nerve,2022,66(6):661-670.

[10] Höke A,Gordon T,Zochodne D W,et al. A decline in glial cell-line-derived neurotrophic factor expression is associated with impaired regeneration after long-term Schwann cell denervation[J]. Exp Neurol,2002,173(1):77-85.

[11] Hall S. Nerve repair:a neurobiologist's view[J]. J Hand Surg Br,2001,26(2):129-136.

[12] Fox I K,Mackinnon S E. Adult peripheral nerve disorders:nerve entrapment,repair,transfer,and brachial plexus disorders[J]. Plast Reconstr Surg,2011,127(5):105e-118e.

[13] Singh B,Xu Q G,Franz C K,et al. Accelerated axon outgrowth, guidance, and target reinnervation across nerve transection gaps following a brief electrical stimulation paradigm[J]. J Neurosurg,2012,116(3):498-512.

[14] Alant J D,Kemp S W,Khu K J,et al. Traumatic neuroma in continuity injury model in rodents[J]. J Neurotrauma,2012,29(8):1691-1703.

[15] Cobianchi S,Casals-Diaz L,Jaramillo J,et al. Differential effects of activity dependent treatments on axonal regeneration and neuropathic pain after peripheral nerve injury[J]. Exp Neurol,2013,240:157-167.

[16] Berrocal Y A,Almeida V W,Gupta R,et al. Transplantation of Schwann cells in a collagen tube for the repair of large,segmental peripheral nerve defects in rats[J]. J Neurosurg,2013,119(3):720-732.

[17] Alant J D,Senjaya F,Ivanovic A,et al. The impact of motor axon misdirection and attrition on behavioral deficit following experimental nerve injuries[J]. PLoS One,2013,8(11):e82546.

[18] Rochkind S,Strauss I,Shlitner Z,et al. Clinical aspects of ballistic peripheral nerve injury:shrapnel versus gunshot[J]. Acta Neurochir (Wien),2014,156(8):1567-1575.

[19] Jung J,Hahn P,Choi B,et al. Early surgical decompression restores neurovascular blood flow and ischemic parameters in an in vivo animal model of nerve compression injury[J]. J Bone Joint Surg Am,2014,96(11):897-906.

第七章 周围神经再生的病理生理学

一、周围神经损伤概述

周围神经的组织结构主要包括神经元、轴突、施万细胞、神经内膜、神经束膜、神经外膜(图 7-1)。周围神经损伤是指各种原因导致的周围神经结构、功能受损,损伤后可能会出现一系列运动障碍、感觉障碍及自主神经功能障碍,相较于中枢神经,周围神经具有更强的再生能力。随着现代科学不断发展,周围神经损伤后的再生修复技术也取得很大进步,但仍然面临着巨大困难。周围神经损伤后的修复结果主要与神经再生速度、合适的微环境以及神经纤维能否准确连接损伤断端等有关。周围神经损伤修复可以主要概括为损伤后的相关信号通路的激活、相关促生长因子的产生、施万细胞及成纤维细胞的作用、再生骨架的重建等几个部分。

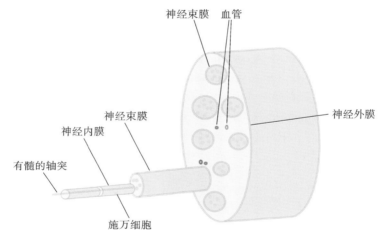

图 7-1 周围神经的组织结构

二、周围神经损伤修复再生的机制

1. 轴突损伤后的局部反应 周围神经损伤后,神经元胞体、轴突、远端靶器官、靶组织均会发生一系列改变。周围神经损伤后,轴浆运输被影响,损伤远端失去了胞体的营养代谢,致使损伤平面远端神经纤维发生沃勒变性:施万细胞被充分激活,产生大量神经营养因子、细胞因子、黏附因子等促生长因子,促进轴突再生。在神经损伤后 4～7 天,血-神经屏障的通透性增加,有助于相关促生长因子进入神经。近端轴突尖部再生、出芽,在合适的微环境下,长入远端施万细胞基底膜管中,形成宾格尔(Büngner)带,并在各种导向因子及其他相关因子的作用下引导新生轴突沿正确方向生长,最终重新与相应的末梢靶器官恢复建立突触联系。相关研究表明,周围神经损伤性病变的启动因素是钙内流进入轴浆。钙内流激活钙蛋白酶,而钙蛋白酶是细胞骨架降解和轴突生长必需的蛋白酶。

2. 相关信号通路的激活 除了局部的变化外,周围神经损伤可能还会引发受损神经元的凋亡。如果神经元胞体不发生凋亡,神经可获得一定程度的恢复,主要表现为神经轴突的再生,近端轴突尖部再生、出芽,长入远端施万细胞基底膜管中并一直延伸生长,最终重新与相应的靶器官或靶组织建立新的联系。因此,周围神经损伤后神经元胞体的存活对于神经成功再生至关重要。

神经元的凋亡涉及信号转导、基因调控和表达三个方面,与周围神经损伤相关的信号通路主要有

Ras/MAPK、PI3K/Akt 等(Ras/MAPK 通路请参考图 7-2)。MAPK 通路活化后,c-Jun,JunD,ATF3、STAT3 等转录因子磷酸化,ATF2 和 NF-κB 等表达下降,促进神经元的损伤。核蛋白 Fos 和 Jun 形成异二聚体,能激活细胞内的限制性核酸内切酶,从而使细胞凋亡。c-Jun 在施万细胞前体细胞中表达缺失,在未成熟的施万细胞中表达上调,在成熟神经的髓鞘细胞中检测率较低。c-Jun 能够促进施万细胞去分化,这与髓鞘磷碱性蛋白质(myelin basic protein,MBP)、转录激活因子(如 Krox20)有关。损伤神经元在相应的信号刺激下引起细胞内细胞凋亡相关基因的表达,包括 Bcl-2、Fas、Caspase 家族等。相关实验证实,Bcl-2 家族成员 *bax* 基因的敲除可减少神经元凋亡,这也说明了 Bcl-2 家族在神经元凋亡的信号通路中发挥着重要作用。而细胞凋亡的执行由 Caspase 家族蛋白酶介导。Caspase 家族蛋白酶以非活性的酶原形式存在,特定条件下被激活。细胞凋亡主要有两种途径:一是外源性途径,由膜受体介导;二是内源性途径,由线粒体信号介导。

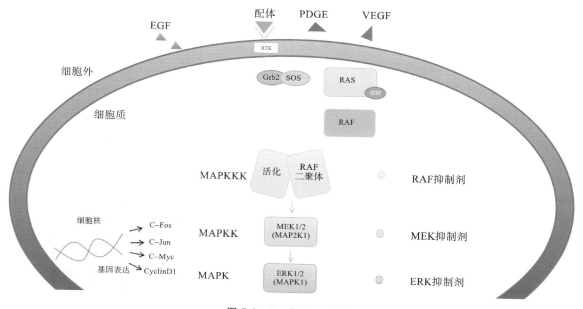

图 7-2　Ras/MAPK 通路

EGF:表皮生长因子;PDGE:血小板衍生生长因子;VEGF:血管内皮生长因子;Grb2:生长因子受体结合蛋白 2;SOS:编码鸟苷释放蛋白的基因 *sos* 的蛋白产物;RAS:原癌基因 *c-ras* 的表达产物,属单体 GTP 结合蛋白;RAF:丝氨酸/苏氨酸-蛋白激酶;GTP:鸟苷三磷酸;MEK:分裂原活化抑制剂;ERK:细胞外信号调节激酶;MAPKs:丝裂原活化蛋白激酶通路;C-Fos、C-Jun、C-Myc:原癌基因蛋白;CyclinD1:G1/S-特异性周期蛋白-D1,调控细胞周期

　　ErbB2 是表皮生长因子受体(epidermal growth factor receptor,EGFR)的家族成员之一,它能与其他家族成员形成异二聚体,通过 Ras/MAPK 及 PI3K/Akt 通路发挥其促进新生轴突生长的作用,敲除 *erbB2* 基因会对轴突生长产生不良影响。

　　PI3K/Akt 通路参与细胞增殖、分化、凋亡等多种生理功能的调控,Akt 激活能诱导不同的细胞存活机制,它能通过被神经营养因子激活等途径来促进神经元细胞存活。有研究发现,胰岛素样生长因子 I (IGF I)可通过神经毒素调节 PI3K 的表达,影响 Bcl-2 表达,从而抑制高糖引起的施万细胞凋亡。这表明,PI3K/Akt 通路激活可减少施万细胞的凋亡。

　　MEK/ERK1/2 通路的激活可以促进施万细胞的髓鞘形成和分化,研究发现,MEK/ERK1/2 及 PI3K/Akt 通路被 CK(人参皂苷化合物 K)激活后,p-MEK、p-ERK1/2、p-Akt 水平升高,然后使用 MEK1 抑制剂及 PI3K 抑制剂后,上述磷酸化蛋白的表达便被明显抑制,CK 对施万细胞增殖分化的促进作用也相应减轻。但也有研究显示,高糖诱导施万细胞中 ERK 通路的异常激活,能导致施万细胞在体外去分化和脱髓鞘。当 ERK 特异性抑制剂阻断高糖诱导的 ERK 异常激活,可促进髓鞘形成。在体外培养的海马细胞中也发现了 ERK 通路的抑制现象,而 ERK 通路的激活可诱导神经元凋亡,且与 Akt 通路呈负相关。这些研究反映了上述相关信号通路能够调节施万细胞,从而影响神经再生的机制,但 ERK 通路的正向或反向作用可能需要具体分类及进一步研究。

Wnt/β-catenin 通路是经典的 Wnt 通路（图 7-3），由多个富含半胱氨酸的分泌型蛋白组成，调控生物体多种生理功能，包括细胞增殖、分化、神经再生等。在斑马鱼实验中，此信号通路能够调节髓鞘形成。对于 ENA 大鼠，TGF-β 能够激活此信号通路，促进髓鞘再生。在神经元与施万细胞共同培养的情况下，当 Wnt 通路被抑制后，施万细胞的增殖也会被抑制。Wnt 通路激活后可促进体外培养的施万细胞发生增殖，活化的施万细胞和神经元共培养可使神经轴突生长，且 β-连接蛋白表达增高。当 Wnt/β-连接蛋白通路受到的抑制被缓解后，髓鞘再生障碍也同样被缓解。当此信号通路激活后，细胞内的游离 β-连接蛋白表达增加并进入细胞核，促使靶基因转录。此通路未被激活时，β-连接蛋白与 GSK-3β 相结合并被水解，而 GSK-3β 又与 Akt 通路相关，同样另一项研究也显示 Wnt/β-连接蛋白通路的激活会使髓鞘细胞再生，与髓鞘细胞的凋亡密切相关。Wnt 通路对轴突生长和突触形成、髓鞘化具有重要作用。总的来说，此信号通路与神经再生密切相关。

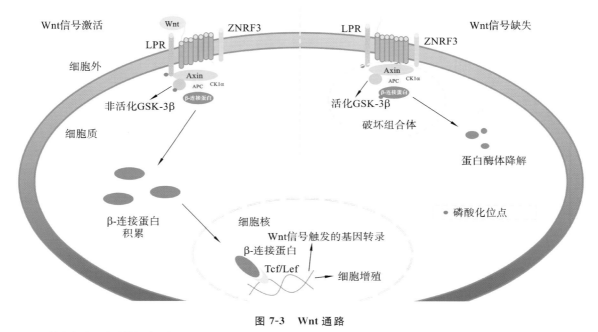

图 7-3　Wnt 通路

LPR：低密度脂蛋白受体相关蛋白；ZNRF3：锌指蛋白 3，是一种跨膜 E3 泛素连接酶；APC：大肠腺瘤性息肉蛋白；Axin：轴蛋白；GSK-3β：糖原合成酶激酶 3β；CK1α：酪蛋白激酶 1α；Tcf/Lef：双向调节转录因子，与 β-连接蛋白结合可促进下游靶基因的转录

3. 施万细胞的作用　在周围神经的有核细胞中，施万细胞占绝大多数，周围神经的施万细胞分为两种：有髓鞘施万细胞和无髓鞘施万细胞。施万细胞对正常神经功能和神经再生起着至关重要的作用。施万细胞及其前体能调节神经发育，并为神经轴突的生长发育以及成熟提供营养支持。与中枢神经系统相比，周围神经在损伤之后的再生能力更加显著，而其中最重要的一点就是依靠施万细胞的功能。总之，周围神经的再生潜力取决于神经元和施万细胞的灵活的分化状态等。图 7-4 显示了神经修复中施万细胞和施万细胞发育的关键阶段以及施万细胞前体的发育选择。

对于周围神经损伤后施万细胞的反应一直以来存在不同意见，一些学者认为在损伤后施万细胞是去分化反应的，也有学者认为在损伤后施万细胞会被激活。对于这种情况最简单的解释是施万细胞在损伤后所发生的反应中这两种均涉及，类似于哺乳动物胰岛 α 细胞被破坏后，α 细胞向 β 细胞的转化包括胰高血糖素表达减少（去分化）和胰岛素表达增加（激活）。

（1）施万细胞对神经再生的作用：实验研究表明，施万细胞及其前体细胞的支持是背根神经节及运动神经元等存活所必需的。缺乏施万细胞前体和施万细胞的 ErbB3/2 小鼠在胚胎发育的后半期失去了大部分感觉和运动神经元。对这些动物神经元数量的检查表明，在 E14 区域，神经元的数量减少了大约

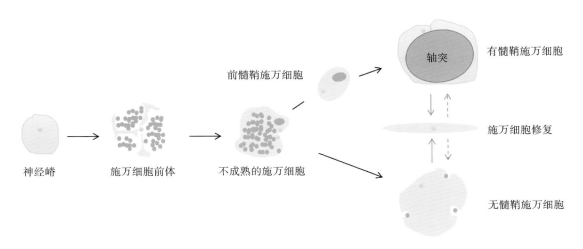

图 7-4 施万细胞

黑色箭头表示正常发育,红色箭头表示损伤后施万细胞反应,虚线箭头表示髓鞘的重新形成

80%。从运动轴突数来判断,到胚胎 18 岁时,大约 80% 的运动神经元已经消失。

周围神经损伤后,远端神经出现营养运输障碍,轴突脱髓鞘崩解,发生沃勒变性。损伤的轴突伴随着髓鞘的降解,而髓鞘的降解又与施万细胞的状态密切相关。髓鞘的去分化参与神经修复过程。施万细胞能够重塑肌动蛋白细胞骨架来帮助清除损伤轴突,损伤神经远端的施万细胞也会分泌炎症相关因子促使巨噬细胞的聚集,进一步帮助损伤轴突修复及清除髓鞘碎片。在周围神经横断性损伤中,迁移的施万细胞可能是神经再生修复中重要的物质。

施万细胞清除损伤的神经轴突和髓鞘的方式与自噬有关。KPNA2(karyopherin α2)的表达减少会抑制细胞自噬。KPNA2 是核转运蛋白家族的成员,它参与细胞的增殖、分化等多种生物学反应,能通过干扰 P53 来调节细胞自噬。研究发现,脂肪干细胞会使 KPNA2 的表达降低,从而抑制施万细胞的自噬。

在神经修复中,施万细胞能够清除自身多余和受损的髓鞘,这个过程包括两个阶段:第一个阶段大约有 50% 髓磷脂被降解,这一步依赖于肌动蛋白;第二个阶段是由巨噬细胞介导清除髓鞘碎片。同样有研究显示,坐骨神经损伤后的大鼠施万细胞及轴突发生了自噬。自噬对于施万细胞发挥其修复功能具有重要意义。但是这种自噬现象是否有可能被不恰当激活,对某些髓鞘疾病的发生是否也具有一定作用还需进一步研究。

(2)施万细胞与轴突的相互作用:施万细胞的增殖受多种因素的调控,其中施万细胞和轴突的相互作用是最为重要的一点。轴突调控施万细胞的存活和成熟,施万细胞和施万细胞前体调控轴突的管径和神经丝的磷酸化。有研究表明,施万细胞的信号传递不仅局限于神经元,还参与神经结缔组织鞘的形成。在损伤后,髓鞘相关糖蛋白(myelin associated glycoprotein,MAG)、MBP、Krox20 等的表达均下调,而神经细胞黏附分子(nerve cell adhesion molecule,NCAM)、神经营养因子受体 p75(p75NTR)、胶质纤维酸性蛋白(glial fibrillary acidic protein,GFAP)等表达均上调。施万细胞髓鞘化的信号能够帮助调节轴突结构和功能,而介导这些信号传递的是 MAG,MAG 由施万细胞表达。

研究表明,轴突损伤 3 h 后就开始再生,而 2 天后施万细胞才开始从近端长出。此后,部分施万细胞的迁移速度超过轴突,形成宾格尔带,引导轴突再生。细胞外基质在靠近细胞膜处致密有序排列的部分网格称为基底膜。周围神经的基底膜成分主要是由施万细胞合成分泌的。周围神经损伤后远端轴突及髓鞘崩解并被吞噬,虽然基底膜的形态有所变化,但其内的施万细胞得以保留,并能够分裂增殖形成宾格尔带,为轴突再生提供适宜环境。研究发现,任意几种基底膜成分搭配都可以促进体外培养的施万细胞基底膜及髓鞘形成,这证明施万细胞与基底膜的形成密切相关。因此可以看出新生轴突和施万细胞之间存在密切的相互作用,且这种作用对损伤神经的再生有着重要影响。

施万细胞在感觉及运动神经中的蛋白表达具有显著差异。Jesuraj 等的研究结果显示,在基因水平上,周围神经施万细胞有不同的感觉及运动基因表型。这都说明了在周围神经再生中,施万细胞在运动及感觉神经轴突中有不同的表达,能促进轴突选择性再生。

(3)施万细胞与巨噬细胞的作用:目前有动物实验表明,在坐骨神经损伤后 3 天,巨噬细胞会聚集在损伤远端,另外,在近端,巨噬细胞也有少量的聚集。但是,这些聚集的巨噬细胞的清除方式尚无明确定论。巨噬细胞能够聚集到损伤神经断端主要依靠 Toll 样受体(Toll-like receptor,TLR)。TLR 能通过与通常不存在于细胞外环境的热休克蛋白、细胞外基质成分相结合来识别组织损伤。相关研究证实,内源性配体可与施万细胞及巨噬细胞上的 TLR 结合,激活炎症级联反应,促使轴突再生。缺乏 TLR 的小鼠远端坐骨神经的炎症因子和巨噬细胞水平下降。巨噬细胞能够通过 TLR 的表达和产生白细胞介素-13(IL-13)和白细胞介素-1β(IL-1β)来诱导炎症过程。髓鞘的初始降解取决于磷脂酶 A2(phospholipase A2,PLA2)的一系列激活。肿瘤坏死因子-α(TNF-α)、白细胞介素-1(IL-1)等细胞因子还能够促进 PLA2 的表达和活化,TNF-α、IL-1 由施万细胞产生,是巨噬细胞等免疫细胞保持其趋化性所必需的细胞因子。分泌形式的 PLA2 在施万细胞中上调,能够在损伤后数小时内升高并保持 2 周,这为分泌型 PLA2 与周围神经的快速沃勒变性的重要作用提供了直接证据。也有相关研究表明,在沃勒变性过程中,可以看到巨噬细胞中含有髓鞘来源的脂类分子。这些发现都说明了巨噬细胞在沃勒变性中的关键作用。施万细胞通过不同的机制在周围神经再生中发挥着重要作用,通过调节受损神经中施万细胞的活性可以对巨噬细胞进行靶向调节,包括增殖、去分化、迁移等。同时,巨噬细胞可分泌血管内皮生长因子(vascular endothelial growth factor,VEGF)诱导血管分化,帮助施万细胞迁移并跨越断端,诱导神经再生。巨噬细胞也可在轴突损伤断端聚集,直接刺激周围神经再生。Barrette 等发现通过抑制巨噬细胞,会损害轴突再生和运动功能的恢复,表明了靶向诱导巨噬细胞,促进周围神经损伤修复和功能恢复的潜在可能性。

4. 成纤维细胞的作用　在周围神经中,神经内膜、神经束膜及神经外膜的主要组成成分是成纤维细胞。过去认为成纤维细胞的增生不利于周围神经再生,因其会导致瘢痕形成,从而引起物理阻隔,限制轴突的再生和神经元的存活。现在认为成纤维细胞作为构成轴突的正常生理细胞,在周围神经再生中也起着重要作用。研究显示,在宾格尔带形成的同时施万细胞能与成纤维细胞相互作用,激活 Ephrin-B/EphB2 信号通路,引导施万细胞的迁移及轴突再生。同样,最近有研究表明,Ephrin-B/EphB2 信号通路可以介导周围神经损伤后成纤维细胞在损伤部位的大量聚集,引导轴突再生方向;也有研究显示,成纤维细胞能够促进有相同表型的施万细胞向自身方向迁移,这说明成纤维细胞能够对不同表型的施万细胞产生不同的作用。

5. 相关促生长因子的产生

(1)低密度脂蛋白受体相关蛋白 4:低密度脂蛋白受体相关蛋白 4(LRP4)是低密度脂蛋白受体家族的成员,在神经系统中,LRP4 参与中枢神经系统的发育、成人海马神经的形成、阿尔茨海默病(Alzheimer's disease,AD)的 Aβ 蛋白的清除等。2018 年的一项研究显示,在斑马鱼幼体中,lrp4 基因的敲除会抑制轴突再生,但在哺乳动物中的作用尚不明确。最近的一项研究发现,在 lrp4 基因敲除小鼠中,周围神经的再生比对照组更多,lrp4 基因敲除小鼠能更快完成神经肌肉接头再生;在正常情况下,施万细胞高度表达 Krox20 等来维持髓鞘化的生理水平,当神经损伤后,脱髓鞘相关物质比如 c-Jun、Notch(一种高度保守的信号通路,由 Notch 受体、Notch 配体(DSL 蛋白)及细胞内效应器分子组成)等被激活,使髓鞘细胞迅速脱髓鞘化并快速增殖,神经损伤后,LRP4 基因敲除小鼠施万细胞中的 Krox20 表达显著下降,施万细胞快速脱髓鞘,促进了施万细胞的增殖,进而帮助清除受损神经的作用增强,这些研究都说明了 LRP4 可以促进哺乳动物周围神经再生。

(2)炎症相关因子:轴突损伤后,神经远端和损伤神经元胞体周围发生急性炎症反应,表现为多种炎症细胞迁入,清除胞体周围变性坏死的施万细胞及髓鞘碎片。有研究表明,小鼠坐骨神经切断后,远端神经中的施万细胞能迅速合成促炎症细胞因子 TNF-α 和 IL-1α,IL-6 和白血病抑制因子(leukemia inhibitory factor,LIF)的表达也同样增加;这些因子由施万细胞产生,是炎症细胞趋化所必需的。IL-6 作用于施万细胞后,能够使 LIF 和单核细胞趋化蛋白 1(monocyte chemotactic protein 1,MCP-1)的表达增加,而 LIF 与施万细胞作用的同时能增加 MCP-1 的表达。TNF-α 还能诱导 MCP-1 和基质金属蛋白酶 9(MMP-9)的生成,而阻止巨噬细胞聚集需要 MCP-1 和 MMP-9。表达 IL-6 基因的敲除明显减少运动神经元去轴突后的炎症反应,但也引起轴突再生速度的轻度下降,而 IL-6 和其受体结合强烈表达能使神经再生增强;也有研究表明,面神经压迫性损伤时,相关基因缺乏导致轴突再生速度下降。上述证据都能说明施万细胞能够启动细胞因子/趋化因子的级联反应,进而调整周围神经损伤后的炎症反应。

(3)黏附分子:在神经系统发育过程中,黏附分子是介导细胞与细胞、细胞与细胞外基质之间相互识别、黏附和信号转导的重要信号分子。其根据结构特点可分为整合素家族、选择素家族、免疫球蛋白超家族、钙黏蛋白家族。有研究显示,层粘连蛋白的表达在周围神经损伤后增加,层粘连蛋白亚单位敲除会减少其在三叉神经节的表达,并且会改变施万细胞的分化或轴突连接错误。层粘连蛋白能通过与特定的受体结合直接与神经元和施万细胞作用。目前研究较多的是整合素和半乳糖凝集素。整合素家族都是由 α、β 两个亚单位经非共价键连接组成的异源二聚体。有研究显示,敲除编码整合素 α7 亚单位基因会导致面神经轴突断裂后运动轴突再生速度下降。jun 基因缺陷小鼠损伤后,整合素 α7 亚单位的表达并没有上调,这可能与这些动物轴突再生反应较弱有关。γ1 层粘连蛋白细胞的特异基因(施万细胞中 α、β、γ 三联体必要成分)缺乏会导致坐骨神经压迫损害后进入末梢神经轴突的成分大量减少。同时,整合素 α7 亚单位缺陷小鼠神经损伤后,整合素 β 亚单位的上调非常明显。损伤诱导的神经轴突发芽后,细胞黏附分子的功能与整合素 β1 亚单位的功能相关。整合素、半乳糖凝集素、层粘连蛋白受体、细胞外基质受体 α、半乳糖转化酶等黏附分子可能作为不同受体的配体增加表达。例如,氧化型半乳糖凝集素能够刺激施万细胞由近端向远处残端迁移,协助细胞桥接,促进轴突向损伤神经末梢长入。这提示黏附分子对周围神经损伤后的轴突的生长、突触的可塑性、神经纤维的成束等具有重要作用。

(4)神经营养因子:神经营养因子(neurotrophic factor,NTF)在神经损伤模型动物中已得到了广泛的研究,这类因子能够促进周围神经再生,目前已有相关研究表明神经营养因子对于正常或受损神经均具有一定的保护作用。神经损伤会增高神经营养因子水平,并且可能会促进轴突的再生。

影响神经末梢轴突再生的因子除了神经营养因子外,还有胰岛素样生长因子-1(insulin-like growth factor 1,IGF-1)。神经营养因子主要包括脑源性神经营养因子(brain-derived neurotrophic factor,BDNF)、转化生长因子(TGF)超家族成员、胶质细胞源性神经营养因子(glial cell derived neurotrophic factor,GDNF)、LIF、神经生长因子(nerve growth factor,NGF)。

当 BDNF 和 GDNF 在周围神经损伤末梢被激活诱导时,去轴突化的神经元受体的表达会随着轴突慢性离断而逐渐下降,应用 BDNF 和 GDNF 能提高周围神经损伤后慢性去轴突化的运动神经元轴突再生,如果表达不足可能会导致慢性去轴突效应。bdnf 基因敲除小鼠的轴突再生显著减少,而 GDNF 在施万细胞中的表达增加,GDNF 已被证实可以促进周围神经系统中神经元的存活和增强其功能,并且比神经营养因子-3(NT-3)和 NGF 具有更大的神经再生作用。研究发现,GDNF 表达上调是通过激活蛋白激酶 C(PKC)、蛋白激酶 D(PKD)来实现的。GDNF 能通过生长因子受体(GFR)α1 与 RET 酪氨酸激酶结合,发挥其生物学作用,相较于感觉性轴突,GDNF 更能促进运动性轴突的再生。目前已有多项研究证实能通过增加 NGF 的表达来促进神经再生。

应用不同神经营养因子、生长因子和细胞因子能促进轴突跨越断端的远端和近端轴突的生长。NGF 促进感觉性神经轴突再生,而 BDNF 能选择性促进运动性神经轴突再生。但是也有研究发现,NGF 毒性作用依赖于 p75NTR,p75NTR 的毒性作用也见于坐骨神经轴突再生。施万细胞表达的 p75NTR 会抑制有神经营养作用的轴突的生长能力。因此,尽管在周围神经损伤后施万细胞会释放神经营养因子,但它也会与施万细胞表面的受体结合,从而限制神经营养因子促进损伤神经生长的作用。目前神经营养因子与细胞表面受体结合后的作用仍需进一步研究来明确。相关研究显示,施万细胞在周围神经损伤后的存活及支持轴突生长的能力有时间依赖性,但长期失神经的施万细胞可以通过 TGF-β 的作用而重新激活,激活后的施万细胞会再次支持受损轴突的生长。在体外经过 TGF-β1 处理的施万细胞的迁移率上升。总之,施万细胞可以通过增殖、吞噬损伤髓鞘、分泌细胞因子、分泌神经营养因子等来促进周围神经的修复再生。

非转移性糖蛋白黑色素瘤蛋白 B(glycoprotein non-metastatic melanoma protein B,GPNMB)是一种 Ⅰ 型跨膜蛋白,最早发现于黑色素瘤细胞中。GPNMB 广泛分布于中枢神经系统,具有抗炎、减少神经元死亡、保护神经元等重要作用。GPNMB 在周围神经系统、施万细胞中也有表达。相关研究显示,GPNMB 能促进损伤的坐骨神经施万细胞增殖、轴突再生、损伤神经再髓鞘化,促进损伤坐骨神经的功能恢复。

（5）轴突导向因子：在神经修复过程中,轴突生长方向至关重要,主要受各种轴突导向因子作用(图 7-5),最终连接正确的靶器官或靶组织,目前发现的与轴突生长方向相关的因子主要有导素(Netrins)、Eph 相关受体酪氨酸激酶配体、Slit 蛋白(一种细胞外分泌型糖蛋白)、信号素(SEMA)。

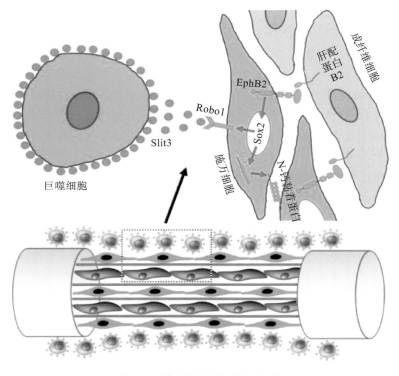

图 7-5　轴突导向因子作用机制

在 Netrins 家族中,Netrins 是最早在神经系统中发现的可溶性轴突导向因子,其中最有特征性的是 Netrins-1,当周围神经损伤后,施万细胞中 Netrins-1 的表达升高,促进轴突的再生。Netrins-1 作为一种分泌蛋白,结构上与层粘连蛋白相似,最初被发现在神经系统中广泛表达。Netrins-1 通过与其依赖性受体 DCC 及 UNC5 H(UNC5 homolog)结合,参与神经轴突的定向迁移、生长和诱导神经元的发育、分化。它对轴突生长的作用主要依靠 DCC。

Eph 受体是最大的酪氨酸激酶受体家族,Ephrin/Eph 信号不仅在调节轴向生长方向和细胞迁移中发挥关键功能,而且在损伤后的组织修复中也发挥着重要作用。相关研究证明,施万细胞表达 Ephrin/EphB2 信号,这对野生型小鼠轴突再生具有重要作用。同时神经损伤后成纤维细胞也能表达 EphB,并与施万细胞上的受体相结合激活一系列信号转导,引导轴突再生方向。

Slit 蛋白及其受体结合介导轴突的排斥作用,有相关研究显示,Slit 蛋白能使嗅神经轴突改变生长方向,使其沿着正确的生长方向继续生长。再生神经周围的巨噬细胞高表达 Slit3,而施万细胞高表达 Robo1,在 Slit3$^{+/-}$/Robo1$^{+/-}$ 小鼠中,大量施万细胞从近端和远端神经末梢离开再生神经,表明 Slit3 能控制再生神经内施万细胞的迁移方向,并证明了施万细胞和巨噬细胞之间存在明显的 Slit3/Robo1 排斥信号。但是研究也发现,此信号对于再生神经血管的形成似乎没有影响。

SEMA 在轴突新生过程中也起到排斥作用,损伤的运动神经远端高度表达 SEMA,并与其 L1 受体相结合,SEMA 与其相应受体结合后能介导 MAPK-FAK 通路激活,发挥排斥作用,引导新生轴突进入正确的再生通路。

6. 再生骨架的重建 周围神经离断后,近端轴突在合适的微环境下通过出芽的方式形成生长锥修复受损神经,重建神经功能。损伤早期施万细胞能协同巨噬细胞清除受损髓鞘,同时施万细胞分泌的基膜素可迅速形成基底膜,生成的基底膜包绕神经碎屑,被巨噬细胞清除,然后形成中空的基底膜管,增殖的施万细胞在基底膜管内形成宾格尔带,引导神经生长的方向。再生的轴突与基底膜管内侧相接触,会迅速生长,这说明基底膜对轴突的再生起到了支架的作用,并且基底膜管能起到屏障作用,防止损伤神经与周围组织发生粘连。研究中还发现,施万细胞释放的神经营养因子能促进宾格尔带的形成,加快损伤神经的修复和再生。

生长锥是轴突末端具有高度动态性的扇形区域。生长锥能通过膜状突起物的伸缩来感受微环境的变化。板状伪足表面的受体能选择性识别周围环境中的导向信号,经过一系列信号转导机制引起自身的伸缩反应,从而引导轴突生长。细胞骨架成分的合成和转运是生长锥形成和延伸的重要条件。神经损伤后再生也会有细胞骨架成分的变化,常常会有不同的分子家族出现以调控细胞之间的相互作用。生长相关蛋白 43(GAP-43)、丙氨酸丰富蛋白激酶 C 底物(MARCKS)、皮质细胞骨架伴随蛋白 23(CAP-23)共同分布于细胞表面的 raft 区域。这些分子能结合磷脂酸、钙调节蛋白、PKC 和肌丝蛋白,调节肌动蛋白细胞骨架降解、重新分布及聚合。钙蛋白酶的激活也能够帮助细胞骨架降解及轴突再生。微管降解分子如 SCG10、微管调控蛋白、视网膜母细胞瘤蛋白 3 也是生长锥发育的重要蛋白,在神经损伤后表达上调,促进轴突再生。

7. 细胞外基质的作用 在各种信号转导过程中,细胞外基质(extracellular matrix,ECM)是通过影响肌动蛋白细胞骨架来产生生物学反应的。ECM 的特点是调节施万细胞的关键点,具体的作用机制主要与细胞外基质硬度、细胞扩散率、分布状况以及关键蛋白相关。施万细胞和 ECM 之间的复杂相互作用至少部分是由 Rho GTP 酶和 YAP/TAZ 信号通路调节的(图 7-6)。

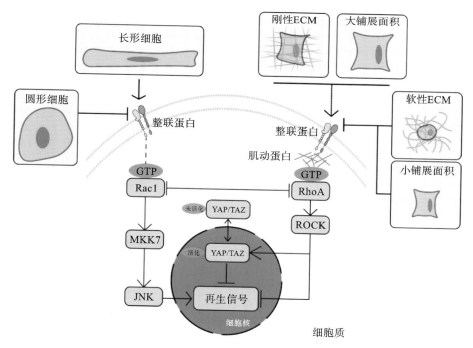

图 7-6 Rho GT Pase 和 YAP/TAZ 信号通路调节机制

ECM:细胞外基质;Rac1:Ras 相关 C3 肉毒毒素底物 1;MKK7:丝裂原活化蛋白激酶 7;JNK:c-Jun 氨基末端
蛋白激酶;YAP/TAZ:转录调节因子;RhoA:Ras 同源基因家族成员 A;ROCK:Rho 激酶;GTP,鸟苷三磷酸

YAP/TAZ 信号通路在神经发育过程中能通过 Krox20 信号促进髓鞘形成,如果 YAP/TAZ 失去作

用,将会导致再生轴突完全不能形成髓鞘。肌动蛋白细胞骨架的重塑明显影响 Rho GTP 酶,Rho GTP酶由 Rho 和 Rac1 组成,面积较大的或者较硬的 ECM 可通过上调 RhoA 的活性来刺激应力纤维的形成,Rac1 能够促进细胞的迁移、伸长、极化,Rac1 信号通过细胞的伸长度来调节施万细胞表型,其中施万细胞的伸长度在 RhoA 和 YAP/TAZ 信号通路的活动中未显示任何变化。抑制 Rac1 信号能明显抑制施万细胞的再生,这也进一步确认了 Rac1 信号对于施万细胞的再生有一定作用。RhoA 对于早期髓鞘的形成至关重要,它能够激活 JNK/c-Jun 信号,上调非施万细胞上的标志物水平。最近的一项研究显示,具有高杨氏模量和分布良好的 ECM 能通过激活 FAK/SRC、YAP/TAZ 信号通路来抑制施万细胞上的关键性标志物水平,较高的细胞伸长度则是通过 Rac1/MKK7/JNK 信号来促进关键的再生标志物生长。这都说明了 ECM 调节 Rho GTP 酶和 YAP/TAZ 信号通路的重要性。

一项研究表明,YAP/TAZ 信号通路是施万细胞增殖所必需的,TAZ 具有下调 Gnas 的功能。Gnas是一种能够阻碍细胞增殖的转录因子,但也有研究表明在神经再生的早期阶段不需要激活 YAP/TAZ信号通路。

三、周围神经损伤修复再生的展望

虽然现代科学已相当成熟,但周围神经损伤后的修复再生仍是一大难题。周围神经损伤再生是否成功主要取决于以下几个因素:神经元胞体是否存活并是否启动近端轴突出芽、是否有合适的微环境、与相应的末梢靶器官是否重新建立精确联系、末梢靶器官是否逐步恢复。如何提供一个合适的生长环境及准确引导两断端相连是最终神经功能恢复的重点。神经营养因子在损伤神经的修复中也起到不可或缺的作用,它虽能够促进轴突再生,但在一定条件下也会抑制再生,如何引导神经营养因子的促生长作用也是未来研究的一个重要方面。周围神经损伤的修复再生是一个十分复杂的过程,随着未来研究的不断深入,人们定会找到帮助周围神经功能恢复的更加有效的方法。

(张新中　赵建华)

参 考 文 献

[1]　柴继杰,施一公.凋亡小体与炎症小体:Caspase 蛋白酶的激活平台[J].生物化学与生物物理进展,2014,41(10):1056-1062.

[2]　冯扬,赖重媛,陈静燕,等.大鼠坐骨神经损伤后局部自噬激活的动态变化[J].新医学,2018,49(7):483-488.

[3]　黄超.GPNMB 促进周围神经损伤修复的作用及其机制[D].上海:中国人民解放军海军军医大学,2019.

[4]　惠天琨.雪旺氏细胞 Lrp4 在神经再生中的功能研究及末梢雪旺氏细胞特异标记物筛选[D].南昌:南昌大学,2020.

[5]　刘志雄,张伯勋.周围神经外科学[M].北京:北京科学技术出版社,2004.

[6]　任斐,彭婉舒,贡时雨,等.神经再生机制的研究进展[J].中国药物与临床,2014,14(4):473-476.

[7]　孙莹.基于 Wnt 信号通路探讨筋脉通对糖尿病大鼠神经髓鞘及高糖培养雪旺细胞的修复作用[D].北京:北京协和医学院,2017.

[8]　汤锋,王伟.鹿茸多肽促进周围神经损伤修复的研究进展[J].中国医师杂志,2015,17(5):793-795.

[9]　王永堂,鲁秀敏,曾琳,等.Nogo 及其受体在脊髓损伤修复中的作用机制[J].中国康复理论与实践,2007,13(11):1008-1010.

[10]　徐立静,张澜,呼和,等.周围神经损伤修复方式的研究进展[J].中国实用神经疾病杂志,2016,19(22):118-120.

[11]　杨磊,赵海康,董西朝,等.Wnt 信号通路对体外培养小鼠雪旺细胞增殖及其促进神经元轴突生长

作用的研究[J].临床和实验医学杂志,2016,15(20):1978-1982.

[12] 杨磊,赵海康,王林林,等.Wnt/β-catenin 信号通路影响小鼠施万细胞存活、增殖及轴突生长和突触形成[J].解剖学研究,2018,40(5):403-406.

[13] 张修文,钟镝,陈洪苹,等.酪氨酸激酶受体 ErbB2 信号通路对周围神经病变及修复过程影响的研究[J].脑与神经疾病杂志,2017,25(3):193-195.

[14] Allodi I,Udina E,Navarro X. Specificity of peripheral nerve regeneration:interactions at the axon level[J]. Prog Neurobiol,2012,98(1):16-37.

[15] Arthur-Farraj P J,Latouche M,Wilton D K,et al. C-Jun reprograms Schwann cells of injured nerves to generate a repair cell essential for regeneration[J]. Neuron,2012,75(4):633-647.

[16] Banner L R,Patterson P H. Major changes in the expression of the mRNAs for cholinergic differentiation factor/leukemia inhibitory factor and its receptor after injury to adult peripheral nerves and ganglia[J]. Proc Natl Acad Sci USA,1994,91(15):7109-7113.

[17] Barrette B,Hébert M A,Filali M,et al. Requirement of myeloid cells for axon regeneration[J]. J Neurosci,2008,28(38):9363-9376.

[18] Blockus H,Chédotal A. Slit-Robo signaling[J]. Development,2016,143(17):3037-3044.

[19] Boivin A,Pineau I,Barrette B,et al. Toll-like receptor signaling is critical for Wallerian degeneration and functional recovery after peripheral nerve injury[J]. J Neurosci,2007,27(46):12565-12576.

[20] Brunn G J,Bungum M K,Johnson G B,et al. Conditional signaling by Toll-like receptor 4[J]. FASEB J,2005,19(7):872-874.

[21] Cattin A L,Burden J J,Van Emmenis L,et al. Macrophage-induced blood vessels guide Schwann cell-mediated regeneration of peripheral nerves[J]. Cell,2015,162(5):1127-1139.

[22] Chang F,Lee J T,Navolanic P M,et al. Involvement of PI3K/Akt pathway in cell cycle progression,apoptosis,and neoplastic transformation:a target for cancer chemotherapy[J]. Leukemia,2003,17(3):590-603.

[23] Chauhana B K,Lou M,Zheng Y,et al. Balanced Rac1 and RhoA activities regulate cell shape and drive invagination morphogenesis in epithelia[J]. Proc Natl Acad Sci U S A,2011,108(45):18289-18294.

[24] Chen C S. Mechanotransduction-a field pulling together? [J]. J Cell Sci,2008,121(pt 20):3285-3292.

[25] Chen Z L,Strickland S. Laminin gamma1 is critical for Schwann cell differentiation,axon myelination,and regeneration in the peripheral nerve[J]. J Cell Biol,2003,163(4):889-899.

[26] Chen Z L,Yu W M. Strickland S. Peripheral regeneration[J]. Annu Rev Neurosci,2007,30:209-233.

[27] Chera S,Baronnier D,Ghila L,et al. Diabetes recovery by age-dependent conversion of pancreatic δ-cells into insulin producers[J]. Nature,2014,514(7523):503-507.

[28] Cuihong J,Joe O,Dustin G,et al. Inhibition of focal adhesion kinase increases adult olfactory stem cell self-renewal and neuroregeneration through ciliary neurotrophic factor[J]. Stem Cell Research,2020,49:102061.

[29] De Felipe C,Hunt S P. The differential control of c-jun expression in regenerating sensory neurons and their associated glial cells[J]. J Neurosci,1994,14(5 pt 1):2911-2923.

[30] De S,Trigueros M A,Kalyvas A,et al. Phospholipase A2 plays an important role in myelin breakdown and phagocytosis during Wallerian degeneration[J]. Mol Cell Neurosci,2003,24(3):

753-765.

［31］ DeFrancesco-Lisowitz A，Lindborg J A，Niemi J P，et al. The neuroimmunology of degeneration and regeneration in the peripheral nervous system［J］. Neuroscience，2015，302：174-203.

［32］ Deng Y，Wu L M N，Bai S，et al. A reciprocal regulatory loop between TAZ/YAP and G-protein Gas regulates Schwann cell proliferation and myelination［J］. Nat Commun，2017，8：15161.

［33］ Dun X P，Carr L，Woodley P K，et al. Macrophage-derived slit3 controls cell migration and axon pathfinding in the peripheral nerve bridge［J］. Cell Rep，2019，26(6)：1458-1472.

［34］ Dun X P，Parkinson D B. Classic axon guidance molecules control correct nerve bridge tissue formation and precise axon regeneration［J］. Neural Regen Res，2020，15(1)：6-9.

［35］ Dun X P，Parkinson D B. Role of netrin-1 signaling in nerve regeneration［J］. Int J Mol Sci，2017，18(3)：491.

［36］ Endo T，Kadoya K，Kawamura D，et al. Evidence for cell-contact factor involvement in neurite outgrowth of dorsal root ganglion neurons stimulated by Schwann cells［J］. Exp Physiol，2019，104(10)：1447-1454.

［37］ Barra F M，Pasche P，Bouche N，et al. Glial cell line-derived neurotrophic factor released by synthetic guidance channels promotes facial nerve regeneration in the rat［J］. J Neurosci Res，2002，70(6)：746-755.

［38］ Fresno Vara J A，Casado E，de Castro J，et al. PI3K/Akt signalling pathway and cancer［J］. Cancer Treat Rev，2004，30(2)：193-204.

［39］ Ghasemi R，Moosavi M，Zarifkar A，et al. The interplay of Akt and ERK in Aβ toxicity and insulin-mediated protection in primary hippocampal cell culture［J］. J Mol Neurosci，2015，57(3)：325-334.

［40］ Gomez-Sanchez J A，Carty L，Iruarrizaga-Lejarreta M，et al. Schwann cell autophagy，myelinophagy，initiates myelin clearance from injured nerves［J］. J Cell Biol，2015，210(1)：153-168.

［41］ Gordon T. The role of neurotrophic factors in nerve regeneration［J］. Neurosurg Focus，2009，26(2)：E3.

［42］ Kidd G J，Ohno N，Trapp B D. Biology of Schwann cells［J］. Handb Clin Neurol，2013，115：55-79.

［43］ Gribble K D，Walker L J，Saint-Amant L，et al. The synaptic receptor Lrp4 promotes peripheral nerve regeneration［J］. Nat Commun，2018，9(1)：2389.

［44］ Grove M，Lee H，Zhao H，et al. Axon-dependent expression of YAP/TAZ mediates Schwann cell remyelination but not proliferation after nerve injury［J］. Elife，2020，9：e50138.

［45］ Hantke J，Carty L，Wagstaff L J，et al. C-jun activation in Schwann cells protects against loss of sensory axons in inherited neuropathy［J］. Brain，2014，137(pt 11)：2922-2937.

［46］ Wang H，Qu F，Xin T，et al. Ginsenoside compound K promotes proliferation，migration and differentiation of Schwann cells via the activation of MEK/ERK1/2 and PI3 K/AKT pathways［J］. Neurochem Res，2021，46(6)：1400-1409.

［47］ He Q R，Cong M，Chen Q Z，et al. Expression changes of nerve cell adhesion molecules L1 and semaphorin 3A after peripheral nerve injury［J］. Neural Regen Res，2016，11(12)：2025-2030.

［48］ He Q，Shen M，Tong F，et al. Differential gene expression in primary cultured sensory and motor nerve fibroblasts［J］. Front Neurosci，2019，12：1016.

［49］ Henley J，Poo M M. Guiding neuronal growth cones using Ca^{2+} signals［J］. Trends Cell Biol，2004，14(6)：320-330.

［50］ Hoyng S A,De Winter F,Gnavi S,et al. A comparative morphological,electrophysiological and functional analysis of axon regeneration through peripheral nerve autografts genetically modified to overexpress BDNF,CNTF,GDNF,NGF,NT3 or VEGF［J］. Exp Neurol,2014,261:578-593.

［51］ Hui T K,Lai X S,Dong X,et al. Ablation of Lrp4 in Schwann cells promotes peripheral nerve regeneration in mice［J］. Biology(Basel),2021,10(6):452.

［52］ Jessen K R,Mirsky R. Schwann cells and their precursors emerge as major regulators of nerve development［J］. Trends Neurosci,1999,22(9):402-410.

［53］ Jessen K R,Mirslcy R. The repair Schwann cell and its function in regenerating nerves［J］. J Physiol,2016,594(13):3521-3531.

［54］ Jessen K R,Mirsky R. Negative regulation of myelination:relevance for development,injury,and demyelinating disease［J］. Glia,2008,56(14):1552-1565.

［55］ Jessen K R,Mirsky R. Schwann cell precursors: multipotent glial cells in embryonic nerves［J］. Front Mol Neurosci,2019,12:69.

［56］ Jesuraj N J,Nguyen P K,Wood M D,et al. Differential gene expression in motor and sensory Schwann cells in the rat femoral nerve［J］. J Neurosci Res,2012,90(1):96-104.

［57］ Joset A,Dodd D A,Halegoua S,et al. Pincher-generated Nogo-A endosomes mediate growth cone collapse and retrograde signaling［J］. J Cell Biol,2010,188(2):271-285.

［58］ Keefe K M,Sheikh I S,Smith G M. Targeting neurotrophins to specific populations of neurons: NGF,BDNF,and NT-3 and their relevance for treatment of spinal cord injury［J］. Int J Mol Sci,2017,18(3):548.

［59］ Klein D,Groh J,Wettmarshausen J,et al. Nonuniform molecular features of myelinating Schwann cells in models for CMT1: distinct disease patterns are associated with NCAM and c-Jun upregulation［J］. Glia,2014,62(5):736-750.

［60］ Klingeborn M,Dismuke W M,Bowes Rickman C,et al. Roles of exosomes in the normal and diseased eye［J］. Prog Retin Eye Res,2017,59:158-177.

［61］ Torigoe K,Tanaka H F,Takahashi A,et al. Basic behavior of migratory Schwann cells in peripheral nerve regeneration［J］. Exp Neurol,1996,137(2):301-308.

［62］ Jessen K R,Mirsky R. Negative regulation of myelination:relevance for development,injury,and demyelinating disease［J］. Glia,2008,56(14):1552-1565.

［63］ Lin F,Gao L,Su Z Y,et al. Knockdown of KPNA2 inhibits autophagy in oral squamous cell carcinoma cell lines by blocking p53 nuclear translocation［J］. Oncol Rep,2018,40(1):179-194.

［64］ Liu D,Liang X C,Zhang H. Effects of high glucose on cell viability and differentiation in primary cultured Schwann cells:potential role of ERK signaling pathway［J］. Neurochem Res,2016,41(6):1281-1290.

［65］ Liu X Y,Chen D L,Wu Z J,et al. Ghrelin inhibits high glucose-induced 16HBE cells apoptosis by regulating Wnt/β-catenin pathway［J］. Biochem Biophys Res Commun,2016,477(4):902-907.

［66］ Lush M E,Piotrowski T. ErbB expressing Schwann cells control lateral line progenitor cells via non-cell-autonomous regulation of Wnt/β-catenin［J］. Elife,2014,3:e01832.

［67］ Lv W J,Deng B B,Duan W S,et al. Schwann cell plasticity is regulated by a weakened intrinsic antioxidant defense system in acute peripheral nerve injury［J］. Neuroscience,2018,382:1-13.

［68］ Madduri S,Gander B. Growth factor delivery systems and repair strategies for damaged peripheral nerves［J］. J Control Release,2012,161(2):274-282.

［69］ Makwana M,Raivich G. Molecular mechanisms in successful peripheral regeneration［J］. FEBS J,

2005,272(11):2628-2638.

[70] Marinissen M J,Chiariello M,Tanos T,et al. The small GTP-binding protein Rhoa regulates c-jun by a ROCK-JNK signaling axis[J]. Mol Cell,2004,14(1):29-41.

[71] Markus A,Patel T D,Snider W D. Neurotrophic factors and axonal growth[J]. Curr Opin Neurobiol,2002,12(5):523-531.

[72] Martini R,Fischer S,López-Vales R,et al. Interactions between Schwann cells and macrophages in injury and inherited demyelinating disease[J]. Glia,2008,56(14):1566-1577.

[73] Mokarram N,Merchant A,Mukhatyar V,et al. Effect of modulating macrophage phenotype on peripheral nerve repair[J]. Biomaterials,2012,33(34):8793-8801.

[74] Muscella A,Vetrugno C,Cossa L G,et al. TGF-β1 activates RSC96 Schwann cells migration and invasion through MMP-2 and MMP-9 activities[J]. J Neurochem,2020,153(4):525-538.

[75] Nelson T J,Sun M K,Hongpaisan J,et al. Insulin,PKC signaling pathways and synaptic remodeling during memory storage and neuronal repair[J]. Eur J Pharmacol,2008,585(1):76-87.

[76] Niemi J P,DeFrancesco-Lisowitz A,Roldan-Hernandez L,et al. A critical role for macrophages near axotomized neuronal cell bodies in stimulating nerve regeneration[J]. J Neurosci,2013,33(41):16236-16248.

[77] Nikolaeva M A,Mukherjee B,Stys P K. Na$^+$-dependent sources of intra-axonal Ca^{2+} release in rat optic nerve during in vitro chemical ischemia[J]. J Neurosci,2005,25(43):9960-9967.

[78] Nishida T,Yanai R. Advances in treatment for neurotrophic keratopathy[J]. Curr Opin Ophthalmol,2009,20(4):276-281.

[79] Oble D A,Burton L,Maxwell K,et al. A comparison of thyroxine-and polyamine-mediated enhancement of rat facial nerve regeneration[J]. Exp Neurol,2004,189(1):105-111.

[80] Obremski V J,Wood P M,Bunge M B. Fibroblasts promote Schwann cell basal lamina deposition and elongation in the absence of neurons in culture[J]. Dev Biol,1993,160(1):119-134.

[81] Oudega M,Hao P,Shang J,et al. Validation study of neurotrophin-3-releasing chitosan facilitation of neural tissue generation in the severely injured adult rat spinal cord[J]. Exp Neurol,2019,312:51-62.

[82] Painter M W,Brosius Lutz A,Cheng Y C,et al. Diminished Schwann cell repair responses underlie age-associated impaired axonal regeneration[J]. Neuron,2014,83(2):331-343.

[83] Parrinello S,Napoli I,Ribeiro S,et al. EphB signaling directs peripheral nerve regeneration through Sox2-dependent Schwann cell Sorting[J]. Cell,2010,143(1):145-155.

[84] Pearson G,Robinson F,Beers Gibson T,et al. Mitogen-activated protein (MAP) kinase pathways:regulation and physiological functions[J]. Endocr Rev,2001,22(2):153-183.

[85] Dubový P,Jančálek R,Kubek T. Role of inflammation and cytokines in peripheral nerve regeneration[J]. Int Rev Neurobiol,2013,108:173-206.

[86] Provenzano P P,Keely P J. Mechanical signaling through the cytoskeleton regulates cell proliferation by coordinated focal adhesion and Rho GTPase signaling[J]. J Cell Sci,2011,124(Pt 8):1195-1205.

[87] Rausch V,Hansen C G. The hippo pathway YAP/TAZ,and the plasma membrane[J]. Trends Cell Biol,2020,30(1):32-48.

[88] Safa A,Abak A,Shoorei H,et al. MicroRNAs as regulators of ERK/MAPK pathway:a comprehensive review[J]. Biomed Pharmacother,2020,132:110853.

［89］　Santos D,Gonzalez-Perez F,Navarro X,et al. Dose-dependent differential effect of neurotrophic factors on in vitro and in vivo regeneration of motor and sensory neurons［J］. Neural Plast,2016,2016:4969523.

［90］　Schreiber R C,Shadiack A M,Bennett T A,et al. Changes in the macrophage population of the rat superior cervical ganglion after postganglionic nerve injury［J］. J Neurobiol,1995,27（2）:141-153.

［91］　Scott A L,Ramer M S. Schwann cell p75NTR prevents spontaneous sensory reinnervation of the adult spinal cord［J］. Brain,2010,133(pt 2):421-432.

［92］　Shamash S,Reichert F,Rotshenker S. The cytokine network of Wallerian degeneration:tumor necrosis factor-alpha,interleukin-1alpha,and interleukin-1beta［J］. J Neurosci,2002,22（8）:3052-3060.

［93］　Shen M,Tang W,Cheng Z,et al. A proteomic view on the differential phenotype of Schwann cells derived from mouse sensory and motor nerves［J］. J Comp Neurol,2021,529（6）:1240-1254.

［94］　Shubayev V I,Angert M,Dolkas J,et al. TNFalpha-induced MMP-9 promotes macrophage recruitment into injured peripheral nerve［J］. Mol Cell Neurosci,2006,31:407-415.

［95］　Sophie B,Jacob H,Jordan V J S,et al. YAP and TAZ regulate *Cc2d1b* and *Purβ* in Schwann cells［J］. Front Mole Neurosci,2019,12:177.

［96］　Stratton J A,Holmes A,Rosin N L,et al. Macrophages regulate Schwann cell maturation after nerve injury［J］. Cell Rep,2018,24（10）:2561-2572.

［97］　Subang M C,Richardson P M. Influence of injury and cytokines on synthesis of monocyte chemoattractant protein-1 mRNA in peripheral nervous tissue［J］. Eur J Neurosci,2001,13（3）:521-528.

［98］　Sulaiman O A,Gordon T. Effects of short- and long-term Schwann cell denervation on peripheral nerve regeneration,myelination,and size［J］. Glia,2000,32:234-246.

［99］　Sulaiman O A,Gordon T. Transforming growth factor-beta and forskolin attenuate the adverse effects of long-term Schwann cell denervation on peripheral nerve regeneration in vivo［J］. Glia,2002,37（3）:206-218.

［100］　Takahashi M. The GDNF/RET signaling pathway and human diseases［J］. Cytokine Growth Factor Rev,2001,12（4）:361-373.

［101］　Tawk M,Makoukji J,Belle M,et al. Wnt/beta-catenin signaling is an essential and direct driver of myelin gene expression and myelinogenesis［J］. J Neurosci,2011,31（10）:3729-3742.

［102］　Mosca T J,Luginbuhl D J,Wang I E,et al. Presynaptic LRP4 promotes synapse number and function of excitatory CNS neurons［J］. Elife,2017,6:e27347.

［103］　Tofaris G K,Patterson P H,Jessen K R,et al. Denervated Schwann cells attract macrophages by secretion of leukemia inhibitory factor（LIF）and monocyte chemoattractant protein-1 in a process regulated by interleukin-6 and LIF［J］. J Neurosci,2002,22（5）:6696-6703.

［104］　Touma E,Kato S,Fukui K,et al. Calpain-mediated cleavage of collapsin response mediator protein(CRMP)-2 during neurite degeneration in mice［J］. Eur J Neurosci,2007,26（12）:3368-3381.

［105］　Vabulas R M,Ahmad-Nejad P,da Costa C,et al. Endocytosed HSP60s use toll-like receptor 2（TLR2）and TLR4 to activate the toll/interleukin-1 receptor signaling pathway in innate immune cells［J］. J Biol Chem,2001,276（33）:31332-31339.

［106］　Valenta T,Hausmann G,Basler K. The many faces and functions of β-catenin［J］. EMBO J,

2012,31(12):2714-2736.

[107] Vaquié A,Sauvain A,Duman M,et al. Injured axons instruct Schwann cells to build constricting actin spheres to accelerate axonal disintegration[J]. Cell Rep,2019,27(11):3152-3166.

[108] Vogelaar C F,Hoekman M F,Gispen W H,et al. Homeobox gene expression in adult dorsal root ganglia during sciatic nerve regeneration:is regeneration a recapitulation of development? [J]. Eur J Pharmacol,2003,480(1-3):233-250.

[109] Wallquist W,Patarroyo M,Thams S,et al. Laminin chains in rat and human peripheral nerve: distribution and regulation during development and after axonal injury[J]. J Comp Neurol, 2002,454(3):284-293.

[110] Wehner D,Cizelsky W,Vasudevaro M D,et al. Wnt/β-catenin signaling defines organizing centers that orchestrate growth and differentiation of the regenerating zebrafish caudal fin[J]. Cell Rep,2014,6(3):467-481.

[111] Whyte J L,Smith A A,Helms J A. Wnt signaling and injury repair[J]. Cold Spring Harb Perspect Biol,2012,4(8):a008078.

[112] Wilhelm J C,Xu M,Cucoranu D,et al. Cooperative roles of BDNF expression in neurons and Schwann cells are modulated by exercise to facilitate nerve regeneration[J]. J Neurosci,2012,32 (14):5002-5009.

[113] Sun W,Oppenheim R W. Response of motoneurons to neonatal sciatic nerve axotomy in Bax-knockout mice[J]. Mol Cell Neurosci,2003,24(4):875-886.

[114] Zhu X Y,Li K,Guo X,et al. Schwann cell proliferation and differentiation that is induced by ferulicacid through MEK1/ERK1/2 signalling promotes peripheral nerve remyelination following crush injury in rats[J]. Exp Ther Med,2016,12(3):1915-1921.

[115] Dun X P,Parkinson D B. Classic axon guidance molecules control correct nerve bridge tissue formation and precise axon regeneration[J]. Neural Regen Res,2020,15(1):6-9.

[116] Dun X P,Parkinson D B. Role of netrin-1 signaling in nerve regeneration[J]. Int J Mol Sci, 2017,18(3):491.

[117] Xu P,Rosen K M,Hedstrom K,et al. Nerve injury induces glial cell line-derived neurotrophic factor (gdnf) expression in schwann cells through purinergic signaling and the PKC-PKD pathway[J]. Glia,2013,61(7):1029-1040.

[118] Xu Z,Orkwis J A,Harris G M. Cell shape and matrix stiffness impact Schwann cell plasticity via YAP/TAZ and Rho GTPases[J]. Int J Mol Sci,2021,22(9):4821.

[119] Yan L F,Xie M,Lu H,et al. Anti-apoptotic effect of IGF1 on Schwann exposed to hyperglycemia is mediated by neuritin,a novel neurotrophic factor[J]. Mol Neurobiol,2018,55 (1):495-505.

[120] Yin G,Yu B,Liu C Y,et al. Exosomes produced by adipose-derived stem cells inhibit schwann cells autophagy and promote the regeneration of the myelin sheath[J]. Int J Biochem Cell Biol, 2021,132:105921.

[121] Liu Y,Liu S P,Pan S J,et al. The dynamic expression of canonical Wnt/β-catenin signalling pathway in the pathologic process of experimental autoimmune neuritis[J]. Int J Neurosci, 2020,130(11):1109-1117.

[122] Zhang H S,Chen B W,Tan Z B,et al. A role of low-density lipoprotein receptor-related protein 4 (LRP4) in astrocytic Aβ clearance[J]. J Neurosci,2020,40(28):5347-5361.

[123] Zhang H S,Sathyamurthy A,Liu F,et al. Agrin-Lrp4-Ror2 signaling regulates adult

hippocampal neurogenesis in mice[J]. Elife,2019,8:e45303.

[124]　Zhou F Q,Walzer M A,Snider W D. Turning on the machine:genetic control of axon regeneration by c-Jun[J]. Neuron,2004,43(1):1-2.

[125]　Zinn K,Sun Q. Slit branches out:a secreted protein mediates both attractive and repulsive axon guidance[J]. Cell,1999,97(1):1-4.

第三篇

周围神经疾病的评估

第八章 周围神经疾病的临床评估

第一节 临床症状

周围神经疾病主要表现为周围神经系统的功能障碍,可表现出各种不同的症状和体征。导致周围神经疾病的病因有很多,因此对周围神经系统的评估,需要采用一种系统的方法,还需要了解周围神经疾病的共同特点,如神经动作电位出现异常或消失、传导阻滞、髓鞘功能异常、神经轴突变性等。周围神经疾病的临床表现中最常见的是感觉神经功能障碍,具体主要表现为神经损伤所支配区域的感觉丧失、麻木或感觉过敏;运动神经功能障碍往往出现在疾病的后期,具体主要表现为肌无力,严重者可有肌萎缩、深反射消失。同时还可出现皮肤营养改变、血管功能障碍、骨质疏松等症状,还有的患者表现为自主神经系统功能紊乱。

一、感觉功能障碍

周围神经疾病可表现出一系列不同的症状和体征(表 8-1)。感觉神经纤维损伤后可能会造成感觉丧失,常常称为麻木,一些因运动神经元丧失而造成肢体严重萎缩和肌力减弱的患者,即使神经系统检查和电生理检查显示感觉功能正常,也可能主诉有麻木的感觉。因此,在临床采集病史时,应了解患者主述的麻木是指难以感知冷或热的刺激,还是轻触觉功能下降,或是对物体质地的辨别能力下降。通常,患者的首发症状为自觉刺痛感或感觉异常。这些感觉症状源于功能异常的感觉神经轴突的异常神经动作电位。

表 8-1 周围神经疾病症状和体征

	感觉	运动	深反射
症状或体征	麻木	肌无力	减弱或消失
	刺痛	肌萎缩	
	感觉异常	不协调	
	感觉过敏	肌肉颤动	
	痛觉超敏	肌痉挛	
	疼痛	高弓足	
	烧灼		
	感觉性共济失调		
	假性手足徐动症		

感觉过敏定义为相对一定程度的刺激通常引起的感觉而言,更为强烈的感觉。痛觉超敏为感觉过敏的极端表现,如轻触等一般的非疼痛性感觉刺激即可引起疼痛。受损神经分布区自发性疼痛称为感觉迟钝或神经性疼痛。这些症状通常被患者描述为灼烧感、过电感或感觉麻木,疼痛感、紧张感或束带感亦常见。

在神经分布区上的神经性疼痛,称为灼性神经痛。灼性神经痛造成的疼痛常常引起功能障碍,通过不正常的交感神经纤维表现出来。当感觉丧失广泛而严重时,患者可表现为感觉性共济失调,以及因缺乏正常运动控制所需的感觉反馈而造成的不协调。

二、疼痛

疼痛是周围神经损伤后常见的症状,主要是由神经损伤后肢体长期固定或没有进行恰当的锻炼所造成的失用性因素(肿胀、关节僵硬、肌肉和肌腱短缩、纤维化等)所致。为了避免和克服因肢体失用性因素造成的疼痛等症状,应鼓励患者早期锻炼,进行适当物理治疗,并合理使用止痛药、非激素类抗炎药及其他一些治疗神经性疼痛的相关药物。

对于神经卡压综合征的患者,神经受压部位附近及神经支配区牵涉性疼痛是常见症状。以腕管综合征为例,典型的症状为手腕和前臂处疼痛、不适、夜间疼痛,以及正中神经分布区感觉异常。周围神经损伤严重的患者,常常表现为重度神经炎性疼痛综合征,典型症状为损伤神经分布区严重的、烧灼样的疼痛,同时伴有感觉异常(感觉减退和感觉过敏)。在治疗这类症状时,除了鼓励患者早期锻炼,进行适当物理治疗,并合理使用止痛药、非激素类抗炎药及其他一些治疗神经性疼痛的相关药物的方法之外,使用三环类抗抑郁药阿米替林和抗惊厥药加巴喷丁也是比较有效的方法。

神经损伤后引起的疼痛也可能源自其他一些病理生理机制。自主神经功能紊乱既可以是真性疼痛的伴发症状,也可以是轻度疼痛(反射性交感神经萎缩)的伴发症状。真性疼痛是由主要的混合神经(如正中神经、尺神经和胫神经)严重受损所引起的,表现为严重的、烧灼样的疼痛,活动障碍和触痛,以及自主神经过度兴奋等。交感神经切除术对治疗这类由交感神经介导的疼痛有一定的效果。对于神经根撕脱所引起的传入神经阻滞性疼痛,后根移行区切除术可以较好地缓解。再生神经产生的疼痛,常常表现为刺痛、电击样疼痛、神经走行区触痛等异常感觉。皮神经损伤后有很强的再生能力。如果再生神经长入瘢痕内或浅表区域,则可能形成痛性神经瘤。患者常可清楚地描述出疼痛部位,在神经走行区可摸到膨大部分,触痛明显。这种神经瘤性疼痛,虽然可以采用保守治疗,如局部使用麻醉药或激素阻滞剂,但最有效的方法还是手术切除。

三、运动功能障碍

周围神经损伤后,会出现运动功能丧失,主要表现为肌无力,严重者可有肌萎缩、深反射消失。出现肌萎缩的原因是肌肉缺乏运动神经轴突供给肌纤维的肌营养因子。而运动神经轴突的脱髓鞘改变导致肌无力,而并无肌肉萎缩。当症状不太严重或隐性起病时,患者的症状可能为协调性差。例如,手部运动神经轴突缺失的患者,主诉常为系纽扣、写字等手部精细运动发生障碍。在慢性起病的下肢肌无力中,患者只会主诉容易扭伤踝关节或经常被绊倒,这是由足下垂或步态的不协调造成的,需深入了解患者如何上楼梯,以及如何从坐位和蹲位站起等细节。仔细询问病史有助于深入了解病情的演变过程。还有,因受损神经分布不同,作用于足部各关节肌力的不平衡,可出现不同的足部畸形。对于腓总神经完全损伤的患者,一定要询问在平卧位时,去除重力的情况下,足和脚趾是否有背屈动作,是否有肌肉肌力的细微变化,不同肌群肌力和活动度是否有改变,以尽可能判断神经损伤情况、尽早发现恢复的迹象。

四、自主神经系统功能紊乱

对于完全性神经损伤的患者,可因自主神经功能低下造成无汗、肢冷、一定程度的发绀和肿胀。比如,慢性、完全性臂丛神经损伤患者可有患手肿胀、肢冷、光亮及缩样表现。另外,丧失感觉后的肢体更容易在意外事故中受伤。而对于一些交感神经过度兴奋的情况,特别是交感神经介导的疼痛综合征,则会出现异常血管扩张及多汗等情况。

(张文川 张元杰)

第二节　体格检查

一、体格检查原则

对周围神经损伤患者的神经系统的检查,是准确诊断的基础。体格检查时,要遵循一些重要的原则。首先应做到显露充分,避免遗漏某个环节,以程式化的步骤进行。一般要求从肢体近端开始,向远端逐步进行系统检查。检查上肢时,首先检查肩胛骨后部肌肉和肩带肌,然后依次检查上臂、前臂和手的功能。检查下肢时,要从臀部开始,按照由近至远、由前至后的顺序进行。在检查时,一定要和健侧进行对比。检查肌肉力量时,应当区分某块肌肉所产生的特定动作。例如,关节起始的30°外展动作是由冈上肌完成的,之后的120°外展动作,是由三角肌完成的,如果继续外展,则需要斜方肌和菱形肌等使肩胛骨内旋的肌肉发挥作用。了解这些肌肉的功能解剖特点,就可以按顺序检查每一块肌肉的肌力和作用。

二、运动功能检查

在判断周围神经损伤的伤情方面,运动功能检查是最重要的。检查时应对比患侧和健侧的肌容量和肌张力,然后对每一个肌群的力量进行全面评估。通常肌容量不对称非常明显,但在肌肉丰富的部位,应注意区分是哪些肌肉发生了萎缩。如果可能的话,应用皮尺准确测量肌容量的大小。为了避免误差,应确定一个骨性标记,在距离标记点同样的距离处测量健侧和患侧的周径。

在检查运动功能时,某些典型表现是有诊断意义的。例如,上中干臂丛神经损伤(Erb麻痹)的患者,典型表现为肩关节内旋(三角肌麻痹)、肘关节伸直(二头肌麻痹)、前臂旋前、手掌向后(旋后肌麻痹)、手掌向上(伸肌麻痹)。桡神经损伤的典型表现为三垂征,即垂腕、垂拇和垂指畸形。而骨间背侧神经麻痹的典型表现为不能伸指伸拇,伸腕功能存在,但向桡侧倾斜。

评估手的功能时,如果骨间掌侧神经损伤,因拇长屈肌和示指指深屈肌麻痹,拇指和示指不能呈"O"形相捏。如是高位尺神经损伤,因蚓状肌麻痹而产生爪形手畸形。蚓状肌的作用是屈掌指关节,伸指间关节,以平衡伸指肌腱、掌指关节、屈指肌腱、屈指间关节。如果蚓状肌麻痹,平衡作用消失,则产生掌指关节过伸,指间关节屈曲的爪形手畸形。相反,如果是正中神经损伤,则因示指、中指蚓状肌麻痹出现"本笃会(Benedictine)"手畸形。如果在前臂水平的正中神经和尺神经均受损伤,典型表现则为"猿手"畸形。

下肢神经损伤评估,以单侧足下垂为例。椎体束的上运动神经元损伤,影响L5运动神经元的脊髓、脊椎病变或外周病变累及L5神经根、坐骨神经、腓总神经等均可能造成足下垂。检查L5神经根支配的肌肉,如臀肌和胫后肌,有助于把神经根或腰骶干损伤与远端的坐骨神经及腓总神经损伤区分开来。检查股二头肌短头肌力(由上水平的坐骨神经腓总神经分支支配)有助于判断腓总神经损伤水平。

肌力测量应当是针对每一块肌肉而不是肢体活动。在检查一块肌肉的功能时,不仅要观察相应关节的活动,还要在某一位置下,仔细触摸肌肉的收缩情况。这样做是为了发现微弱的肌肉收缩。检查麻痹的肌肉需要在有重力影响和没有重力影响两种情况下进行。要想消除重力的影响,需要在某些特殊的体位下进行检查。以肩外展功能为例,在检查冈上肌和三角肌肌力时,可让患者在仰卧位下做肩外展动作,消除重力的影响。同样,患者在仰卧位下将前臂置于胸壁上方,嘱患者做手摸头动作,即可在无重力影响的情况下检查肱二头肌肌力。

三、感觉评估

感觉评估包括评价5种基本感觉形式(轻触觉、痛觉、温度觉、振动觉及本体感觉)。轻触觉检查可作为筛查神经异常的方法。小直径无髓神经纤维的功能可以用检查痛觉或温度觉的方法进行评价。大直径的有髓神经纤维的功能可以用振动觉或本体感觉的检查进行评价。假性手足徐动症是患者闭眼后有类似手足徐动症的表现,而肢体运动正常,这是由缺乏维持肢体伸展所需的感觉及视觉反应引起,较为少见,通常仅见于单纯的感觉神经病或神经节病。在典型的感觉运动多发神经病中,感觉丧失通常已足够引起假性手足徐动症,但由于患者同时伴有较严重的肌无力,所以在体格检查时并无假性手足徐动症表现。

完全性神经损伤的特点是神经分布区所有类型的感觉丧失。不完全或部分性神经损伤,则可能以某些类型的感觉受累为主。神经卡压综合征患者最敏感的症状是辨别性触觉(反映受体密度)丧失。动态两点辨别觉比其他类型感觉消失得早。

检查局部感觉缺失或感觉明显改变时,可以让患者闭上双眼,然后用一个钝的笔尖轻触受累区域。这种简单的方法可以很容易地检查出感觉减退或缺失的区域。用同样的刺激同时检查患侧和健侧,可以更精确地检查出感觉障碍的情况。用同样的力量同时轻触患者受累手指或感觉障碍区以及健侧相同部位,通过患者的简单描述,可以了解感觉障碍的程度。感觉缺失的分布区域是检查和记录的重点。若感觉缺失区域呈手套状等,则既可能是周围神经损伤,也可能是代谢性神经疾病所致。

在检查感觉功能时,如果发现是单一神经支配区受损,因为此处几乎没有相邻神经的交叉支配,检查结果能更客观地反映神经损伤的情况。尺神经单一支配区位于小指指间关节以远掌侧,正中神经单一支配区位于示指远指间关节和拇指指间关节以远掌侧。原则上讲,不能根据感觉检查的结果来判定神经是不是完全性损伤。例如,腋神经损伤后,开始时常常会有上臂外侧感觉减退或消失,一段时间过后,感觉障碍区会逐步缩小甚至消失,但三角肌功能没有任何恢复。

四、神经反射检查

运动或感觉神经纤维的异常会阻断深肌腱反射通路导致深肌腱反射丧失或受抑制,表现形式取决于受损神经的解剖分布。如周围神经疾病引起的下肢远端神经异常可能引起踝反射丧失或受抑制,而膝关节及上肢反射正常。深肌腱反射异常对鉴别诊断中枢性与周围性运动感觉功能丧失十分重要。深肌腱反射检查时患侧要和健侧进行对比。肌伸张反射对周围神经损伤特别敏感。例如,对于一名大腿中段水平坐骨神经损伤的患者来讲,临床检查常常发现腓总神经完全受累,而胫后神经支配的功能,除了踝反射减弱或消失之外,其他功能没有异常。而且,即使神经支配区域感觉和运动功能能够恢复,肌伸张反射常常也不能恢复。自主神经系统功能检查也是比较重要的,包括检查肢体和手指颜色、温度、出汗情况,及甲床萎缩情况等。

蒂内尔(Tinel)征是临床上最常用的、最重要的检查方法。叩击神经损伤(仅指机械力损伤)或神经损伤(包括疾病)的部位或其远侧,出现其支配皮区的放电样麻痛感或蚁走感,代表神经再生的水平或神经损伤的部位。在神经卡压综合征的神经压迫部位表面,Tinel 征多呈阳性反应,但其仅代表在叩击的局部神经干有未成熟的(新生的)触觉神经轴突存在,即感觉轴突的生长比髓鞘的成熟快,并不预示神经功能肯定恢复。在既往损伤的神经表面,Tinel 征有时也呈阳性反应。Tinel 征阳性代表神经损伤的部位有新生的尚未成熟的触觉神经纤维存在(尚未完全髓鞘化)。当检查时发现 Tinel 征沿神经走行方向不断进展时,特别是这种进展与神经再生的预期速度(即每天 1 mm)一致时,可以证实神经正在再生。Tinel 征是判断神经恢复的一个体征。如 Tinel 征阳性,固定于神经损伤的部位且该部位伴有疼痛,提示局部有创伤性神经瘤形成,神经再生无效,需要手术干预。造成周围神经损伤最常见的原因有急性压迫和慢性卡压,Tinel 征判断神经卡压的敏感性为 60%～70%。

怀疑有神经鞘瘤的患者,检查时要特别注意。应仔细询问患者病史,检查是否存在与神经鞘瘤相关的皮肤色素斑非常重要。如果可以触及瘤,要检查瘤的活动度。对于神经鞘瘤,常常是侧方有一定活动度,但上下方向不能活动。

（张文川　张元杰）

第三节 神经损伤分级评估

采集病史和体格检查的重要目的就是判断神经损伤的程度,特别重要的是对神经损伤进行分级。

Seddon 三级分类(神经失用、轴突断裂、神经断裂)以临床病理相关性为基础,方法简单,可以预测损伤的疾病史和预后情况。

Sunderland 五级分类法(表 8-2)从某种程度上可准确地评估内部神经结构的损伤情况。

表 8-2 神经损伤分级(Sunderland 分级)

损伤分级	髓鞘	轴突	神经内膜	神经束膜	神经外膜
Ⅰ(神经失用)	+/-				
Ⅱ(轴突断裂)	+	+			
Ⅲ(神经断裂)	+	+	+		
Ⅳ(神经断裂)	+	+	+	+	
Ⅴ(神经断裂)	+	+	+	+	+

通过以上对周围神经损伤进行分级,在临床上可以更加合理地处理周围神经损伤。对于 Sunderland Ⅴ级损伤,应尽早修复。但多数情况下,损伤神经的连续性还存在,这就要区分是可以自发恢复的轻度损伤,还是需要手术治疗的更为严重的损伤。对此,一定要按照损伤分级,对伤情进行恰当评估,同时必须密切随访(特别是肌电图等情况)以便及时掌握病情的变化。大多数情况下,在受累神经段的截面上同时存在几种不同级别的神经损伤类型。功能是否可以恢复,在很大程度上取决于受累神经段内部神经病理的情况;如果大部分的损伤类型为神经断裂,神经就不能自发恢复功能,而如果大部分的损伤类型为神经失用或轴突断裂或二者都有,则可以自行恢复。

对于连续性存在的神经损伤,进行手术探查的主要指征是临床症状和电生理检查指标没有改善。另外一个重要因素就是神经损伤的部位。对于近端神经损伤(锁骨上臂丛神经损伤),观察时间不宜过长,以免丧失神经修复的机会。在临床上,对于近端神经损伤和没有自发恢复表现的远端神经损伤都是手术探查的适应证,探查的最佳时机在很大程度上取决于损伤的机制。对于损伤范围比较局限的情况,如枪弹伤、医源性损伤、刺伤、切割伤、相关骨折引起的挫伤等,最好在伤后 2~3 个月时进行手术探查;而对于因重挫或拉等原因造成的范围较大的神经损伤,宜在伤后 4~5 个月时进行手术探查。

(张文川 张元杰)

参 考 文 献

[1] 张文川,李世亭,郑学胜,等.高频超声、神经电生理对糖尿病性周围神经病的手术评估[J].中华神经外科杂志,2011,27(6):643-648.

[2] 张文川,李世亭,郑学胜,等.神经减压术治疗糖尿病下肢周围神经病变的适应证及疗效分析[J].中国微侵袭神经外科杂志,2010,15(8):345-348.

[3] 张文川.周围神经疾病的诊断和外科治疗—任重道远[J].中华神经外科疾病研究杂志,2015,14(3):193-195.

[4] 廖陈龙,周晗,杨晓笙,等.神经减压缓解糖尿病大鼠触诱发痛的机制研究[J].中华神经外科杂志,2020,36(2):194-199.

[5] Burchiel K J, Ochoa J L. Surgical management of post-traumaticneuropathic pain[J]. Neurosurg Clin N Am,1991,2(1):117-126.

[6] Merren M D. Gabapentin for treatment of pain and tremor:a large case series[J]. South Med J,

1998,91(8):739-744.

[7] Hansen H C. Treatment of chronic pain with antiepileptic drugs:a new era[J]. South Med J,1999,
92(7):642-649.

[8] O'Neill O R,Burchiel K J. Role of the sympathetic nervous system in painful nerve injury[J].
Neurosurg Clin N Am,1991,2(1):127-136.

[9] Ochs G,Schenk M,Struppler A. Painful dysaesthesias following peripheral nerve injury:a clinical
and electrophysiological study[J]. Brain Res,1989,496(1-2):228-240.

[10] Kim D H，Kline D G. Surgical outcome for intra-and extrapelvic femoral nerve lesions[J]. J
Neurosurg,1995,83(5):783-790.

[11] Patel M R,Bassini L. A comparison of five tests for determining hand sensibility[J]. J Reconstr
Microsurg,1999,15(7):523-526.

[12] Kline D G，Kim D, Midha R，et al. Management and resulof sciatic nerve injuries:a 24-year
experience[J]. J Neurosurg,1998,89(1):13-23.

[13] Zhong W X，Zhang W C, Zheng X S，et al. The high-resolution ultrasonography and
electrophysiological studies in nerve decompression for ulnar nerve entrapment at the elbow[J]. J
Reconstr Microsurg,2012,28 (5):345-348.

[14] Zhang W C，Zhong W X，Yang M,et al. Evaluation of the clinical efficacy of multiple lower-
extremity nerve decompression in diabetic peripheral neuropathy[J]. Br J Neurosurg,2013,27
(6):795-799.

第九章 周围神经疾病的电生理检查

第一节 肌 电 图

一、常用肌肉解剖和进针方法

(一)上肢神经支配肌肉和进针方法

1. 正中神经主要支配肌肉和进针方法

(1)拇短展肌(abductor pollicis brevis):自近端向远端分别受 C8～T1 神经根、臂丛下干、正中神经等支配。进针方法为掌心向上,在腕掌关节和第一掌指关节连线中点偏桡侧处进针,不宜进针太深。嘱患者外展拇指获得募集相。

(2)旋前方肌(pronator quadratus):自近端向远端分别受 C7～T1 神经根、臂丛中干下干、侧索内索、正中神经支配。进针方法为掌心向下,在尺、桡骨茎突连线中点向近端 5 cm 处进针。嘱患者旋前屈曲前臂获得募集相。

(3)指浅屈肌(flexor digitorum superficialis):自近端向远端分别受 C7～T1 神经根、臂丛中干下干、侧索内索、正中神经支配。进针方法为在肱二头肌肌腱远端 7～9 cm、中线偏内侧处进针。嘱患者屈曲第 2～5 手指指骨获得募集相。

(4)桡侧腕屈肌(flexor carpi radialis):自近端向远端分别受 C6、C7 神经根,臂丛上干中干、侧索、正中神经支配。进针方法为在肱二头肌远端 6 cm 偏外侧处进针。嘱患者屈曲腕部,前臂向桡侧偏斜获得募集相。

(5)拇长屈肌(flexor pollicis longus):自近端向远端分别受 C7～T1 神经根、臂丛中干下干、侧索内索、正中神经、前骨间神经支配。进针方法为在桡动脉搏动处近端约 6 cm 稍偏桡侧处进针。嘱患者屈曲拇指远端获得募集相。

(6)第 2、3 指深屈肌(flexor digitorum profundus):自近端向远端分别受 C7、C8 神经根,臂丛中干下干、侧索内索、正中神经支配。进针方法为屈曲前臂使之垂直于桌面,在尺骨鹰嘴远端 6 cm 向尺侧进针 3～4 cm。嘱患者屈曲第 2、3 手指指骨获得募集相。

(7)旋前圆肌(pronator teres):自近端向远端分别受 C6、C7 神经根,臂丛上干中干、侧索、正中神经支配。进针方法为在肱二头肌远端 2 cm 偏外侧处进针。嘱患者将前臂旋前获得募集相。

2. 尺神经主要支配肌肉和进针方法

(1)小指展肌(abductor digiti minimi):自近端向远端分别受 C8～T1 神经根、臂丛下干、内索、尺神经支配。进针方法为在腕横纹与第五掌指关节间中点处进针,进针不可太深。嘱患者外展小指获得募集相。

(2)第一骨间肌(interossei):自近端向远端分别受 C8～T1 神经根、臂丛下干、内索、尺神经支配。进针方法为自第二掌指关节向远端进针,进针不可太深。嘱患者外展示指获得募集相。

(3)尺侧腕屈肌(flexor carpi ulnaris):自近端向远端分别受 C8～T1 神经根、臂丛下干、内索、尺神经支配。进针方法为掌心向上,前臂中上 1/3 处尺侧进针。嘱患者屈曲腕部再将前臂向尺侧偏斜获得募集相。

(4)第 4、5 指深屈肌(flexor digitorum profundus):自近端向远端分别受 C8～T1 神经根、臂丛下干、

内索、尺神经支配。进针方法为前臂屈曲使之垂直于桌面，在尺骨鹰嘴远端 6 cm 处向尺侧进针，进针深度较浅。嘱患者屈曲第 4、5 手指指骨获得募集相。

3. 桡神经主要支配肌肉和进针方法

（1）肱三头肌（triceps brachii）：自近端向远端分别受 C6～C8 神经根、臂丛上干中干下干、后索、桡神经支配。进针方法为前臂屈曲，在尺骨鹰嘴上方、上臂中间处进针。嘱患者伸展前臂获得募集相。

（2）指总伸肌（extensor digitorum communis muscle）：自近端向远端分别受 C7、C8 神经根，臂丛中干下干、后索、后骨间神经、桡神经支配。进针方法为掌心向下，前臂置于患者大腿，在肱骨外上髁远端 4 cm 处进针。嘱患者背屈手腕或手指获得募集相。

（3）尺侧腕伸肌（flexor carpi ulnaris）：自近端向远端分别受 C7、C8 神经根，臂丛中干下干、后索、后骨间神经、桡神经支配。进针方法为掌心向下，在前臂中上 1/3 处尺骨桡侧进针。嘱患者背伸腕部并向尺侧偏斜获得募集相。

（4）桡侧腕长、短伸肌（extensor carpi radialis longus/brevis）：自近端向远端分别受 C5～C7 神经根、臂丛上干中干、后索、桡神经支配。进针方法为掌心向下，在肱骨外上髁远端 6 cm 偏桡侧处进针。嘱患者背屈腕部并向桡侧偏斜获得募集相。

（5）肱桡肌（brachioradialis）：自近端向远端分别受 C5、C6 神经根，臂丛上干、后索、桡神经支配。进针方法为掌心向上，在肱二头肌肌腱桡侧 2～3 cm 处进针。嘱患者屈曲前臂获得募集相。

（6）示指伸肌（extensor indicis）：自近端向远端分别受 C7、C8 神经根，臂丛中干下干、后索、后骨间神经、桡神经支配。进针方法为掌心向下，在尺骨茎突近端 4 cm 处偏桡侧进针。嘱患者伸示指获得募集相。

4. 腋神经主要支配肌肉和进针方法

三角肌（deltoid）：自近端向远端分别受 C5、C6 神经根，臂丛上干、后索、腋神经支配。进针方法为在肩峰正下方 4～5 cm 处进针。嘱患者向侧方抬起上臂获得募集相。

5. 肌皮神经主要支配肌肉和进针方法

肱二头肌（biceps brachii）：自近端向远端分别受 C5、C6 神经根，臂丛上干、侧索、肌皮神经支配。进针方法为在上臂中间进针。嘱患者在前臂旋前位时屈曲前臂获得募集相。

6. 肩胛上神经主要支配肌肉和进针方法

（1）冈上肌（supraspinatus）：自近端向远端分别受 C5、C6 神经根，臂丛上干、肩胛上神经支配。进针方法为在冈上窝处进针，针尖触碰到肩胛骨时稍向外拔出一点。嘱患者外展上臂获得募集相。

（2）冈下肌（infraspinatus）：自近端向远端分别受 C5、C6 神经根，臂丛上干、肩胛上神经支配。进针方法为在肩胛骨内 1/3 向下 3 cm 处进针，进针不宜太浅。嘱患者上臂屈曲 90°贴紧胸部时，外展前臂获得募集相。

（二）下肢神经支配肌肉和进针方法

1. 胫神经主要支配肌肉和进针方法

（1）腓肠肌内侧头（medial head of gastrocnemius）：自近端向远端分别受 S1、S2 神经根，骶丛、坐骨神经的胫神经分支、胫神经支配。进针方法为在小腿中上 1/3 处内侧进针。嘱患者跖屈踝关节获得募集相。

（2）比目鱼肌（soleus）：自近端向远端分别受 S1、S2 神经根，骶丛、坐骨神经的胫神经分支、胫神经支配。进针方法为在腓肠肌内侧头稍远端跟腱内侧处进针。嘱患者跖屈踝关节获得募集相。

（3）踇展肌（abductor muscle）：自近端向远端分别受 S1、S2 神经根，骶丛、坐骨神经的胫神经分支、胫神经支配。进针方法为在足舟骨下方肌肉隆起处进针。嘱患者外展踇趾获得募集相，但很多人难以自主收缩该肌肉。

（4）胫骨后肌（tibialis posterior）：自近端向远端分别受 L5、S1 神经根（可能也有 L4 神经根），骶丛、坐骨神经的胫神经分支、胫神经支配。进针方法为在膝关节和踝关节外侧间沿胫骨连线中点处胫骨后缘斜向进针。嘱患者内旋足部获得募集相。

2.腓总神经主要支配肌肉和进针方法

（1）胫骨前肌（tibialis anterior）：自近端向远端分别受 L4、L5 神经根，骶丛、坐骨神经的腓总神经分支、腓总神经、腓深神经支配。进针方法为在胫骨结节下 6 cm 旁开 1 cm 处进针。嘱患者背屈踝关节获得募集相。

（2）踇长伸肌（extensor hallucis longus）：自近端向远端分别受 L5、S1 神经根，骶丛、坐骨神经的腓总神经分支、腓总神经、腓深神经支配。进针方法为自踝部沿腓骨外侧缘向上方 8 cm 处进针。嘱患者背伸踇趾获得募集相。

（3）趾长伸肌（extensor digitorum longus）：自近端向远端分别受 L5、S1 神经根，骶丛、坐骨神经的腓总神经分支、腓总神经、腓深神经支配。进针方法为在胫骨结节下 6 cm 旁开 2 cm 处进针。嘱患者伸第 2~5 趾获得募集相。

（4）腓骨长肌（peroneus longus）：自近端向远端分别受 L5、S1 神经根，骶丛、坐骨神经的腓总神经分支、腓总神经、腓浅神经支配。进针方法为在腓骨小头下方 4 cm 处进针。嘱患者背屈踝关节并外旋足部获得募集相。

（5）腓骨短肌（peroneus brevis）：自近端向远端分别受 L5、S1 神经根，骶丛、坐骨神经的腓总神经分支、腓总神经、腓浅神经支配。进针方法为在外踝上方 8 cm、腓骨长肌肌腱前方进针。嘱患者背屈踝关节并外旋足部获得募集相。

（6）趾短伸肌（extensor digitorum brevis）：自近端向远端分别受 L5、S1 神经根，骶丛、坐骨神经的腓总神经分支、腓总神经、腓深神经支配。进针方法为在外踝下方 4 cm 处进针。嘱患者背屈第 2~4 趾获得募集相。

3.股神经主要支配肌肉和进针方法

（1）股直肌（rectus femoris）：自近端向远端分别受 L2~L4 神经根、腰丛后支、股神经支配。进针方法为在髂前上棘与髌骨连线中点处进针。嘱患者伸直膝关节获得募集相。

（2）髂肌（iliacus）：自近端向远端分别受 L2、L3 神经根、腰丛后支、股神经支配。进针方法为在腹股沟韧带下股动脉搏动处外侧 2 cm 处进针。嘱患者屈曲大腿获得募集相。

（3）股外侧肌（vastus lateralis）：自近端向远端分别受 L2~L4 神经根、腰丛后支、股神经支配。进针方法为在髌骨外侧向上 7 cm 处进针。嘱患者伸直膝关节获得募集相。

（三）面神经支配肌肉和进针方法

（1）额肌（frontalis）：进针方法为在眼眶外上方 2 cm 处斜行进针。嘱患者上抬眉毛获得募集相。

（2）眼轮匝肌（orbicularis oculi）：进针方法为在眼角外侧斜行进针。嘱患者闭眼或眨眼获得募集相。

（3）口轮匝肌（orbicularis oris）：进针方法为在口角周围斜行进针。嘱患者噘嘴、鼓腮、闭嘴获得募集相。

（4）颏肌（mentalis）：进针方法为在下颌中线旁开 1 cm 处进针。嘱患者上提颏部皮肤使下唇向前获得募集相。

二、肌电图的诊断

（一）正常肌电图

1.插入电位　在针电极插入所检肌肉瞬间，针电极对肌纤维产生机械刺激，肌纤维发出持续时间约 300 ms 的电位。一旦针电极固定，插入电位即消失。

2.自发电位　放松状态下肌肉出现的自发电活动。

来自终板区的电位属于正常自发电位，又叫终板区电位。终板区通常在肌腹，若在终板区针电极针尖刺激到肌肉内的神经末梢时，会出现低波幅的终板噪声和高波幅的终板电位（也称为终板棘波）。

（1）终板噪声：由神经肌肉接头处突触前膜的乙酰胆碱囊泡自发破裂产生的微终板电位，小而短暂。

代表了突触后膜的一次小的去极化,在肌纤维终板附近被记录到(远不能达到引起肌肉动作电位的要求,不被传播)。

(2)终板电位:产生原理与终板噪声类似,只是引起其产生的突触递质较多。引起运动终板去极化后,产生的终板电位也是不被传播的局部反应,随着与终板距离的增加很快减弱。这种在终板附近肌纤维的电活动可呈短暂棘波,以快速不规则形式发放。

3. 运动单位电位　观察肌肉轻度随意收缩状态时的电活动,即一个前角细胞支配的一组肌纤维同步放电的总和。运动单位电位观察指标如下。

(1)时限(duration):电位偏离基线至回到基线的时间,代表了一个运动单位里不同肌纤维同步化兴奋的程度。

(2)波幅(amplitude):针电极针尖能收集到其周围约 7 个肌纤维产生的电活动,波幅即这些电活动的总和,一般采用峰-峰值计算。

(3)相位(phase):从运动单位电位离开至返回基线的部分。正常情况下一般为 2～4 相,不超过 4 相。超过 4 相者称为多相波,一般正常肌肉多相波占 15%～20%。但不同肌肉差异较大,如胫前肌可达 35%。

由于同一块肌肉中,不同运动单位肌纤维的分布呈现镶嵌型混合分布,故同一运动单位中肌纤维相邻的可能性较小。所以,在使用同心圆针电极记录时,同一个部位可以记录到多个运动单位的肌纤维电位。轻微移动针电极后,也可能记录到另一个新的动作电位。

(二)异常肌电图

1. 异常自发电位

(1)纤颤电位(fibrillation potential):失神经支配的肌纤维对乙酰胆碱敏感性增高或肌细胞膜电位稳定性下降导致的单个肌纤维自发放电。纤颤电位多呈双相,起始为正相,后为负相,频率为 2～30 Hz,时限为 1～2 ms,波幅为 20～200 μV,声音为尖而高调的嗒嗒声,多见于神经源性损害。

(2)正锐波(positive shape wave):其产生机制及临床意义与纤颤电位相同,呈一正相尖形、主峰向下的双相波,形似 V 形,频率为 4～10 Hz,时限为 10～100 ms,波幅差异很大,一般为 50～200 μV,声音为遥远的雷鸣样音,多见于神经源性损害。

(3)束颤电位(fasciculation potential):在安静的时候出现单个或部分运动单位电位支配肌纤维的自发放电,波形与正常的运动单位电位类似,多见于神经源性损害。

(4)其他:如复合重复放电(complex repetitive discharge,CRD)和肌颤搐放电(myokymic discharge)。

2. 肌强直放电(myotonic discharge)　与安静时肌膜氯离子通透性减小有关,多见于肌肉自主收缩或受机械刺激后。频率为 25～100 Hz,波幅为 10 μV～1 mV。放电过程中波幅和频率逐渐衰减,扩音器可传出"飞机俯冲或摩托车减速"样声音,见于各种原因所致的肌强直。

3. 异常运动单位电位(MUP)

(1)神经源性损害:表现为 MUP 时限增宽、波幅增高及多相波百分比增高,见于脊髓前角细胞病变、神经根病变、神经丛病变和周围神经病变等。

(2)肌源性损害:表现为 MUP 时限缩短、波幅降低及多相波百分比增高,见于进行性肌营养不良、炎性肌病和其他原因所致的肌病。

4. 异常募集相

(1)单纯相:肌肉大力收缩时,参与放电的运动单位数量明显减少,在肌电图上表现为单个独立的电位,见于神经源性损害。

(2)病理性干扰相:肌纤维变性或坏死使运动单位变小,在肌肉大力收缩时参与募集的运动单位数量明显增加,表现为低波幅干扰相,见于各种原因导致的肌源性损害。

(3)单纯混合相:参与放电的运动单位数量部分减少,大力收缩时相互重叠的运动单位电位的密集程度较干扰相稍有降低,基线部分可分辨,可见于神经源性损害。

(张文川　钟文祥)

第二节　神经传导检查

一、运动神经传导检查

1. 正中神经　记录电极放置于拇短展肌,参考电极放置于拇指远端。腕部刺激时,刺激电极阴极置于记录电极近端 6.5 cm、前臂横向中点处,阴极靠近记录电极。肘部刺激时,刺激电极阴极置于肘窝处肱动脉正上方,阴极靠近记录电极。肘部刺激时该处正中神经位置略深,需将电极与皮肤压紧。地线位于手背,腕部距离为腕部刺激电极阴极与记录电极间距离,两个刺激电极间距离为两刺激电极阴极之间的距离。

2. 尺神经　记录电极放置于小指展肌或第 1 骨间肌,参考电极放置于小指或示指远端。腕部刺激时,刺激电极阴极置于记录电极近端 6.5 cm、前臂尺侧处,阴极靠近记录电极。肘下刺激时,刺激电极阴极置于肘部沿尺神经干走行、肱骨内上髁远端 5 cm 处,阴极靠近记录电极。肘上刺激时,刺激电极阴极置于肘部沿尺神经干走行、肱骨内上髁近端 5 cm 处,阴极靠近记录电极。上臂刺激时,刺激电极阴极置于肘部沿尺神经干走行、肘上刺激电极近端 10 cm 处。地线位于手背,腕部距离为腕部刺激电极阴极与记录电极间距离,其他各刺激电极间距离为两刺激电极阴极之间的距离。注意测量肘上和肘下刺激电极距离时应屈曲肘部 90°。

3. 桡神经　记录电极放置于示指伸肌或指总伸肌,参考电极放置于尺骨茎突。肘部刺激时,刺激电极阴极置于肱二头肌肌腱与肱桡肌之间,阴极靠近记录电极,刺激时稍屈曲前臂。刺激桡神经沟时,刺激电极置于肱三头肌外侧缘和三角肌下界交界处,阴极靠近记录电极。此二处桡神经位置略深,需将电极与皮肤压紧。地线位于记录电极和刺激电极之间,远端距离为肘部刺激电极阴极与记录电极间距离,两个刺激电极间距离为两刺激电极阴极之间的距离,测量时应将皮尺拉直,并沿桡神经走行测量。

4. 肌皮神经　记录电极放置于肱二头肌肌腹,参考电极放置于肱二头肌肘窝处肌腱。刺激 Erb's 点时,刺激电极阴极置于锁骨上窝锁骨中点处上方 1 cm,阴极靠近记录电极。地线位于记录电极和刺激电极之间。当需要进行两侧比较时,刺激电极与记录电极间距离要相同,主要比较双侧动作电位波幅差异。

5. 腋神经　记录电极放置于三角肌,参考电极放置于肩峰。刺激 Erb's 点时,刺激电极阴极置于锁骨上窝锁骨中点处上方 1 cm,阴极靠近记录电极。地线位于记录电极和刺激电极之间。当需要进行两侧比较时,刺激电极与记录电极间距离要相同,主要比较双侧动作电位波幅差异。

6. 胫神经　记录电极放置于踇展肌,参考电极放置于第 1 掌趾关节。踝部刺激时,刺激电极阴极置于内踝后下方距离记录电极 9 cm 处,阴极靠近记录电极。膝部刺激时,刺激电极阴极置于腘窝腘动脉搏动处,阴极靠近记录电极。膝部刺激时该处正中神经位置略深,需将电极与皮肤压紧。地线位于记录电极和刺激电极之间,踝部距离为踝部刺激电极阴极与记录电极间距离,两个刺激电极间距离为两刺激电极阴极之间的距离。

7. 腓总神经　记录电极放置于趾短伸肌,参考电极放置于足背第 5 掌趾关节处。踝部刺激时,刺激电极阴极置于踝背正中距离记录电极 7 cm、偏外侧 1 cm 处,阴极靠近记录电极。腓下刺激时,刺激电极阴极置于腓骨小头下方,阴极靠近记录电极。腓上刺激时,刺激电极阴极置于腓下刺激电极近端 10 cm 处,阴极靠近记录电极。地线位于记录电极和刺激电极之间,踝部距离为踝部刺激电极阴极与记录电极间距离,两个刺激电极间距离为两刺激电极阴极之间的距离。

8. 股神经　记录电极放置于股直肌,参考电极放置于髌骨上方。刺激电极阴极置于腹股沟处股动脉搏动点外侧,阴极靠近记录电极,此处股神经位置略深,需将电极与皮肤压紧。地线位于记录电极和刺激电极之间。当需要进行两侧比较时,刺激电极与记录电极间距离要相同,主要比较双侧动作电位波幅差异。

9. 面神经　记录电极分别放置于一侧额肌、眼轮匝肌、口轮匝肌、颏肌,参考电极放置于对侧相应肌肉处。刺激电极阴极置于记录电极一侧乳突前下方,阴极靠近记录电极。地线放置于前额。

二、感觉神经传导检查

1. 正中神经

(1)示指记录法:采用反向记录法,记录电极放置于示指,参考电极放置于记录电极远端 2~3 cm 处。刺激电极阴极置于记录电极近端 13 cm、腕管正中神经处,阴极靠近记录电极。地线位于手背。测量距离时要伸直手指。

(2)中指记录法:采用反向记录法,记录电极放置于中指,参考电极放置于记录电极远端 2~3 cm 处。刺激电极阴极置于记录电极近端 13 cm、腕管正中神经处,阴极靠近记录电极。地线位于手背。测量距离时要伸直手指。

(3)手掌感觉传导记录法:采用顺向记录法,记录电极放置于腕部中点、正中神经走行处,参考电极放置于记录电极近端 2~3 cm。刺激电极阴极置于第 2、3 指间隙与记录电极连线上、距离记录电极 9 cm 处,阴极靠近记录电极。地线位于手背。

2. 尺神经

(1)小指记录法:采用反向记录法,记录电极放置于小指,参考电极放置于记录电极远端 2~3 cm 处。刺激电极阴极置于记录电极近端 11 cm、腕部尺神经处,阴极靠近记录电极。地线位于手背。测量距离时要伸直手指。

(2)手掌感觉传导记录法:采用顺向记录法,记录电极放置于腕部尺神经走行处,参考电极放置于记录电极近端 2~3 cm 处。刺激电极阴极置于第 3、4 指间隙与记录电极连线上、距离记录电极 9 cm 处,阴极靠近记录电极。地线位于手背。

(3)手背尺侧皮神经感觉传导记录法:采用反向记录法,记录电极放置于手背第 4、5 指间隙近端 3~4 cm 处,参考电极放置于记录电极远端 2~3 cm 处。刺激电极阴极置于记录电极近端 10 cm、腕部尺神经处,阴极靠近记录电极。地线位于手背。

3. 桡神经　采用反向记录法,记录电极放置于虎口近端 3~4 cm 处,参考电极放置于记录电极远端 2~3 cm 拇指处。刺激电极阴极置于记录电极近端桡侧 10 cm、腕部桡神经处,阴极靠近记录电极。地线位于手背。

4. 前臂内侧皮神经　采用反向记录法,记录电极放置于肱二头肌肌腱远端尺侧 8 cm 处,参考电极放置于记录电极远端 2~3 cm 处。刺激电极阴极置于肱二头肌肌腱近端 4 cm 肱动脉内侧,阴极靠近记录电极。地线位于记录电极和刺激电极之间。

5. 前臂外侧皮神经　采用反向记录法,记录电极放置于肱二头肌肌腱远端桡侧 12 cm 处,参考电极放置于记录电极远端 2~3 cm 处。刺激电极阴极置于肱二头肌肌腱外侧肘横纹处,阴极靠近记录电极。地线位于记录电极和刺激电极之间。

6. 腓浅神经感觉支　采用反向记录法,记录电极放置于外踝与足背正中连线中点上方 1 cm 处,参考电极放置于记录电极远端 2~3 cm 处。刺激电极阴极置于小腿前外侧、记录电极近端 10 cm,阴极靠近记录电极。地线位于记录电极和刺激电极之间。

7. 腓肠神经　采用反向记录法,记录电极放置于外踝后下方处,参考电极放置于记录电极远端 2~3 cm 处。刺激电极阴极置于小腿后外侧、记录电极近端 14 cm 处,阴极靠近记录电极。地线位于记录电极和刺激电极之间。

8. 股外侧皮神经　采用反向记录法,记录电极放置于髂前上棘和股骨外侧髁连线中点处,参考电极放置于记录电极远端 3~4 cm 处。刺激电极阴极置于髂前上棘下方,阴极靠近记录电极。地线位于记录电极和刺激电极之间。

9. 足掌外侧神经　采用顺向记录法,记录电极放置于内踝后下方,参考电极放置于记录电极近端 2~3 cm 处。刺激电极阴极置于足底外侧,第 4、5 趾间隙后方距离记录电极 14 cm 处,阴极靠近记录电极。地线位于记录电极和刺激电极之间。

10. 足掌内侧神经　采用顺向记录法,记录电极放置于内踝后下方,参考电极放置于记录电极近端 2 ～3 cm 处。刺激电极阴极置于足底内侧,第 1、2 趾间隙后方距离记录电极 14 cm 处,阴极靠近记录电极。地线位于记录电极和刺激电极之间。

11. 隐神经　采用反向记录法,记录电极放置于内踝与胫骨前肌肌腱间,参考电极放置于记录电极远端 2～3 cm 处。刺激电极阴极置于记录电极近端 12 cm、胫骨与腓肠肌内侧头之间,阴极靠近记录电极。地线位于记录电极和刺激电极之间。

三、F 波和 H 反射

1. F 波　F 波(F wave)是神经干在超强刺激下,在肌肉动作电位 M 波后较迟出现的一个小的肌肉动作电位。因其最早于 1950 年在足部肌肉被记录到,故称为 F 波。实际操作中可发现,无论是上肢还是下肢刺激时,若将刺激电极逐渐移向近端,M 波潜伏时间逐渐延长,而 F 波潜伏时间逐渐缩短。这说明,F 波的电兴奋是先离开肌肉记录电极而朝向脊髓,然后由脊髓前角细胞返回到远端记录肌肉上来。F 波实际上是一个小的肌肉动作电位,其环路无论是传入还是传出,均为纯运动纤维。它由 1%～5% 的逆行兴奋运动神经元发放,环路无突触,因此其并非真正的反射。

2. H 反射　H 反射又称霍夫曼(Hoffmann)反射,是利用较小电量刺激神经,冲动经感觉神经纤维向上传导至脊髓,再经单一突触连接传入下运动神经元而引发的肌肉电活动。因其最初由 Hoffmann 在 1918 年描述,故得名。在神经干给予电刺激后,经感觉神经的 Ⅰa 类纤维传入脊髓后角,由 α 运动神经元轴突传出,引起相应肌肉产生动作电位。具体测量时,一般从低强度开始刺激,逐渐加量,通常在出现 M 波后可出现稳定的 H 波,随着刺激强度的增加,H 波又逐渐消失。

(张文川　钟文祥)

第三节　躯体感觉诱发电位

躯体感觉诱发电位(somatosensory evoked potential,SEP)简称体感诱发电位,是指躯体感觉系统的周围神经在接受适当刺激后,在其特定的感觉神经传导通路上记录到的电反应,主要反映周围神经、脊髓后索、脑干、丘脑、丘脑放射及感觉皮质的功能状态。

(一)上肢体感诱发电位

1. 检查方法

(1)刺激电极:诱发上肢正中神经体感诱发电位时,刺激电极置于手腕正中神经处。诱发上肢尺神经体感诱发电位时,刺激电极置于手腕尺神经处。

(2)记录电极:Erb's 点、C7 棘突点、对侧头部相应的感觉区(C3、C4 后方 2 cm 处),分别可记录到周围神经电位、脊髓电位以及皮质下电位和皮质电位。

(3)参考电极、地线:参考电极放置于额中点(Fz),地线放置于记录电极和刺激电极之间。

2. 波形识别

(1)Erb's 点可记录到 N9,起源于臂丛神经电位。

(2)C7 棘突点可记录到 N13,起源于颈髓后角的突触后电位。

(3)对侧头部相应的感觉区(C3、C4 后方 2 cm 处)可记录到 N20,起源于中央后回体感皮质区。

(二)下肢体感诱发电位

1. 检查方法

(1)刺激电极:诱发下肢胫神经体感诱发电位时,刺激电极置于内踝下方胫神经处。

(2)记录电极:腘窝点、L1 或 T12 棘突点、对侧头部相应的感觉区中央点(Cz),分别可记录到周围神经电位、脊髓电位以及皮质下电位和皮质电位。

（3）参考电极、地线：参考电极置放于额中点（Fz），地线放置于记录电极和刺激电极之间。

2. 波形识别

（1）腘窝点记录到的 N8，为胫神经复合电位（即通常在刺激 8 s 后出现，主波向上，故以 N8 表示）。

（2）在 L1 或 T12 棘突点处记录到的 N22，反映的是腰髓节段突触后电位。

（3）对侧头部相应的感觉区中央点纪录到的 P37（也有的命名为 P40），一般认为起源于大脑皮质中央后回上端。

（张文川　钟文祥）

参 考 文 献

［1］　党静霞.肌电图诊断与临床应用［M］.2 版.北京：人民卫生出版社，2013.

［2］　贾建平，陈生弟.神经病学［M］.8 版.北京：人民卫生出版社，2018.

［3］　芮德源，朱雨岚，陈立杰.临床神经解剖学［M］.2 版.北京：人民卫生出版社，2015.

［4］　中华医学会神经病学分会，中华医学会神经病学分会神经肌肉病学组，中华医学会神经病学分会肌电图与临床神经生理学组.肌电图规范化检测和临床应用共识修订版［J］.中华神经科杂志，2015，48(11)：950-964.

第十章 周围神经疾病的超声影像学检查

第一节 不同周围神经疾病的超声特征

一、正常神经超声检查

超声是一种简单、方便且无创的检查方法。使用高频线阵探头可清晰地显示周围神经的分布、走行、粗细及其与周围组织的解剖关系,能准确判断受损神经的位置,解释神经形态、结构改变的信息,评估周围神经损伤的形态学变化。

检查周围神经时,应注意利用周围神经附近的一些血管、骨骼等结构进行定位,多数周围神经与血管相伴行或走行于骨纤维管内。

正常的周围神经长轴声像图表现为多个基本平行排列的低回声(神经束结构),神经束之间为高回声的神经束膜结构,最外层的高回声处是神经外膜(图 10-1)。周围神经短轴声像图表现为多个圆形、类圆形的低回声,神经束膜为高回声,因此往往将神经短轴声像图形象地称为"筛网样"结构(图 10-2),这是超声识别周围神经的重要声像图特征。

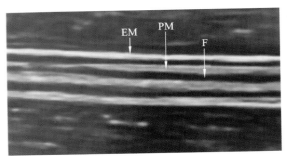

图 10-1 周围神经长轴声像图
EM:神经外膜;PM:神经束膜;F:神经束

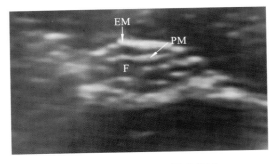

图 10-2 周围神经短轴声像图
EM:神经外膜;PM:神经束膜;F:神经束

二、周围神经损伤常见原因

周围神经损伤的常见原因如下。

(1)外伤。

(2)神经卡压性病变。

(3)医源性损伤。

(4)神经源性肿瘤或瘤样病变。

(5)其他神经病变(感染性、代谢性、中毒、缺血等)。

三、周围神经损伤的超声诊断

(一)创伤性周围神经损伤

周围神经发生损伤后,如神经部分断裂或完全断裂,或神经被周围瘢痕组织、钙化灶、机化的血肿、增生的骨质、骨内固定物等卡压后，神经功能的恢复较为困难，往往需要手术治疗。早期明确诊断、及时手术治疗有助于神经功能的尽快恢复。但如果神经损伤程度较轻，手术治疗反而会加重神经损伤。因此，准确而全面地评估神经损伤的程度、类型等有助于临床治疗方案的确定。

怀疑周围神经损伤行超声检查时注意观察以下内容：①神经本身的病变，神经的连续性如何，有无部分断裂或完全断裂，神经管径及内部回声有无异常。②观察神经周围有无异常改变，有无骨折断端、异物、骨内固定物、机化的血肿或瘢痕组织等，以及这些病变与神经的关系等。

周围神经损伤超声主要表现如下。

1. 周围神经完全断裂　周围神经连续性中断，两断端增粗，回声减低，有时于近端可见梭形或类圆形低回声结节，为神经瘤形成。缺损区域可被瘢痕组织所替代，超声显示为条形低回声区域，内部无神经纤维束结构，边界欠规则。

2. 周围神经部分断裂　周围神经尚连续，但部分神经束断裂，局部可见低回声，为瘢痕组织或神经瘤形成。

3. 周围神经卡压　周围神经尚连续，但局部神经正常结构消失，回声增高，或神经局部变细，周围可见异常组织，如骨折片、机化的血肿、瘢痕组织、增生的骨质等。

4. 周围神经水肿　周围神经连续性完整，但弥漫性增粗，内部回声减低，周围组织未见明显异常回声。

（二）周围神经肿瘤

周围神经肿瘤可分为良性和恶性两类，良性肿瘤主要包括神经鞘瘤、神经纤维瘤、周围神经纤维脂肪瘤、神经鞘囊肿、创伤性神经瘤等，恶性肿瘤主要为恶性周围神经鞘瘤。

超声表现如下：

周围神经良性肿瘤超声表现为肿瘤边界清楚、呈圆形或梭形的低回声结节或团块，其两端可见与神经相延续。周围神经纤维瘤超声图像见图 10-3。

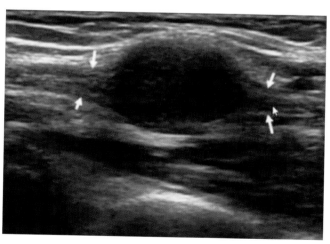

图 10-3　周围神经纤维瘤

恶性周围神经鞘瘤超声表现为沿神经长轴生长的实性团块。当肿瘤出现以下征象时应怀疑恶性周围神经鞘瘤的存在：①肿瘤直径>5 cm；②由于肿瘤内部出血或坏死而使肿瘤内部回声不均匀；③肿瘤边界不清；④肿瘤侵及周围组织；⑤肿瘤周围组织水肿；⑥局部骨质破坏；⑦引流区域淋巴结肿大。

（三）医源性损伤

周围神经医源性损伤是指在医疗操作过程中造成的神经损伤，常发生在治疗过程中。医源性损伤约占周围神经损伤的 4%。常见的原因包括产伤性臂丛神经牵拉伤、放射性损伤、手术操作损伤、石膏或夹板的压迫性神经损伤、注射损伤、止血带损伤等。超声检查时，结合病史有助于确定超声检查的目标（图 10-4）。

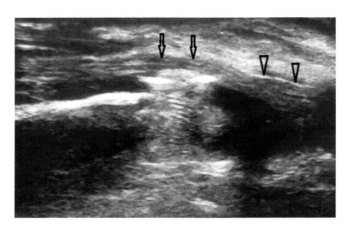

图 10-4   桡骨骨折内固定术后尺神经被螺钉卡压

注:纵断面显示卡压处尺神经变细(箭头),其远处尺神经增粗(三角箭头)

(四)神经卡压性病变

神经卡压性病变是指周围神经在走行过程中,任何一处受到外界的机械性压迫而产生的综合征。周围神经在走行过程中,经过骨-纤维管道或跨越腱膜、穿过筋膜处,其活动空间会受到限制。这些管道、腱膜、筋膜狭窄、肥厚、粘连等均可使经过该处的神经被挤压,长此下去,可使神经传导功能发生障碍,严重者可发展为永久性神经功能障碍。临床称之为神经卡压综合征。

临床表现:受卡压神经支配区域感觉异常、肌肉萎缩及运动功能障碍。超声表现:受压处神经变扁,受压处近端和(或)远端神经增粗。

1. 腕管综合征

(1)概念:腕管综合征是周围神经卡压性病变中最常见的一种。任何原因引起腕管内压力增高使正中神经受压,导致神经功能障碍,即称为腕管综合征。主要表现为拇指、示指、中指和无名指桡侧半麻木、疼痛,夜间加剧,病程长者可有大鱼际肌萎缩,对掌功能受限。Tinel 征阳性,腕掌屈试验(Phalen 试验)阳性。好发于 30~50 岁人群,女性为男性的 5 倍。两手同时发病者占该病总数的 1/3~1/2。

(2)超声表现:使用高频线阵探头能很好地显示腕管。

正常腕管超声表现:正常腕管处正中神经横断面呈椭圆形,位于腕横韧带的深部,第 2、3 指屈肌腱的浅侧和拇长屈肌腱的内侧的回声比肌腱低。长轴声像图显示正中神经走行顺畅,向远端走行过程中逐渐变细,无受压表现(图 10-5)。

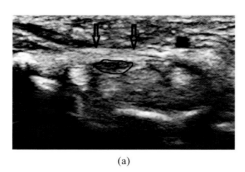

(a)

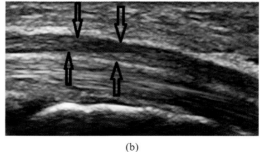

(b)

图 10-5   正常正中神经

(a)短轴切面声像图显示正中神经为椭圆形结构,位于腕横韧带(箭头)深部;(b)长轴切面声像图显示正中神经(箭头)走行流畅,无受压

腕管综合征超声表现:短轴声像图显示正中神经在腕管内远端变细,在腕管近端肿胀增粗。局部腕横韧带向掌侧隆起,有时可见正中神经受压处腕横韧带明显增厚。大多数研究表明,正中神经在近侧腕管的横断面积大于 10 mm² 可提示腕管综合征。长轴声像图显示腕横韧带增厚压迫正中神经,神经走行

过程中突然变细。近端肿胀,压迫处有"凹槽"征(图 10-6)。超声可用于评估引起正中神经病变的诱发因素,如关节炎性狭窄、腱鞘炎、囊肿、术后瘢痕,还可用于发现解剖结构变异,如正中神经高位分叉,永存正中动脉,指屈肌肌腹过低、蚓状肌肌腹过高。

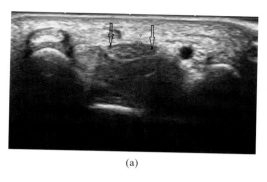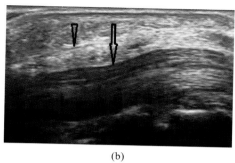

(a)　　　　　　　　　　　　　　　(b)

图 10-6　腕管综合征

(a)横断面显示腕管内近端正中神经(箭头)管径增粗;(b)纵断面显示正中神经在远侧腕管局部受压凹陷(长箭头),腕横韧带增厚(三角箭头)

2. 旋前圆肌综合征

(1)概念:前臂近 1/3 段的正中神经走行于旋前圆肌的肱骨头和尺骨头之间。凡是正中神经在前臂近段走行过程中由于局部卡压的因素引起的一系列临床症状,称为旋前圆肌综合征。

(2)临床表现:前臂疼痛、手部笨拙无力,正中神经分布区域麻木瘫痪,旋前时疼痛,触痛,旋前圆肌僵硬或增大,拇长屈肌和拇短屈肌无力及鱼际肌萎缩。

(3)病因:旋前圆肌水平的解剖因素、慢性运动损伤、肿块压迫、创伤和感染等。

(4)超声表现:检查可见卡压的正中神经水肿,回声减低,卡压部位变细,卡压部位远端和近端神经节段性水肿增粗、回声减低(图 10-7)。

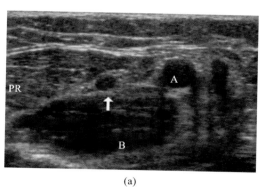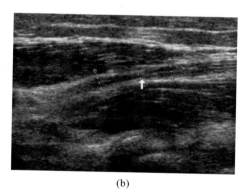

(a)　　　　　　　　　　　　　　　(b)

图 10-7　旋前圆肌综合征

(a)短轴声像图显示正中神经位于旋前圆肌深处,水肿增粗(箭头);PR:旋前圆肌浅头;B:肱肌;A:肱动脉。(b)长轴声像图显示旋前圆肌深处正中神经卡压部位变细(箭头),其远端和近端神经均水肿增粗

3. 旋后肌综合征

(1)概念:桡神经在接近肘部处,由上臂后方经肘外侧于肱桡肌和肱肌之间绕行至前方,再向下分为深支和浅支,桡神经深支在桡骨头以下水平穿过旋后肌的深层和浅层,穿出旋后肌后桡神经深支改称为骨间后神经。桡神经深支在穿过旋后肌深浅层之间受到压迫产生的一系列神经压迫症候群,称为旋后肌综合征。

(2)临床表现:感觉无异常,伸指无力、外展拇指无力、伸腕无力。

(3)超声表现:卡压部位近端及远端水肿、回声减低、血流可增多(图 10-8)。

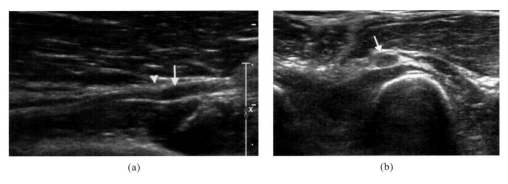

(a)　　　　　　　　　　(b)

图 10-8　旋后肌综合征

(a)长轴声像图显示骨间后神经水肿,Frohse 弓(三角箭头)压迫骨间后神经,近端变粗(箭头);(b)短轴声像图显示神经增粗,回声减低(箭头)

4. 肘管综合征

(1)概念:尺神经在肘管这一特殊解剖部位受各种因素的压迫,产生以尺神经麻痹为主的症状和体征,称为肘管综合征。

(2)常见原因:肘管底部的尺侧副韧带增厚、肘肌异常、关节内有游离体、腱鞘囊肿、骨骼异常等。肱三头肌内侧头向前移位、尺侧腕屈肌两头之间纤维带形成亦可导致尺神经卡压。

(3)临床表现:肘内侧疼痛、手掌尺侧及尺侧一个半手指感觉异常及手内在肌无力。严重者可出现爪形手畸形。

(4)超声表现:超声显示尺神经局部受压变细,其近端神经增粗,内部神经纤维束结构显示不清。肘管支持带有时可见增厚。在肱骨内上髁水平横切可对尺神经横断面积进行定量测量,尺神经横断面积>7.5 mm² 可提示肘管综合征。超声检查可显示引起尺神经卡压的一些病因,如肘管内占位性病变、骨质增生、滑膜炎(图 10-9)。伴有尺神经半脱位者,可进行动态超声检查,即探头横切放置在肱骨内上髁与尺骨鹰嘴之间,让患者做屈肘动作,实时扫查可见尺神经向前移位至肱骨内上髁前方。

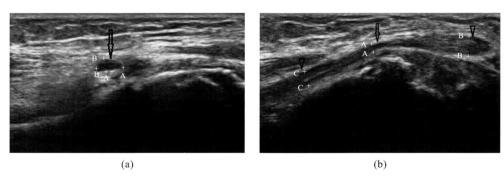

(a)　　　　　　　　　　(b)

图 10-9　肘管综合征

(a)尺神经短轴声像图可见肘管近端尺神经水肿,回声减低(箭头);(b)尺神经长轴声像图可见尺神经受压变细(A 点,即长箭头),近端和远端(B 点和 C 点,即三角箭头)尺神经水肿增粗

5. 腕尺管综合征

(1)概念:腕尺管又称 Guyon 管。腕尺管综合征是指尺神经在腕尺管卡压而引起手的运动和感觉功能障碍、内在肌萎缩的症候群。

(2)常见原因:凡能引起腕尺管内各种结构体积增大或使腕尺管体积减小的病变,都可压迫尺神经,发生腕尺管综合征。常见原因有腱鞘囊肿、血管瘤、脂肪瘤、腕掌侧韧带增厚、异常的肌肉或腱性组织增厚等。

(3)临床表现:尺神经在腕尺管处的病变较为少见,其临床症状因病变的部位不同及其所累及的是尺神经主干还是分支而不同。累及尺神经主干时可出现手部运动和感觉障碍,表现为尺侧一个半手指麻木、疼痛、感觉减退或消失,小鱼际肌萎缩,无名指、小指屈曲,不能完全伸直,病程长者可出现爪形手畸形,累及深支时,只有手内在肌运动功能障碍,而无感觉异常。累及浅支时,患者只有感觉障碍,主要是手掌尺侧及尺侧一个半手指的皮肤感觉障碍。

(4)超声表现:正常豌豆骨水平的尺神经位于尺动脉的尺侧,横断面呈一小的圆形筛网状结构,超声检查可发现腕尺管内的占位性病变,如起自豌豆骨-三角骨关节的腱鞘囊肿、异常肌肉、尺动脉假性动脉瘤、骨赘等(图10-10)。

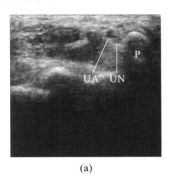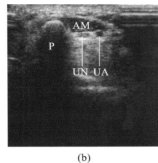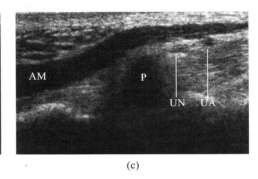

图 10-10　腕尺管综合征

(a)短轴声像图显示正常侧尺神经(UN)、尺动脉(UA);(b)短轴声像图显示患侧尺神经上方的小指展肌(AM)压迫尺神经;(c)矢状斜位声像图显示异常小指展肌压迫尺神经,神经增粗水肿;P,pisiform bone,豌豆骨

6.梨状肌综合征

(1)概念:坐骨神经在梨状肌下方或穿越梨状肌时受到卡压引起的以下肢麻木、疼痛、无力为主要临床表现的综合征,称为梨状肌综合征。

事实上,较多梨状肌综合征患者的受压部位不一定在梨状肌处,坐骨神经臀部走行区域的任何异常,均有可能产生相似的症状。也就是说,梨状肌综合征更多地被视为一个概念,梨状肌综合征患者可能其梨状肌本身并无异常,因此超声检查时应结合病史,关注坐骨神经周围的软组织,并根据实际情况扩大检查范围。

(2)病因:引起梨状肌综合征的原因较多,包括梨状肌肿胀、梨状肌纤维化、股方肌肿胀、滑囊病变。超声检查不一定能显示所有患者的形态学异常,推荐双侧对比检查,比较双侧的坐骨神经以及梨状肌、股方肌、滑囊等神经周围组织。

(3)超声表现:超声检查梨状肌往往测量前后斜径,不同人群相差较大,所以难以通过参考值提示梨状肌的肿胀和萎缩程度。一般认为梨状肌较对侧增大即为肿胀,当同时存在坐骨神经的形态学异常时,则可增加超声诊断的准确性和可靠性(图10-11)。梨状肌轻度肿胀者仅表现为肌肉测量值较对侧增大,严重者内部结构紊乱,与坐骨神经分界不清(图10-12)。

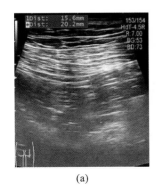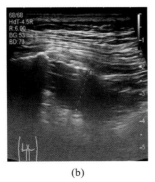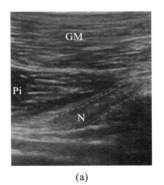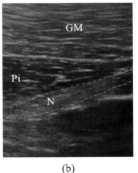

图 10-11　梨状肌综合征(一)

显示右侧梨状肌(a)较左侧(b)肿胀

图 10-12　梨状肌综合征(二)

(a)右侧坐骨神经长轴声像图显示梨状肌肿胀,与坐骨神经分界不清,坐骨神经在其下部区域增粗;(b)左侧正常对照声像图;GM,臀大肌;Pi,梨状肌;N,坐骨神经

7.股外侧皮神经卡压

（1）概念：股外侧皮神经卡压又称股外侧皮神经炎、麻痹性股痛等，是神经走行过程中机械性受压产生的神经功能障碍。

（2）常见位置：股外侧皮神经来源于第2、3腰神经前支的后段，斜向外下方穿腰大肌至其外侧缘，经髂肌前方，在近髂前上棘内侧走行于腹股沟韧带中。而后跨过缝匠肌，走行于阔筋膜形成的双层膜结构中。所以股外侧皮神经卡压较常发生于髂前上棘与腹股沟韧带外端深面的两层之间形成的骨-纤维管内（距离髂前上棘2 cm以内）。

（3）病因：腹围过大、风湿免疫性病变、外伤或盆腔肿块、安全带挤压、紧身裤综合征、后路脊椎手术。

（4）临床表现：股外侧皮神经支配区灼痛、麻木、过敏，触、痛、温度觉可有减弱（纯感觉神经）。

（5）超声表现：髂前上棘处纤维组织增厚，或者股外侧皮神经与髂前上棘非常贴近而使神经受压，远端神经增粗（图10-13）。

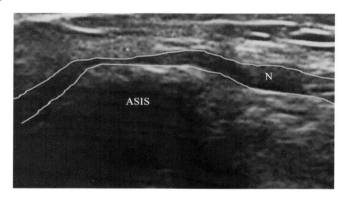

图10-13 股外侧皮神经卡压

股外侧皮神经长轴声像图显示髂前上棘处纤维组织增厚，神经受到卡压；ASIS:髂前上棘；N:股外侧皮神经；＊:纤维组织

8.腓总神经卡压

（1）概念：腓总神经卡压是下肢常见的周围神经卡压病变，是腓总神经在腓骨颈部受压而引起的一系列症状。

（2）常见病因：外伤、体位不当，石膏或小夹板使用不当，局部占位性病变，如胫腓关节腱鞘囊肿、腓骨上端肿瘤、股二头肌腱鞘囊肿、外侧半月板囊肿等。

（3）临床表现：典型的腓总神经损伤可导致足下垂和跨阈步态，小腿前外侧和足背感觉异常。腓骨颈部Tinel征阳性。

（4）超声表现：腓总神经受压处可见神经局部变细，其近端神经增粗，回声减低。受压神经旁可见囊肿、瘢痕、骨折片等异常回声（图10-14）。

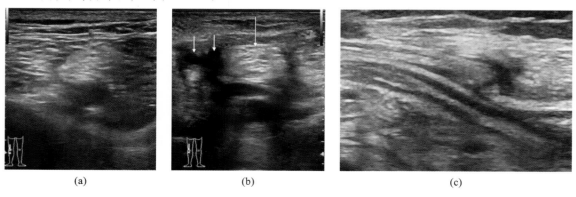

(a)　　　　　　　　(b)　　　　　　　　(c)

图10-14 腓总神经卡压

（a）左侧短轴声像图；（b）右侧短轴声像图显示瘢痕（短箭头）卡压腓总神经（长箭头）；（c）长轴声像图显示腓总神经受瘢痕卡压，神经变细

9. 踝管综合征

（1）概念：踝管综合征是指踝管内胫神经及其分支因卡压而导致局部和足底放射性疼痛、麻木的神经综合征。踝管内通过的结构由前向后依次为胫后肌腱、趾长屈肌腱、胫后动静脉、胫神经和踇长屈肌腱。

（2）常见原因：踝部外伤，引起韧带破裂、肿胀及继发纤维化；踝管内腱鞘囊肿、滑膜炎、瘢痕组织、屈肌支持带增厚等。

（3）临床表现：起病较缓慢，多见于单侧，开始时足底及足内踝麻木疼痛，尤以夜间及负重或运动后加重，休息后缓解。

（4）超声表现：可显示踝管内胫神经的走行及其分支。胫神经紧邻胫后动静脉，若踝管内有占位性病变，超声可显示病变的大小、形态及其与胫神经的位置关系。神经受压处可见胫神经变细，其近端神经可增粗、回声减低（图10-15）。

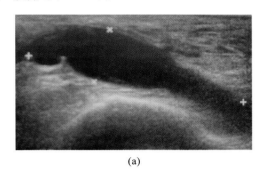 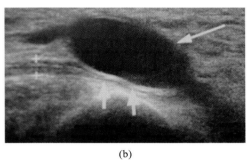

(a) (b)

图 10-15 踝管综合征

(a)内踝胫血管周围可见一囊性包块（标尺）；(b)纵断面显示胫神经被囊肿（长箭头）挤压，局部明显变细（短箭头），近端神经稍增粗（标尺）

（李 良 郭壮丽）

第二节 超声引导下周围神经疾病治疗技术

一、超声引导下神经松解治疗

（一）超声引导下神经松解治疗适应证和禁忌证

1. 适应证 局限性神经瘢痕粘连、神经卡压等，经药物、康复理疗等治疗后疗效不佳者。

2. 禁忌证 全身状况差者、精神疾病者、儿童等；无法配合或耐受有创操作者；局部感染和（或）表面皮肤有红斑、肿胀等不能注射类固醇激素者；近期多次穿刺治疗效果不佳者。

（二）超声引导下神经松解治疗方法

1. 超声引导下神经水分离治疗 神经瘢痕粘连或卡压主要表现为支配区域的感觉减退、麻木、刺痛感。长期反复的活动、直接损伤或局部受压都可能影响神经。超声引导下神经水分离方法可以松解瘢痕粘连或卡压。

方法：患者处于仰卧位或坐位，充分暴露神经粘连或卡压的部位，使用高频线阵探头短轴和长轴观察神经及周围瘢痕组织或受压组织后，采用神经短轴切面，选用22～25 G穿刺针，5～10 mL生理盐水、局部麻醉药或高糖注射液，用平面外进针法，逐步深入，由远侧向近侧接近神经，再转换至长轴切面显示穿刺针进行药物注射（图10-16）。

2. 超声引导下注射治疗 当腕管内屈肌腱腱鞘炎或腱鞘囊肿等使腕管内的压力增大时，由于腕管的壁较坚韧，可使正中神经受压，出现手部神经功能障碍。

腕管内注射类固醇激素可以缓解保守治疗难以治愈的腕管内正中神经受压症状，它对急性和亚急性

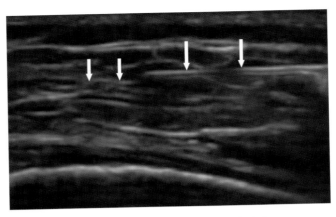

图 10-16　超声引导下神经水分离治疗
长箭头示穿刺针,短箭头示神经

的腕管综合征病例及电生理技术确诊为轻到中度神经病变的病例尤其有效。晚期保守治疗无效,有手术指征者可采用超声引导下针刀松解增厚的韧带或行外科手术治疗。

方法:患者取坐位或仰卧位,掌心向上,下方垫毛巾卷使手腕背屈,穿刺区域常规消毒,探头涂抹充足的耦合剂后用一次性使用灭菌橡胶外科手套包裹扫描。将探头放置于远端腕横纹处,横切显示正中神经和腕管的横断面。确定腕横韧带的部位,从尺侧到桡侧平面内进针,使用 25～27 G 穿刺针,针尖到达腱鞘或腱鞘囊肿内注射药物:0.5～1 mL 局部麻醉药和 0.25～0.5 mL 注射用类固醇激素。注意避开尺神经和尺动脉,避免穿刺针刺入神经内。注射完毕后拔出针头,穿刺点局部压迫,最后用无菌纱布覆盖固定(图 10-17)。

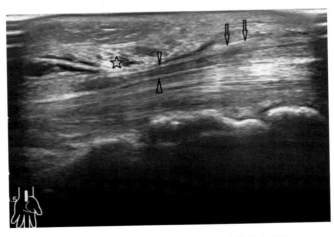

图 10-17　超声引导下注射治疗(腕管综合征)
长箭头示穿刺针进针路径,短箭头示正中神经,☆示腕横韧带

(三)超声引导下针刀松解治疗

方法:此法适用于腕管综合征晚期患者,体位同前,距离腕横韧带近端 2～3 cm 处进针刀,穿刺方向为指向中指和无名指之间,选用高频线阵探头,穿刺区域常规消毒,探头涂抹充足的耦合剂后用一次性使用灭菌橡胶外科手套包裹扫描。将探头放置于远端腕横纹处,横切显示正中神经和腕管的横断面。确定腕横韧带的位置,纵切腕管,平面内进针,用 5 mL 一次性使用口腔麻醉注射器抽吸 1% 利多卡因 4 mL,从腕管近端穿刺,沿正中神经表面纵轴方向,注射利多卡因,用直径 1 mm Ⅰ 型 2 号针刀沿穿刺点和路线进行穿刺,超声引导下反复切割腕横韧带,观察神经松解情况,直到压迫解除、治疗结束,局部压迫 5 min,最后用无菌纱布覆盖固定(图 10-18)。

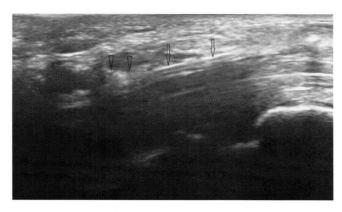

图 10-18　超声引导下针刀松解治疗（腕管综合征）
箭头示穿刺针刀，三角箭头示腕横韧带

（李　良　郭壮丽）

参 考 文 献

［1］　王月香，曲文春.肌骨超声诊断［M］.北京：人民军医出版社，2013.
［2］　朱家安.周围神经超声显像［M］.北京：人民卫生出版社，2017.
［3］　宓士军，郭瑞君，郭长青.整体思路下超声可视化针刀精准治疗肌骨疾病（上册）［M］.北京：科学技术文献出版社，2021.
［4］　郭瑞君.肌骨超声康复医学应用培训教材［M］.北京：人民卫生出版社，2019.
［5］　Harvie P，Patel N，Ostlere S J. Ulnar nerve compression at Guyon's canal by an anomalous abductor digiti minimi muscle：the role of ultrasound in clinical diagnosis［J］. Hand Surg，2003，8（2）：271-275.

第十一章　周围神经疾病的放射影像学检查

周围神经疾病是临床常见疾病,诊断困难,一直是临床和基础研究的重点。普通平片、CT 和 B 超等影像学检查方法对周围神经的分辨率不高,临床应用价值有限。常规 MRI 成像范围广,具有高组织分辨率,但区分血管与神经纤维的能力有限。近年来,随着 MRI 新技术、新成像方法的不断涌现,组织分辨率、信噪比和对比度有了明显提高。在周围神经领域,Howe 等于 1992 年最先报道了磁共振神经成像(magnetic resonance neurography,MRN)技术,MRN 技术明显提升了周围神经的显像质量。Adler 等于1992 年首次采用磁共振断层血管成像(magnetic resonance tomographic angiography,MRTA)技术显示血管与周围神经的关系。目前,这些 MRI 技术已逐步成为临床周围神经疾病诊断的常用技术。

一、用于周围神经检查的 MRI 新技术

1. 磁共振神经成像(MRN)技术　MRN 技术是利用脂肪抑制及血流抑制等技术对周围神经专门进行显像的 MRI 技术。MRN 技术具有高组织分辨率,甚至可达到单根神经束成像(束状成像)水平;可进行多参数、多方向成像,显示神经走行及神经内部信号改变,也能很好地显示神经周围的血管、肌肉、骨骼及附件损伤情况;还可以对组织结构和细胞特性进行定量分析,进一步反映其潜在的病理机制。因此MRN 技术能够精确检测周围神经病变,直接显示损伤的解剖位置和程度,提高对周围神经病变的诊断准确率,为发现病因及制订治疗方案提供更充足的依据。同时 MRN 技术还具有无创、无辐射、可重复操作等优点,因此具有重要临床价值。

MRN 技术除了传统的 T1WI 快速自旋回波序列(简称为 T1WI)、T2WI 快速自旋回波序列(简称为T2WI)外,还包括弥散加权成像(diffusion weighted imaging,DWI)、背景抑制弥散加权成像(diffusion weighted imaging with background suppression,DWIBS)、短 T1 反转恢复时间成像(STIR)、选择性水激励脂肪抑制技术(PROSET)、弥散张量成像(diffusion tensor imaging,DTI)、弥散张量纤维束成像(diffusion tensor tractography,DTT)、弥散峰度成像(diffusion kurtosis imaging,DKI)、弥散谱成像(diffusion spectrum imaging,DSI)以及功能连接磁共振成像(functional connectivity MRI,fcMRI)等。在原始图像的基础上利用最大密度投影(MIP)、多平面重组(MPR)等图像后处理技术可获得更为全面的神经走行图像。

(1)T1WI 和 T2WI:正常周围神经呈束状,在 MRI 常规序列 T1WI、T2WI 上均类似于骨骼肌信号,神经走行自然,与血管走行一致,无局限性缺失,与周围组织对比度良好,神经由近至远逐渐变细,增强扫描时较周围的肌肉与血管神经无明显强化。T1WI 可用来区分神经组织与血管:神经呈等信号,静脉呈高信号,动脉血管呈流空无信号。T2WI 可清晰显示神经束增粗、扭曲及连续性中断,在复合损伤中由于神经周围信噪比降低,无法清晰直接显示神经损伤范围。在 T2WI 基础上衍生而来的 3D CUBE T2WI在诊断视神经损伤上较传统序列准确率更高,且可排除神经周围骨骼、积气及出血对神经的影响,对视神经管内段、颅内段及视交叉显示得更清晰。

(2)弥散加权成像(DWI):DWI 能够提供组织微环境内水分子的功能信息,显示水分子由细胞外向细胞内转移、细胞膜通透性的变化、细胞膜去极化功能受损等的影像变化,还能反映组织内细胞密度。周围神经是高度各向异性的结构,适用DWI,将应用于周围神经的 DWI 称为弥散加权神经成像(DWN),通过简便快速的后处理即可准确显示周围神经的解剖结构。DWN 采集速度快,覆盖面积广,后处理简便,可集成于常规序列中,适用于臂丛和腰丛等神经丛病变的评估。

(3)背景抑制弥散加权成像(DWIBS):可用于全身检查的一种新技术,是在 DWI 基础上将 STIR 快

速采集技术与重扩散加权的背景信号抑制技术结合,在患者自由呼吸状态下一次性完成全身各部位图像采集,并对血管及周围组织信号进行抑制,经过图像处理得到高信噪比、高分辨率的 3D 图像。DWIBS 可以多角度、多方位观察神经及邻近组织,很好地显示臂丛、腰丛等神经丛的根、干、股、束等解剖细节,能够获得更完整的神经弥散加权图像,为临床提供极大的帮助。

(4)短 T1 反转恢复时间成像(STIR):STIR 结合 MIP、MPR 等图像后处理技术,可清楚、直观地显示神经本身,对诊断神经源性肿瘤及确定肿瘤累及范围意义重大。增强扫描有助于排除周围组织内的淋巴结、小血管等富含水的组织,能明显提高对比度噪声比(CNR),更清晰地显示神经。与其他 MRN 技术相比,3D-STIR 技术具有更大的成像范围,更均匀、更稳定的脂肪抑制效果和更高的空间分辨率(可达到 1 mm 体素的空间分辨率)。

(5)选择性水激励脂肪抑制技术(PROSET):PROSET 在三维快速梯度回波中应用二项式或三项式脉冲选择性水激励技术,可以清楚显示神经硬膜囊、神经根鞘的外形以及神经根的节内段、神经节的形态结构,显示椎间盘压迫神经根的情况,是目前腰骶丛成像常规 MRI 序列,有利于术前诊断及术后复查。另外,其在鉴别神经源性肿瘤与转移性肿瘤方面亦有优势。

(6)弥散张量成像(DTI)及弥散张量纤维束成像(DTT):DTI 被认为是目前唯一可在体无创地显示神经纤维束的走行、方向、排列、髓鞘等信息的检查方法。目前 DTI 主要用于中枢神经系统的纤维示踪,在周围神经系统的评估中还处于研究阶段,研究主要集中于臂丛神经损伤、上下肢神经卡压、周围神经肿瘤、脊髓型颈椎病等领域。使用 DTI 可以获得评估神经病变的常用参数如表观弥散系数(apparent diffusion coefficient,ADC)和各向异性分数(fraction anisotropy,FA)等,可以实现对受损神经组织水分子变化和神经纤维完整性的评估,从而达到定性和定量诊断的目的。弥散张量纤维束成像(DTT)技术是在 DTI 的基础上,经软件将白质纤维的二维信息转换成三维立体图像,可直观地观察白质纤维束的走行情况。

(7)弥散峰度成像(DKI)和弥散谱成像(DSI):DKI 以非高斯分布模型为基础来表征水分子运动及组织特异性,能更真实、更准确地反映细胞内外情况的微细变化。特殊峰度参数的应用,使 DKI 具有观察髓鞘、轴突细微结构的潜能。在描述神经脱髓鞘病变和轴突损伤时,DKI 能不受周围组织水肿的影响,可以早期发现病变或预测神经恢复情况。目前已有 DKI 在视神经损伤、听神经损伤、坐骨神经损伤等方面应用的研究和报道。

弥散方向分布函数(diffusion orientation distribution function,dODF)是评估神经纤维束走行的常用算法,弥散位移概率密度函数(diffusion displacement probability density function,ddPDF)是计算 dODF 的必要参数之一。DSI 可将 DWI 信号数据与 ddPDF 进行傅里叶变换,并以此精确量化 dODF,进而精确量化水分子的弥散程度,使神经纤维得以显示。因其采用严格的数学公式和对体素内弥散动力学的全面描述,DSI 被视为验证其他量化 dODF 方法的参考标准。

(8)功能连接磁共振成像(fcMRI):在功能磁共振成像(fMRI)基础上发展而来,通过检测脑区之间血氧水平信号波动的相关性来对静息状态下的脑部进行研究。通过对大脑皮质运动区及感觉区的研究,间接反映周围神经损伤的情况。通过 fcMRI 网络图及方差分析可以在神经损伤术后两周内发现神经损伤是否修复。

2.磁共振断层血管成像(MRTA)技术　　MRTA 是一种在磁共振血管成像(MRA)基础上发展起来的对脑实质和颅后窝血管系统有较高分辨率的成像方法。其最大优点是在这一序列中脑脊液为低信号,周围神经为等信号,血流速度较快的动脉呈高信号,在图像上脑脊液、神经、血管分别呈黑色、灰色、白色,三者对比明显;并从横断面、矢状面和冠状面 3 个方位对血管、神经关系进行确认,因此可以清晰地显示神经与血管的解剖关系。该技术目前已广泛应用于三叉神经痛和面肌痉挛等疾病的病因诊断和治疗效果评估中。

二、放射影像学检查在周围神经疾病中的应用

1.周围神经损伤　　交通事故及医疗事故等可导致周围神经损伤,常伴骨折、肌肉及周围血管损伤。

普通平片和 CT 可反映骨折和出血等改变。MRI 主要表现为神经断裂、增粗等异常信号,伴周围软组织肿胀和出血等。对臂丛、腰丛等周围神经损伤可采用 1.5T 或 3.0T MR 检查,常用的序列包括 STIR、SPAIR、PROSET、DWIBS 和 Dixon 序列等。

Seddon 等根据神经损伤的程度将神经损伤分为神经失用、轴突断裂和神经断裂三类,见表 11-1。Sunderland 等在此基础上将神经损伤分为五级,其中 Ⅰ、Ⅱ 级神经损伤分别对应神经失用及轴突断裂,而 Ⅲ、Ⅳ、Ⅴ 级神经损伤分别代表损伤累及神经内膜、神经束膜及神经外膜。对于 Ⅲ 级神经损伤,神经功能的恢复取决于神经内膜的损伤程度。Ⅳ 级神经损伤,由于再生的神经组织不能沿破裂的神经束生长而相互缠绕和纤维化,共同形成神经瘤,故 MRN 上表现为与损伤的神经近、远端相延续的瘤样病变。而 Ⅴ 级神经损伤,MRN 上表现为正常神经束部分或完全消失,局部神经肿大形成神经瘤。

表 11-1　周围神经损伤程度的 Seddon 分类和 MRN 表现

损伤程度	损伤范围	MRN 表现
神经失用	仅累及轴突周围的髓鞘,髓鞘短暂失去合成功能	损伤的周围神经稍增粗和 T2WI 信号增高,也可能有微小的神经异常改变
轴突断裂	轴突完全断裂,病变远端发生沃勒变性,神经外膜和神经束膜的结构完整	除 T2WI 信号增高及神经肿大外,还可包括神经束的肿大、破裂、消失
神经断裂	神经完全断裂且神经功能完全丧失	在急性期,MRN 可直接显示断裂部位血液信号以及肉芽组织形成。在亚急性期和慢性期,神经断端于 T2WI 上可见条状低信号,代表离断部位纤维化

MRN 还可用于显示神经根撕脱伤。臂丛神经损伤可影响节前段或节后段,当神经根与脊髓附着处被破坏时,可发生臂丛神经根性撕脱伤,表现为邻近脊髓水肿,T2WI 信号改变;椎旁肌有强化,反映肌肉的神经支配中断。

应用 DTI 及 DTT 可显示连续的神经纤维,若神经损伤中断,则应用 DTT 技术可发现病变局部结构紊乱,不能显示正常神经,且不能发现损伤远端的神经。

MRN 除了直接显示病变神经以外,肌肉信号的改变也可以提示或证实神经损伤的存在。肌肉信号可以分为失神经改变、亚急性改变和慢性改变,主要是根据水肿样信号和脂肪的改变来确认。在急性失神经病变 24 h 内,肌肉可表现为水肿样信号改变;亚急性病变期(数周至数月)表现为水肿样信号伴有小灶性脂肪替代;慢性病变期(数月至数年)表现为肌肉脂肪替代和萎缩。如果在治疗后肌肉被大部分脂肪组织所替代,就表明神经修复的效果不好,正常的肌肉更有利于神经的恢复。

2. 周围神经嵌顿、卡压伤　临床上以腕管综合征和肘管综合征最为常见。腕管综合征是最常见的上肢周围神经卡压性疾病。MRI 可提供腕管内容物的可视化图像,显示肌腱、神经、腱鞘、肌肉、脂肪和血管等组织的信号强度,明确正中神经的解剖位置及形态学变化,明确神经卡压的原因,为临床诊治提供有价值的信息。在 MRI 横断面上,正常正中神经在腕管近端为卵圆形,在豌豆骨水平和腕管远端为扁平状。腕管综合征患者的正中神经在 T2WI 上信号明显增高,这种影像学改变与正中神经缺氧、毛细血管压力升高及水肿相关。正中神经进入腕管时明显增粗及肿胀,其直径在豌豆骨水平比在下尺桡关节水平粗 1.6～3.5 倍;正中神经在腕管内明显受压、变扁,其中钩骨水平层面变化尤为明显。也可通过鱼际肌信号变化评估腕管综合征患者正中神经卡压情况。正中神经卡压后,鱼际肌会继发不同程度萎缩,其程度与电生理诊断结果显著相关。MRI 对于评估腕管综合征解压术后神经功能的恢复情况也有一定价值。

肘管综合征是第二常见的上肢周围神经卡压性疾病。肘管内正常尺神经位于肱骨内上髁后方,T1WI 表现为圆形低信号,周围环绕脂肪界面。肘管综合征患者的尺神经于 T2WI 上信号增高,肘部屈曲位横断面影像上可发现尺神经脱位。MRI 还可发现肘关节骨关节炎、滑膜炎,骨与肌肉变异或肿块等,指深屈肌、尺侧腕屈肌和手部尺神经支配的肌肉可呈现出水肿样或脂肪样浸润信号。

下肢周围神经卡压综合征主要指各种原因导致的坐骨神经卡压。对于血管压迫性坐骨神经卡压，MRI可显示压迫坐骨神经的曲张静脉，并指导进一步诊治。梨状肌综合征也是导致坐骨神经痛的主要原因之一。梨状肌综合征患者，其常规MRI通常显示患侧梨状肌较健侧增粗、呈炎性改变，压迫邻近坐骨神经，受累神经信号不均匀、增粗。DWI、DTI、灌注加权成像（PWI）等可用于观察梨状肌综合征的发生、发展，评估相应梨状肌内水分子的扩散状况。下肢神经卡压综合征的临床症状有时与腰椎间盘源性神经根性疼痛难以区别，DTI对二者鉴别及评估腰椎间盘突出症患者神经根受累情况具有重要价值。

3. 周围神经源性肿瘤　周围神经源性肿瘤以神经鞘瘤及神经纤维瘤多见。神经鞘瘤起源于周围神经鞘的施万细胞，一般边界清楚，有包膜，且肿瘤旁可见其伴行神经。CT平扫时存在完整的密度较高的纤维包膜以及较为清晰、光滑的边界；相较于肌肉组织，肿瘤组织密度较低，合并囊变、坏死时肿瘤组织密度不均匀，强化也呈现不均匀状态；发生于脊髓神经根的神经鞘瘤，可能存在邻近椎间孔扩大现象。MRI检查可能有的表现（图11-1）如下。

（1）靶征：MRI检查中最常见的神经鞘瘤特征性表现，T1WI上，肿瘤中心呈等信号，周边呈稍低信号；T2WI上，肿瘤中心呈混杂信号，周边呈高信号，包膜呈低信号。

（2）神经出入征：表现为肿瘤上下极与神经干相连，常见于腰椎管内肿瘤。

（3）脂肪包绕征：有脂肪包绕在肿瘤周围，导致神经鞘瘤生长速度较为缓慢，主要是由肿瘤推移周围脂肪形成的肿瘤周围包膜，T1WI显示较好。

（4）脂肪尾征：有彗尾状或长条状脂肪信号影存在于神经鞘瘤上下两极，或有脂肪影包绕神经束周围，以此形成脂肪尾征。

（5）肿瘤内部可能出现坏死囊变等信号改变。

（6）脑脊液尾征：神经鞘瘤发生于脊髓神经根时，会推压脊髓，引起脊髓移位，增大肿瘤侧上下蛛网膜下腔宽度，以此形成脑脊液尾征。

（7）周围肌肉萎缩、水肿等。

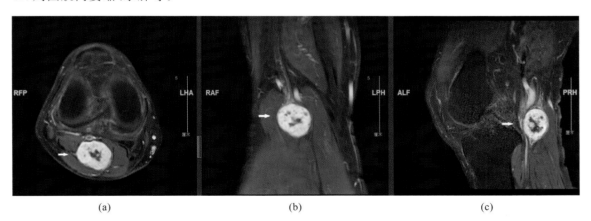

图11-1　一例腘窝占位患者的MRI表现
该患者术后病理报告示梭形细胞瘤、神经鞘瘤可能。白色箭头示肿瘤。（a）横断面；（b）冠状面；（c）矢状面

神经纤维瘤亦起源于周围神经鞘，在影像学上与神经鞘瘤较难鉴别（图11-2）。神经纤维瘤一般无明显包膜，肿瘤包绕其受累神经并与之无明显分界，也可存在靶征和脂肪包绕征。神经纤维瘤病（neurofibromatosis，NF）是源于神经嵴细胞分化异常而导致的多系统损害的常染色体显性遗传病，分为NF1型和NF2型。在全身MRN中主要表现为沿神经纤维走行分布的大小不等的多发病变，以圆形或椭圆形为主，有清晰边界。MRI平扫时T1WI呈低信号，T2WI呈等、高信号；MRI增强扫描时强化程度不等。

4. 三叉神经痛和面肌痉挛　自从1967年Jannetta倡导三叉神经显微血管减压以来，血管性压迫导致三叉神经进入脑桥的入口区发生神经纤维脱髓鞘病变是导致三叉神经痛的主要病因的推论已得到大量基础和临床证据的支持。面肌痉挛由脑桥小脑三角微血管压迫所致的观点也逐渐为人们所接受。

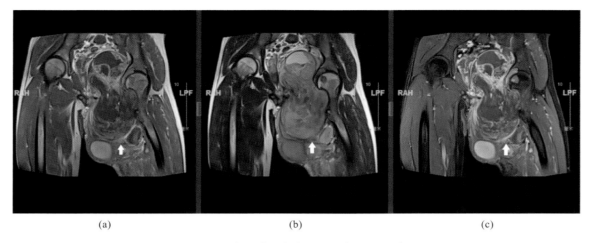

(a)　　　　　　　　　　(b)　　　　　　　　　　(c)

图 11-2　一例左大腿根部占位患者的 MRI 表现

该患者术后病理报告示左股神经纤维瘤并恶变。白色箭头示肿瘤。(a)T1WI；(b)T2WI；(c)增强序列

MRTA 技术能很好地显示脑桥小脑三角局部的颅神经和血管的位置关系，已成为目前临床诊断三叉神经痛和面肌痉挛的常用检查，对于术前手术方式的选择和治疗效果的评估有着重要价值（图 11-3）。

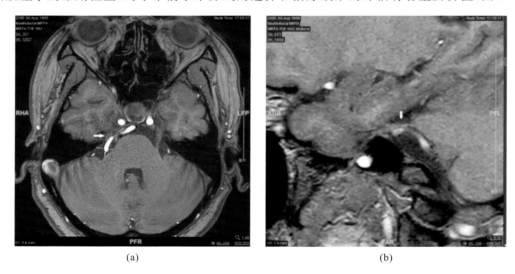

(a)　　　　　　　　　　　　　　　(b)

图 11-3　一例右侧原发性三叉神经痛患者的 MRTA 表现

白色箭头示右侧巨大迂曲的椎动脉明显压迫右侧三叉神经。(a)横断面；(b)矢状面

综上所述，随着近年来医学影像学技术的不断进步与提高，周围神经的成像质量已经有了明显的提升，对于周围神经疾病的诊断和治疗具有越来越重要的临床价值。目前，一些特殊技术还不成熟，仍处于实验阶段，其敏感性、特异性及准确性有待在临床中进一步研究提高。

（张文川　方俊杰）

参 考 文 献

［1］　Kollmer J，Bendszus M，Pham M. MR Neurography：diagnostic imaging in the PNS［J］. Clin Neuroradiol，2015，25 Suppl 2：283-289.

［2］　杨靖，周军，黄立新，等. 磁共振 CUBE 3D T_2WI 脂肪抑制序列对外伤后视神经损伤的诊断价值［J］. 中国临床医学影像杂志，2018，29(2)：80-82，91.

［3］　Upadhyaya V，Upadhyaya D N，Kumar A，et al. MR neurography in traumatic brachial plexopathy

[J].Eur J Radiol,2015,84(5):927-932.

[4] 李程浩,利晞,黄勇,等.增强 3D STIR 序列在 3.0T MRI 腰骶神经根成像中的图像质量评估和应用价值讨论[J].医学影像学杂志,2017,27(12):2361-2364,2376.

[5] 王溯源,闻彩云,许化致,等.3D-SPACE-STIR 序列增强扫描在臂丛节后神经损伤中的应用[J].实用放射学杂志,2018,34(3):435-438.

[6] 王红,王皓,贾文霄,等.MR 选择性激励技术(PROSET)在诊断脊神经根病变中的应用[J].中国医学影像学杂志,2010,18(1):29-31.

[7] 陈镜聪,李新春,万齐,等.坐骨神经牵拉伤模型 MR 扩散张量成像与病理的对照[J].中国组织工程研究,2013,17(41):7278-7283.

[8] 马晓涵,陈清芬.磁共振臂丛神经成像的临床应用[J].影像研究与医学应用,2018,2(6):83-84.

[9] 李俊,岳茜,肖如辉,等.MRI 在周围神经病变中的应用进展[J].中国医学影像技术,2019,35(3):455-458.

[10] Touska P,Connor S E J. New and advanced magnetic resonance imaging diagnostic imaging techniques in the evaluation of cranial nerves and the skull base[J]. Neuroimaging Clin N Am,2021,31(4):665-684.

[11] Kumon Y,Sakaki S,Kohno K,et al. Three-dimensional imaging for presentation of the causative vessel in patients with hemifacial spasm and trigeminal neuralgia[J]. Surg Neurol,1997,47(2):178-184.

[12] Seddon H J. A classification of nerve injuries [J]. Br Med J,1942,2(4260):237-239.

[13] Sunderland S. A classification of peripheral nerve injuries producing loss of function[J]. Brain,1951,74(4):491-516.

第十二章 肌肉活检

肌肉活检(muscle biopsy)是通过细针穿刺或开放手术获得一小块肌肉标本进行病理检查的方法,它是临床和基础的桥梁,是诊断肌肉及周围神经疾病的重要手段之一,至今仍是不可替代的方法。

一、肌肉活检的操作程序

(一)患者选择

对患者进行充分的临床评价非常重要。诊断应当始终建立在详细的临床病史、家族史、临床体格检查之上,结合特殊的辅助检查,如血清酶、肌肉影像学检查、肌电图检查和肌肉活检结果。肌肉活检是一项对肌肉和(或)神经疾病的验证检查。总的来说,肌肉活检的主要适应证是出现神经肌肉疾病的一些表现,如肌无力、肌肉痉挛或不适感(特别是活动时)以及活动时肌疲劳现象。病理改变也可以出现在缺乏任何神经肌肉损害症状的情况下。肌肉活检可能用于一些没有明显形态学异常的疾病,如重症肌无力或先天性肌强直,对这些疾病的临床诊断可以通过电生理方法加以确认。

随着分子遗传缺陷诊断的发展,当一个基因的突变可以确定时,许多临床医生会怀疑是否需要做肌肉活检。一些疾病,如脊髓性肌萎缩、强直性肌营养不良和面肩肱型肌营养不良,基因分析非常可信,可以提供直接的证据证明诊断,无须进行肌肉活检。然而,基因型和 DNA 分析结果并不总与表型相关。更重要的是临床严重程度不能单独通过基因分析加以决定。所以,采取现代化技术分析肌肉病理改变是评价患者病情的重要组成部分。

(二)肌肉的选择

肌肉活检的部位取决于肌无力的分布,基于对患者的详细的临床分析。选择肌肉活检部位时,一定要注意不要选择严重受累的肌肉,因为严重受累部位的肌肉组织多被脂肪和结缔组织代替,仅仅残留一点疾病过程的痕迹;也不要选择受累非常轻的肌肉,因为这些部位还没有表现出足够的形态学改变。超声检查是一种简单、快捷的评估肌肉病变程度的技术,可以协助对活检部位进行选择。肌肉磁共振对不同疾病具有更高的图像清晰度,能更好地反映病变改变规律,目前也用于临床检查。

总的来说,如果无力肌肉分布在近端,选择中度受累的近端肌肉,取材也方便;如果肌无力主要在肢体远端,要选择更远端的肌肉做活检。在慢性疾病如肌营养不良,中度无力的肌肉是理想的活检部位。在急性疾病,病变还没有足够的时间形成广泛的破坏时,应选择较严重受累的肌肉部位。此外,活检技术也影响肌肉部位的选择。例如:细针穿刺技术常选用股四头肌,因其相对安全,主要的神经和血管靠近股骨而不易损伤。

将活检限制于一定的肌肉部位,熟悉这些肌肉的正常形态、了解不同肌肉的解剖差异,以及熟悉可能的年龄相关变化对诊断非常重要。在一些疾病,肌肉活检部位的选择由特定的一些检查加以确定。对于任何定量研究,都需要相同部位的肌肉作为对照。取材部位一定要远离肌电图检查部位及注射部位,任何形式的针刺都可能造成肌肉改变。同样,运动性损伤或其他外伤、肌肉的使用或失用以及关节挛缩产生的任何影响都应在取材和诊断中考虑到。

(三)活检技术

一般在局部麻醉下进行婴儿和成人的肌肉活检,没有必要迫使有呼吸困难风险的人进行全身麻醉。全身麻醉剂和肌松剂对于一些疾病患者而言特别危险,局部麻醉下肌肉活检的风险微乎其微。细针穿刺是一个安全的操作,开放性活检可以提供更大的标本,对生物化学研究很有用,但大多数情况下,可以得到与细针标本相同的诊断结论。随着生物化学和免疫印迹技术敏感性的提高,这些检查也降低了对标本大小的要求。

1. 细针肌肉活检 虽然早在 100 多年前 Duchenne 就对细针肌肉活检进行了介绍,但直到近些年来这项技术才得到广泛应用。细针肌肉活检相对开放性肌肉活检来讲,其主要的优势是简单、快速和可以随时操作(可由内科医生操作),像门诊的操作一样不需要特殊的手术室设施。

年龄小于 6 个月的婴儿通常不用镇静剂,尽管有时会用到水合氯醛(100 mg/kg)。对于 6 个月到 10 岁的儿童,如果患儿体重小于 15 kg,通常用水合氯醛(80 mg/kg,最大剂量 1000 mg);如果体重大于 15 kg,一般口服地西泮(0.2~0.4 mg/kg,最大剂量 10 mg)。对于较大儿童和成人,通常不用镇静剂而直接进行活检操作。皮肤进行常规的消毒、铺巾。皮肤和皮下组织直至肌肉筋膜用 1% 利多卡因进行浸润麻醉;注意不要浸润到肌肉组织,用解剖刀的刀刃在大腿中部中线部位作一个小切口,深达肌筋膜。用纱布压住伤口,直到出血完全停止。活检针装有滑动的套管,一只手固定肌肉,另一只手关闭针上的窗口并将穿刺针插入肌肉。滑动套管,打开穿刺针上的窗口,肌肉被轻轻挤进针上的窗口,取得合适大小的标本。用手掌快速往返滑动套管,拔出针,取出肌肉。取材非常快,只需要几秒钟。患者只能感觉到肌肉挤压,而不觉得疼痛。如果需要足量的肌肉,穿刺针可以反复应用,从一个切口取出多块标本。要确定标本的质量和标本量是否足够,应该立即用解剖显微镜进行大体观察,完成活检后,用纱布盖好穿刺点,手指持续压迫该点,直到出血停止,可以防止血肿形成和其他并发症。贴上蝶形胶布,覆盖穿刺点及其周围的皮肤,不需要缝合。活检后肢体可以正常活动,活检部位周围的轻微僵硬感会在 24 h 内减轻。切口周围的麻木感会持续几个星期,直到感觉神经修复完成(图 12-1 至图 12-4)。

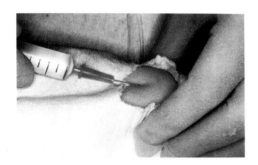

图 12-1 浸润麻醉

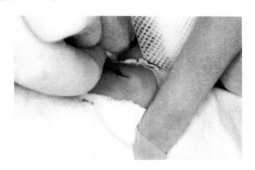

图 12-2 作切口

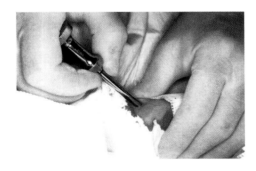

图 12-3 将穿刺针插入肌肉

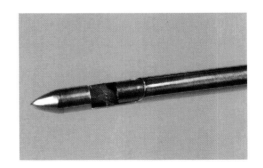

图 12-4 活检标本位于穿刺针内,已被取出

将活检标本放在等渗盐水纱布上保持湿润,再做进一步的处理。在解剖显微镜下确定横断面,获得肌肉的横断面非常重要(图 12-5)。定向最简单的方法是,先将所有肌肉标本排好,首先确定肌肉的纵向纹理,而后翻转标本到其一端。横断面一般在解剖显微镜下能够看到,特别是当光源从一定的角度照射标本时。为了防止标本干燥,必要时可用光导纤维冷光源。处理标本时要小心,轻柔地用注射器等,不要损伤肌肉。

分离出小块肌肉标本准备做电镜检查。近几年随着生物化学分析(如免疫杂交、代谢检查、RNA 提

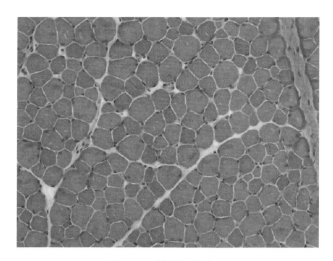

图 12-5　横纹肌横断面

取）的重要性的提高，如果有可能，应该再留取一块冰冻标本。在取材后尽快把标本冰冻，放入液氮中。为了防止变性，冰冻标本应该储存在 −40 ℃ 或更低的温度下，如果因生物化学分析需要快速冷冻，则可以将整个穿刺针连同窗口内的标本直接插入液氮内。

2. 开放性肌肉活检　开放性肌肉活检的一个优点是可以夹住标本以避免肌肉收缩，但需要更大的手术切口，会带来更大的创伤，目前开放性肌肉活检的应用已经减少。细针穿刺肌肉活检的应用表明夹住标本与获得满意的结果之间没有必然联系。

（四）标本制备

所有的组织学、组织化学和免疫组织化学研究都可以在冰冻标本上进行。固定和石蜡包埋会破坏纤维的结构，用这些标本不可能进行酶和代谢研究。一些免疫组织化学染色可以用储存的石蜡包埋材料进行，这取决于抗体的性质，但进行全套的系列研究非常困难。在光学显微镜下，横断面比纵断面能提供更多的信息。

理想的标本处理方式是在取材后尽快冷冻，尤其是计划要做生物化学研究时。单纯形态学研究可以使用从异地运输来的标本，但延误不要超过几个小时。通常在标有标本名称的软塞上进行标本固定，在标本的基底部周围放上 OCT 固定剂。然后将带标本的软塞放进处于液态的异戊烷中。降温时间的长短应根据经验，部分依赖于标本的大小，通常 10～20 s 就足够。时间太短，会引起肌纤维内形成冰晶的假象，而时间过长易导致标本碎裂。冷冻的组织块在准备切片以前储存在 −40 ℃ 或更低的温度条件下。

（五）切片

对组织学和组织化学染色比较合适的切片厚度是 8～10 μm，用冰冻切片机在 −25～−23 ℃ 的条件下切片。免疫组织化学染色的切片厚 5 μm 比较合适。如果切片太厚，就会在连续的染色操作中从玻片上脱片。如果标本有过多脂肪组织，则适合在更低的温度下切片，可以用冷冻喷雾剂进一步冷却刀片和标本。若标本储存于低温下，在切片以前需要有足够的时间使其温度和冰冻切片机内的温度平衡，以防止标本碎裂。切片很容易粘到盖玻片或载玻片上，载玻片上的切片可以冰冻保存，如果用薄膜包裹，应当在使用前充分干燥。盖玻片上的切片可以放在支架上，用锡纸包裹。当仅有几个载玻片或盖玻片用来染色时，不要将剩下的切片解冻，把切片重复冷冻会产生人工假象。用来做组织学和组织化学染色的切片可以在室温下保持干燥至少一晚，有时需时更长。当切片在盖玻片上粘贴得很好时，不需要再粘贴。储存切片可以将几个活检标本作为一批同时染色，有助于控制技术问题，对报告时间以及花费的控制也有利。可以通过将盖玻片或载玻片浸入特殊的容器中，或把培育液滴到切片上进行染色。这些切片应放在潮湿的容器中，以防止干燥。

（六）电子显微镜

电子显微镜检查（简称为电镜检查）是一项耗时的技术，但它可以提供有用的信息。取材时总要准备一份标本用于电镜检查，对一些病例要有选择性地进行详细检查。半薄切片制备迅速，研究半薄切片常能获得大量信息。

标本制备：开放性或针刺技术取材的标本都适用于电镜检查。理想的标本应该固定在静止期长度，以避免因收缩产生人工假象。对于切开取材的标本，可以在一细条肌肉的两端安置缝合线，连同缝合线一起切除肌肉。然后，将两根缝合线固定在一个压舌板上，使肌肉维持在轻度伸展状态。在标本分段前，先在固定液固定几个小时。对于针吸取材的标本无法用缝合线，组织收缩在所难免。同样，小切口开放取材的组织也无法用缝合线。大多数标本可以获得良好的纵断面。延迟 10 min 后再固定标本可以减少组织的收缩，对组织的超微结构没有不利影响。标本在解剖镜下切成小块，在解剖镜下可以观察肌纤维的走向并据此切开标本。不需要的脂肪组织可以剔除。肌肉小块最大不超过 1 mm³。组织块在室温下固定 1.5～2 h，然后用缓冲液冲洗。再在 4 ℃缓冲液中保存或立即进行下一步处理。戊二醛能最好地保存超微结构，为应用最广泛的初步固定剂。如果在同一标本上进行不同的电镜检查以及组织化学、免疫组织化学检查，必须仔细选择恰当的固定液。戊二醛固定可以破坏标本的抗原和酶活性，因此必须在超微结构保存与生物化学活性保留之间进行权衡，可使用较柔和的固定剂，如甲醛。

获得一块包埋好的肌肉，切出半薄切片（厚 1～2 μm），甲苯胺蓝染色数秒钟，在油镜下观察切片，选择做超薄切片的部位。从半薄切片中可以获得大量信息，尤其涉及肌原纤维或一些结构异常的表现，如杆状体。电镜切片厚 50～60 nm，漂在水中并收集在 3 mm 金属栅格上。用重金属盐染色可以提高切片的对比度。

（七）免疫组织化学

免疫组织化学切片（厚 5～7 μm）与组织学、组织化学切片可同时进行。与组织化学染色切片一样，免疫组织化学切片可以放在盖玻片或载玻片上，风干后冰冻保存。

二、组织学、组织化学染色

（一）组织学染色

常规应用的组织学染色方法是苏木精-伊红（HE）染色，可以观察总体的组织结构，包括肌纤维、肌核、纤维结缔组织、脂肪组织、炎症细胞浸润以及血管和神经成分。此外，采取特殊的苏木精染色，可以明确线粒体的分布。在 HE 染色下核为蓝色，肌纤维为粉红色，结缔组织为略浅的粉红色，嗜碱性纤维为蓝色。如果应用 Harris 苏木精，则线粒体表现为小点状。在未固定的冰冻组织中，骨骼肌的横纹通常看不见。纤维内的红色嗜酸性区域主要是肌原纤维物质的异常堆积以及胞浆体。

改良 Gomori 三色（MGT）染色可以很容易观察到肌内结缔组织轻微增生，肌纤维染成绿蓝色，胶原染色浅一些。用 MGT 染色，肌核被染成红色，神经髓鞘被染成泡沫样红色。在缺乏髓鞘时神经几乎不被染色。肌原纤维物质的异常堆积可能表现为浅绿蓝色，而胞浆体更浓染。MGT 染色主要用于鉴定红染的结构，如杆状体、异常线粒体以及镶边空泡的膜状髓样涡旋物。线粒体堆积表现为红染物质聚集，而肌原纤维间线粒体表现为整个肌纤维中的一些小点。正常肌纤维常可见周边线粒体聚集。结缔组织通过 van Gieson 或苦味酸猩红染色可以显示，这两种染色中胶原均被染成亮红色，不同于肌纤维的黄绿色。由于 HE 染色下也可以观察到过多的结缔组织，MGT 染色作为另外一种附加的结缔组织的染色方法，可根据个人需要选择。联合应用 Verhoeff-van Gieson 染色有一定的优点，它可以显示出周围神经的髓鞘以及血管的弹力纤维。线粒体和肌原纤维间的网架结构在肌纤维横断面上为细小的黑点。这些组织学染色也可以显示出纤维类型的不同。

其他染色可以用于一些特殊疾病，包括各种针对核酸（DNA 和 RNA）的染色技术以及针对异染性物质的甲基紫或甲苯胺蓝染色，针对钙的茜素红染色，针对杆状体肌病中杆状体的磷钨酸苏木精（PTAH）

染色,显示包涵体肌炎中的类淀粉物质的刚果红染色技术。

(二)组织化学染色

组织化学染色是肌肉活检的基础:第一,通过显示特定肌纤维类型的不同生物化学特性以及在一些疾病的受累情况,可以展示出组织的非一致性;第二,可以显示特殊酶的缺乏;第三,显示特定物质过多;第四,显示通过常规染色不能显示的肌纤维结构的变化。

近年来,组织化学染色作为常规染色的种类逐渐减少,酶组织化学在组织形态学和生物化学之间建立起了牢固的联系。酶组织化学染色对研究肌肉具有不可替代的作用,现在通过组织化学和免疫组织化学染色能够显示许多酶,但冰冻固定会破坏许多酶的活性。

1. 氧化酶　肌肉最重要的氧化酶是还原型烟酰胺腺嘌呤二核苷酸脱氢酶-四氮唑还原酶(NADH-TR)、琥珀酸脱氢酶(SDH)和细胞色素氧化酶(COX)。

NADH-TR 反应中可显示肌浆网,这是 NADH-TR 染色的长处,用于显示肌原纤维的破坏和扭曲以及涡旋状纤维的内部结构。相反,SDH 染色和 COX 染色一样,对线粒体具有特异性。COX 的活性可以被氰化物和叠氮化合物抑制。COX 位于线粒体膜,由线粒体 DNA 编码。SDH 由核 DNA 编码。COX 染色显示不同类型肌纤维的线粒体数量和分布不同,也是一种显示因线粒体 DNA 突变引起肌纤维酶活性缺乏的重要方法。联合应用 COX 和 SDH 染色可以提供一个用于鉴定肌纤维缺乏 COX 的方法。

2. 转移酶——磷酸化酶　在体内,磷酸化酶是一种细胞浆内与糖原降解有关的酶,可以分解糖苷键。不同类型的肌纤维,其磷酸化酶的活性有所差异,也是显示纤维类型的另一种方法。肌纤维缺乏磷酸化酶只见于糖原贮积症 V 型(又称为麦卡德尔(McArdle)病),对有肌肉痉挛症状的患者都应该常规检查磷酸化酶。

3. 水解酶——腺苷三磷酸酶(ATP 酶)　肌球蛋白 ATP 酶由钙激活,是最重要的显示肌纤维类型的酶。酶活性定位主要依赖于磷酸释放、钙离子加入以及钙离子被替代。该反应只在碱度高时发生,该碱性条件不会出现在体内。现已普遍将 ATP 酶染色作为肌型分辨的标准组织学染色,但免疫组织化学的发展及肌球蛋白抗体的应用具有更大的优势。

4. 其他酶

(1)酸性磷酸酶主要位于溶酶体,用以标示肌纤维中变性和坏死区域,除在细胞核周围局灶性沉积外,还可能与脂褐素有关,正常肌纤维中几乎见不到。在糖原贮积症 II 型和其他溶酶体病中,酸性磷酸酶可以标识与空泡相关的酶活性,也可以显示巨噬细胞的存在。

(2)碱性磷酸酶多存在于细胞膜上,该处存在活跃的转运过程,也见于内质网、高尔基体和胞饮囊泡。在肌纤维中该反应通常为阴性,但各种疾病情况下的局灶坏死肌纤维、再生或失神经支配肌纤维为阳性。其主要用途在于评价炎性肌病,肌外衣可见浓染。

怀疑糖原贮积症时,磷酸果糖激酶染色有助于诊断,但只有完全阴性才有诊断意义。酶缺陷难以通过组织化学染色加以确定,这时需要做生物化学分析。

5. 糖原　过碘酸希夫染色(PAS)在组织化学染色中常用来标记肌肉中的糖原,其他多糖(如中性黏多糖)、黏蛋白、糖脂、某些不饱和脂肪及磷脂等均可在此反应中着色。PAS 技术有助于显示一些疾病中损伤和失神经支配的肌纤维中的糖原缺失。

6. 中性脂类　正常肌纤维存在中性脂类,多为小脂滴形式,与线粒体分布类似,可用苏丹黑或油红 O 染色显示。脂滴的大小及浓度根据纤维类型不同而异,在累及脂肪代谢的疾病中,过度脂肪沉积表现为大而广泛的脂滴。脂肪组织增生为肌营养不良的常见特点,也见于脊髓性肌萎缩和其他疾病。常规组织学染色可见脂肪细胞内容物不着色,但在脂肪染色中表现明显。

7. 类淀粉物质　包涵体肌炎中可找到类淀粉物质的沉积。散发性包涵体肌炎患者的许多有镶边空泡的纤维含有类淀粉物质,但类淀粉物质不出现在遗传性肌病的镶边空泡中。一些病理改变特点与散发性包涵体肌炎相同,但很少出现淋巴细胞浸润。类淀粉是由折叠的片状蛋白构成。超微结构中表现为不同长度、无分支的双股丝缠结。每条丝的直径为 2.5～3.5 nm,间隔 2.5 nm,总直径为 8～10 nm。刚果红染色是最常用的显示淀粉物质的方法,常规光镜亮视野下见刚果红类淀粉染色为红色,但偏光显微镜下表现为苹果绿的双折射特性。与激活滤光片相配的荧光染料,如得克萨斯红,则在荧光显微镜下更易分辨类淀粉物质。

（张文川　沈晨）

参 考 文 献

[1] Heckmatt J Z,Leeman S,Dubowitz V. Ultrasound imaging in the diagnosis of muscle disease[J]. J Pediatr,1982,101(5):656-660.

[2] Mercuri E,Jungbluth H,Muntoni F. Muscle imaging in clinical practice:diagnostic value of muscle magnetic resonance imaging in inherited neuromuscular disorders[J]. Curr Opin Neurol,2005,18(5):526-537.

[3] Engel W K. Focal myopathic changes produced by electromyographic and hypodermic needles. "needle myopathy"[J]. Arch Neurol,1967,16(5):509-511.

[4] Engel W K,Cunningham G G. Rapid examination of muscle tissue. An improved trichrome method for fresh-frozen biopsy sections[J]. Neurology,1963,13:919-923.

[5] Behan W M,Cossar D W,Madden H A,et al. Validation of a simple,rapid,and economical technique for distinguishing type 1 and 2 fibres in fixed and frozen skeletal muscle[J]. J Clin Pathol,2002,55(5):375-380.

[6] Askanas V,Engel W K. Inclusion-body myositis:newest concepts of pathogenesis and relation to aging and Alzheimer disease[J]. J Neuropathol Exp Neurol,2001,60(1):1-14.

[7] Askanas V,Engel W K,Alvarez R B. Enhanced detection of Congo-red-positive amyloid deposits in muscle fibres of inclusion body myositis and brain of Alzheimer's disease using fluorescence technique[J]. Neurology,1993,43(6):1265-1267.

第四篇

创伤性周围神经疾病

第十三章 急性创伤性周围神经损伤

第一节 急性创伤性周围神经损伤的病因学

急性创伤性周围神经损伤的致病原因有很多,临床上最常见的病因是机械性损伤,如锐器神经切割伤,骨折、关节脱位引起的神经损伤等。火器是战时的主要致伤因素,化学性、物理性因素是特殊环境下的病因。医源性周围神经损伤是在外伤或疾病治疗过程中处理不当所致的周围神经损伤,包括注射损伤、手术操作损伤(切割伤等)、闭合性骨折与关节脱位复位时处置不当导致的损伤、压迫伤、麻醉(或昏迷、昏睡)时的牵拉伤、产伤性牵拉伤等。

一、锐器神经切割伤

锐器神经切割伤较常见,多由刀具、玻璃、金属碎片、外科器械等锐器利刃直接切断神经所致。神经可以是完全断裂或部分断裂,断面较整齐,同时合并皮肤、皮下、肌肉、肌腱或骨的切割断裂伤,属于开放性损伤。Ducker 和 Garrison 报道软组织切割伤中,30%有神经切割伤且需行外科手术修复。神经切割伤部位与锐器作用的方向有关。若垂直于体表刺入、切断、砍,神经损伤部位在入口深层;若斜向刺入软组织,尤其是在肢体近侧,神经损伤部位可能与入口有一定距离,这就要求在清创时向远侧或近侧延长切口暴露,探查并修复神经。

锐器神经完全切割伤,神经外膜整齐切断,神经远、近侧断端回缩但断端出血较少,神经两断端之间为神经间隙。随着时间推移,近侧断端形成神经瘤,远侧断端形成瘤样膨大,称为远侧神经瘤(假性神经瘤)。若是部分切割断裂(约占 15%),断裂部分有神经外膜、神经束膜及神经束、神经内膜及神经纤维的横断,属于 Seddon 分级中的神经断裂和 Sunderland Ⅴ级损伤,这部分损伤的神经外膜分离,但近、远侧断端之间间隙小于完全断裂时,呈倒三角形或梯形,以后将形成神经瘤来连接损伤的神经部分;而未被损伤的正常神经部分连续性存在,可被增生的纤维瘢痕组织从侧方卡压,呈神经瘤型不完全性损伤(神经瘤连续性存在的不完全性神经损伤)。

二、牵拉性神经损伤

牵拉性神经损伤临床上最常见于臂丛神经损伤。成人臂丛神经损伤大多数(约80%)继发于摩托车或汽车车祸。如摩托车与汽车相撞、摩托车撞击路边障碍或树木,驾驶员受伤倒地,头与肩部撞击障碍物或地面,使头、肩部分呈分离趋势,臂丛神经受到过度牵拉,轻者神经震荡、暂时性功能障碍;重者轴突断裂、神经断裂;更甚者可引起 5 个神经根自脊髓发出处断裂,似"拔萝卜"样撕脱,神经完全丧失功能。

工人工作时上肢不慎被卷入机器、皮带或运输带后,由于人体本能反应向外牵拉可造成臂丛神经损伤,向上卷入造成下干损伤,水平方向卷入造成全臂丛神经损伤。新生儿臂丛神经损伤见于母亲难产时。使用胎头吸引器或产钳,致婴儿头、肩分离或过度牵拉而损伤臂丛神经,多为不完全性损伤。

三、骨折、关节脱位引起的神经损伤

与骨折、关节脱位有关的周围神经损伤,分为原发性损伤与继发性损伤。原发性损伤为在骨折、关节脱位的同时发生的神经损伤,继发性损伤为发生在骨折、关节脱位后的复位、固定时期,因牵拉,手术操作不当,术后绷带环状压迫,石膏、夹板压迫或体位性压迫等导致的神经损伤。

损伤机制包括移位的骨折断端、碎片或关节骨端对周围神经的牵拉、急性压迫、刺伤。伴有骨折的神经损伤中 80%～90%发生于上肢,其中以肱骨干合并桡神经损伤最多见,发生率约 16%。关节脱位引起的神经损伤发生率高于骨折引起的神经损伤,且多为因牵引复位不当造成的继发性损伤。

在骨折引起的神经损伤中,损伤程度以神经失用最为多见,轴突断裂少见,神经断裂最少见,损伤的神经大部分可自行恢复。闭合性骨折合并的神经损伤,自行恢复率达 85%,其中 90%在伤后 4 个月恢复,另有 5%在伤后 4～6 个月恢复,若超过 7 个月未见有恢复迹象,则不能自行恢复。开放性骨折合并的神经损伤,自行恢复率为 65%～70%。在关节脱位引起的神经损伤中,脱位的关节骨端移位产生相应的神经牵拉,由于神经往往固定于关节囊上,易于发生神经断裂或轴突断裂。

四、复合性神经损伤

复合性神经损伤是指在一根神经或多根神经损伤的同一部位,同时合并其他组织如皮肤、肌肉、骨骼、筋膜和主要血管的损伤。常见于:①火器贯通伤;②不完全性或完全性肢体离断伤;③肩、肘、骨盆和膝部的骨折或关节脱位;④烧伤。

(张文川 陈 龙)

第二节 主要周围神经急性损伤的病因与流行病学

周围神经损伤在平时和战时都很常见。据统计,四肢神经损伤占外伤总数的 10%;火器伤所致的骨折约 60%合并周围神经损伤。四肢神经损伤常合并骨、关节、血管、肌腱等损伤。血管伤合并周围神经损伤占 27%～35%,骨折、关节脱位合并周围神经损伤占 7%～9%。

一、臂丛神经损伤

流行病学研究发现,臂丛神经损伤发病率逐年增多,约占创伤总数的 1.2%,且伤情重、多发伤多。其中锁骨上臂丛神经损伤占臂丛神经损伤的 62%,多需手术修复。

臂丛神经损伤的病因有牵拉伤、压砸伤、切割伤、枪弹伤、产伤及手术误伤等,其中最常见病因是牵拉伤,其次为压砸伤。矿山塌方或高处重物坠落压砸于肩部、高速运动时肩部受撞击等都可损伤臂丛神经,多为不完全性损伤。臂丛神经损伤也见于肩颈部枪弹炸伤等火器贯通伤或盲管伤,刀刺伤、玻璃切割伤、手术误伤等。此类损伤多局限,但损伤程度较重,多有神经根干部断裂,可伴有锁骨下、腋动静脉等损伤。

分娩性臂丛神经损伤又称为产伤性臂丛神经瘫痪,即产瘫,发病率为 0.3%～5%。产瘫的病因及损伤机制大致有两种:①大胎儿头先露,分娩时往往有头肩分离动作,导致臂丛神经上干牵拉伤,可累及 C5、C6 神经根,严重时可累及 C7;②小胎儿臂先露,分娩时往往有上臂过度外展和颈过度后伸,常导致臂丛神经下干牵拉伤,可引起 C8、T1 撕脱伤。

二、腋神经损伤

肩关节附近的损伤很容易引起腋神经的损伤,如肱骨外科颈骨折、肩关节脱位甚至单纯肩部挫伤或腋杖使用不当等都会引起腋神经损伤。但常因局部肿胀、疼痛或骨折脱位,局部变形,检查三角肌有无收缩或局部感觉障碍不易,很难确定腋神经是否损伤。再加上其损伤多是挫伤,多数可自行恢复,漏诊也没有发现。即便是出现了三角肌萎缩的后遗症也归咎于肩关节固定时间较长,完全忽略了曾有腋神经损伤的可能性。Visser 等(1999)报道用肌电图检查肩关节脱位、肱骨上端骨折 215 例,发现有腋神经损伤肌电图表现者共 133 例(62%)。说明腋神经损伤仅靠临床检查是不够的,很容易漏诊。

三、肌皮神经损伤

肌皮神经损伤都有明确外伤史,如肩腋部刀伤或刺伤史。肱骨头、颈的骨折脱位,能在前方损伤肌皮神经；肩前方遭受直接打击，肩部突然剧烈后伸，有可能导致肌皮神经从臂丛神经干、束撕裂或挫伤。

四、正中神经损伤

正中神经损伤患者多有外伤史，如刀伤、玻璃切割伤、止血带压迫史。上臂段的正中神经在上臂的内侧，损伤比较少。但仍可见因手术时安放止血带的位置不当、压力过高或时间过长而引起上肢 3 根神经损伤。在肘关节骨折脱位时，因骨折端或脱位的关节端常在移动，可能会压到正中神经；在肱骨髁上骨折时也会损伤到正中神经。临床上还遇到肘关节骨折时没有压到神经，但因手法复位不当，固定位置时肘关节过度屈曲，加上手术后肿胀，引起肱动脉和正中神经受压损伤的例子。若不及时处理，导致前臂缺血性痉挛，会引起正中神经难以恢复的损伤。前臂桡、尺骨骨折以及桡骨远端骨折也会直接损伤正中神经。若固定不当，会导致前臂缺血性痉挛，也会引起正中神经损伤。

五、桡神经损伤

患者多有上臂部外伤史。投掷手榴弹、掷铁饼、铅球，抓杆等都可能间接引起肱骨中下 1/3 段螺旋形骨折。桡神经正好固定于外侧肌间隔，故很容易拉伤。此外，交通事故中的高能量上肢骨折创伤，拉伤肢体的软组织，桡神经也会一起被拉断损伤。在手法复位时，桡神经也会被拉伤甚至被卡压在骨折端之间。桡神经也可能在手术开放复位和安放钢板时被牵拉、挤压等因素误伤。

六、尺神经损伤

患者多有外伤史、切割伤史、枪弹伤史、手术误伤史或臂内侧埋入避孕药史。肘关节骨折脱位和肱骨髁上骨折会损伤尺神经。肱骨髁上骨折复位后，常可能在行克氏针内固定手术时，刺伤尺神经；骨折愈合后，拔针时也可能会误伤尺神经。

七、上肢神经联合损伤

在上肢神经联合损伤中，以臂及臂以下正中-尺神经联合损伤最为常见。创伤类型有切割伤、枪弹伤及牵拉伤。由于正中神经和尺神经在上臂段结伴走行，前臂段几乎在前臂掌侧走行，故联合损伤机会较多。而正中-桡神经联合损伤常发生于肘部切割伤或压砸伤时。

八、腰骶丛神经损伤

腰骶丛神经损伤的病因多为高速交通事故、高处坠落、塌方等致骨盆骨折、骨盆环破裂，尤其是后环断裂移位，如骶骨骨折、骶髂关节骨折脱位时。正常时腰骶丛在骨盆内移动度极小，而腰骶丛神经损伤的机制常为骨盆后环骨折移位或关节脱位造成牵拉伤，少数为压迫性损伤。病理性改变可以是神经失用、轴突断裂，严重者神经断裂，个别神经根撕脱。

不稳定性骨盆骨折并发的神经损伤，临床多数为第 5 腰神经（L5）或第 1 骶神经（S1）根损伤。Huttinen 和 Slatis（1992）报道最常见损伤部位是腰骶干神经根，且多根联合损伤多于单根损伤。臀上神经损伤最常见于骶髂关节骨折病例；闭孔神经损伤少见，仅见于后环断裂时，而不见于闭孔平面的骨折。牵拉性、连续性存在的神经损伤多于神经断裂、撕脱。

除了骨盆骨折，腰骶丛神经损伤也可由火器伤、刺伤等贯通伤导致，常导致神经断裂，多合并腹、盆腔内脏器官与大血管损伤。腰骶丛神经损伤偶见于分娩时受胎头或产钳压迫，还见于骨盆手术中的医源性损伤。

九、坐骨神经损伤

坐骨神经常由臀部或股部火器伤、刺伤等贯通伤导致，可为完全性或不完全性损伤。髋关节骨折、脱位可引起牵拉性神经损伤，髋关节置换手术或臀部肌内注射也可致医源性坐骨神经损伤。股骨干骨折也可致坐骨神经损伤。

　　牵拉性神经损伤是坐骨神经损伤的常见原因，以不完全性损伤为主，且多发于腓总神经。Sunderland 认为腓总神经位置较表浅，位于坐骨神经总干的浅外侧，血液供应较胫神经差，且神经束大而少，结缔组织较少，上下端较为固定（下端指绕腓骨颈处被筋膜所固定），因此坐骨神经牵拉性损伤以腓总神经损伤为主。加上腓总神经所支配的肌肉失神经支配后易受重力作用被动过度牵拉（如足下垂或夜间睡眠时被子压迫足尖等），其肌肉收缩功能即使在神经再支配后也不易恢复。

　　有关髋臼骨折合并坐骨神经麻痹的报道很多，发生率为 $10\% \sim 36\%$，医源性损伤的发生率为 $0 \sim 6\%$。

十、胫神经损伤

　　臀部和大腿坐骨神经损伤较少单独累及胫神经。沿胫神经走行的任何平面均可受创伤、压迫或卡压，尤其在大腿中远段、腘窝、小腿近侧及足部。

十一、腓总神经损伤

　　臀部与股部坐骨神经损伤往往以腓总神经为主，牵拉性神经损伤甚至仅累及腓总神经。膝部损伤，如外侧副韧带断裂、腓骨小头骨折等时，腓总神经常可因牵拉、摩擦或治疗时石膏压迫致伤。

十二、股神经损伤

　　股神经损伤较为少见，一般见于下腹部火器弹片伤（或手术误伤），可同时伴有小肠损伤，有时伴有髂血管的损伤。还有外伤性髂肌鞘内血肿致股神经麻痹的报道。单纯隐神经损伤则常是下肢静脉曲张手术的并发症。骨盆骨折时可挫伤股神经或牵拉致股神经损伤，有关髋臼骨折合并股神经损伤的报道并不多见。

十三、闭孔神经损伤

　　闭孔神经损伤罕见，多见于其行程中局部锐器切割损伤其主干或分支，故多有明显的外伤史。

十四、股外侧皮神经损伤

　　股外侧皮神经较为表浅，易受损伤，主要为髋关节前入路手术误伤，或石膏、支架压迫，或髂前上棘附近血肿及腹股沟韧带变异压迫所致。

（张文川　陈　龙）

第三节　急性创伤性周围神经损伤的治疗

一、周围神经损伤的急救

　　人体意外的损伤，多半是在意外现场，很少在有医疗条件的医院发生。这需要从意外现场急救回医疗单位进行急救处置。周围神经藏在身体比较深的地方，单独受伤的机会不多，但枪伤、刀刺伤等可以造成单独周围神经损伤。更多的情况是周围神经与其他脏器组织同时受伤，而且这些脏器组织的伤情往往比周围神经损伤严重得多。临床上最常见的是交通事故伤和工业事故伤，其次是日常生活的意外损伤。所有这些损伤的周围神经伤情远比其他组织器官的伤情轻，要急救也是先急救其他脏器组织的损伤，周围神经的损伤往往会延缓处理。但是值得一提的是，周围神经损伤的检查往往在急诊时被遗漏，造成诊治的延误，这也是导致许多医疗纠纷出现的原因之一。

交通事故外伤在今天是非常多见的意外创伤。交通事故首先最易致胫腓骨骨折,可以是创伤当时就同时有胫神经和腓总神经损伤,也可能是骨折后肌肉出血水肿肿胀,引起骨筋膜室综合征导致胫神经和腓总神经受压而损伤。其次易致漂浮性髋部创伤、漂浮性踝部创伤和漂浮性肘部创伤。这些创伤都是高能量、高速的创伤,周围神经被漂浮的肢体猛力牵拉而受损伤,严重时会把神经、血管都拉断。然后还易致臂丛撕脱性损伤,以摩托车事故居多。以上的交通事故多伴有大出血,往往同时有脑、肺、肝、脾等实质性脏器损伤,这些脏器的损伤多直接威胁生命,应优先急救。故周围神经损伤就会放到后一步或者等二期再处理。

对周围神经损伤本身的急救,主要是防止神经被更大的拉伤。要求对肢体进行妥善的固定,特别是漂浮性髋部创伤和开放性股骨骨折脱位要稳当地固定后才能搬运。即使是当时没有周围神经损伤的长干骨骨折脱位也要稳当地固定,否则可能损伤神经。对于因大出血用止血带止血的患者,应迅速后送,同时应该每小时放松止血带一次,以免压伤神经。

二、急性创伤性周围神经损伤的非手术治疗

一般的周围神经闭合性损伤,多半是不完全性损伤,其神经的连续性是存在的,因此不忙于立刻进行手术治疗,特别是一般的闭合性上、下肢骨折、脱位引起的神经损伤。如常见的单纯性肩、肘、髋关节脱位,肱骨干骨折,肱骨髁上骨折,孟氏骨折,腓骨小头骨折脱位等引起的附近神经损伤,多半是不完全性损伤。经过一段时间的观察,大多数神经能自行恢复功能。若骨折移位很大,或经粗暴的手法复位,局部肿胀特别严重,就会有神经断裂的可能,就需要考虑手术处理。有时即便是损伤比较重,只要是闭合性损伤,未能确定其神经是否完全断裂,则须行进一步检查,做短期的动态观察,确定是有神经断裂可能时,才能进行手术处理。所以非手术治疗与手术治疗不应该绝对地分得很清楚,两者是相辅相成的。

开放性周围神经创伤,至少要行清创手术。只要创面允许,应该及时探查神经损伤的情况,做出相应的手术处理。如果骨折脱位需进行手术复位内固定手术,则应同时探查神经损伤情况,做出相应的处理,包括进行神经外膜切开松解、清除血肿等减压手术和把神经安放在血液循环情况比较好的组织床上,最好是安放在血液循环情况好的肌肉之间,使损伤的神经有丰富的血液循环,利于神经的功能恢复和防止增生的瘢痕压迫神经。绝不能让神经放置于内固定材料上或与内固定材料相接触,这对神经的生长和功能恢复是相当不利的。例如肱骨干骨折用钢板固定时,不要在安置好钢板后,直接把桡神经放回钢板上。因为日后身体会在钢板四周增生许多瘢痕组织包围钢板,这就会在神经与钢板接触的部位产生瘢痕的压迫、绞榨作用,影响神经的功能恢复。这也是我们在临床上经常遇到的医源性桡神经恢复不良的原因之一。只要我们在手术处理中注意这一点,就完全可以避免这种不良状况的发生。

对于创伤后决定非手术治疗的病例,要系统地进行非手术治疗的处理。

(1)对于周围神经损伤同时发生的组织损伤要进行妥善处理,包括骨折脱位的闭合复位和固定,直至组织愈合。

(2)对于周围神经损伤的部位要动态观察其恢复情况:认真检查和记录有无神经 Tinel 征出现,受伤后神经支配的肌肉、感觉和自主神经功能障碍的等级和范围,每隔1~2周的好转情况也要详细记录。每个月都要做一次神经肌肉的电生理检查,对比神经传导速度、肌肉复合动作电位幅值和失神经电位的变化,以便正确地估计受伤神经的恢复情况,决定是继续非手术治疗还是转变为手术治疗,以免失去手术治疗的良机。

(3)若单纯周围神经损伤,则应该应用支具固定,以防意外损伤。同时要进行系统的康复治疗,包括预防肌腱和关节挛缩,防止肌肉萎缩和进行感觉功能的再训练。

(4)低位周围神经损伤恢复时间比较短,往往3个月左右便能决定是否改用手术治疗。但高位周围神经损伤要观察较长时间,要在动态观察3~6个月的过程中,认真研究各项指标的可靠性,综合做出决定,是继续观察还是改行手术治疗。确实有可疑时,宁可选用手术治疗,至少也能做神经外膜松解术,这至少比坐失手术良机好。

（5）近年来神经高频超声检查、感觉诱发电位检查与磁共振神经成像已经越来越多地应用于临床，作为诊断与观察的重要检测技术。

（6）要特别注意的是，非手术治疗可以持续到完全好转为止，也可以持续至治疗某一时间点，例如，在早期各种条件都很好，非手术治疗至一定时间后恢复情况停滞，有可能是因为瘢痕增生阻碍新生轴突通过，此时就应当机立断，改为手术探查，加以松解或切除瘢痕，才能顺利产生完好效果。所以要动态观察，一般可参考以下3项条件决定是否转为手术治疗。

①每次临床检查神经 Tinel 征应该都有进步。若2个月没有进步，就要考虑是否改变治疗计划。

②与受伤部位最近的肌肉的电生理检查是很好的检查指标。但萎缩的肌肉是很不容易准确地插针检查的。最好能在每次检查时都由同一人检查。以神经传导的速度和肌肉的复合动作电位幅值有增加的倾向，失神经电位减小为好转指标。若每次检查的资料都有好转，则最为理想。

③临床认真检查与受伤部位距离最近的肌肉是否恢复收缩功能。需特别留心的是，当肌肉最初恢复到1级肌力时，只有轻微的收缩，肌张力也很微弱不能牵动肌腱和关节活动，很容易被忽略。

（7）对周围神经损伤后是否采用其他治疗措施如物理治疗、针灸治疗、细胞因子治疗和药物治疗等，至今尚难以下科学的结论。

三、急性创伤性周围神经损伤的手术治疗

在历史上，由于不理解周围神经损伤后发生的特殊病理生理变化，曾采用了很多方法把神经断端拉近和固定，把肌腱损伤的手术治疗方法用到治疗周围神经损伤上来，周围神经的功能当然得不到恢复。之后随着对其病理生理变化越来越了解，采用了神经外膜缝合法，疗效开始有了起色。直到如今，经历了1个多世纪，发展形成了许多治疗原则和具体方法，如神经束间缝合法、激光缝合法、细胞外治疗法等，但手术后的优良率仍仅有70%左右，远没有达到理想状况，还须不断努力改进。

（一）周围神经损伤的手术指征

1. 开放性损伤有明显的神经断裂伤症状者　开放性损伤有明显的神经断裂伤症状者，应及早手术。若创口比较清洁、污染较轻，应在清创的同时做神经修复手术。若条件不具备，可留做二期修复手术，窗口一定要处理好。若神经损伤不在创口部位，亦可在创口清创后另做切口探查。若在神经清创后，神经缺损很多，经充分游离其远、近端和屈曲邻近的关节，仍无法保证缝合口处没有张力时，可做自体神经移植。若有困难可将神经断端移至血液循环较好的组织床上，用不锈钢丝或黑线缝一针作记号。术后做好记录以便于二期手术时参考。

2. 闭合性损伤有明显的神经断裂伤症状者　闭合性损伤有明显的神经断裂伤症状者，可按该神经的具体情况给予合适的处理。一般而言，可先处理好其他组织的损伤，而对于神经损伤先做非手术治疗。例如，儿童肱骨髁上骨折并发桡神经损伤多半是骨折端挫伤神经，骨折复位后，神经可以自行复原，无须手术处理。但在肱骨干粉碎性骨折移位明显时，可并发桡神经损伤，神经容易在损伤后，夹在骨折片之间，而在手法复位骨折时进一步挫伤，宜及早行手术复位。又如髋臼骨折合并髋关节后脱位引起坐骨神经损伤的，坐骨神经多半是挫伤，可以徒手复位，暂不做手术探查。即便是要做骨折复位内固定手术，也可暂时不探查神经，观察3个月后再做决定。但在膝关节脱位时，往往会伤及血管和神经，应及早手术探查。故闭合性周围神经损伤应按该神经的具体情况做不同的处理。

3. 高位神经损伤　高位神经损伤宜优先考虑及早行手术治疗。因为越是高位神经损伤，距离终末器官越远，恢复时间就越长，容易因观察时间过长而延误手术时机。即使采用非手术治疗，亦只能短期观察，不宜过久等待。如臂丛神经损伤是高位神经损伤，应行积极治疗。在观察臂丛神经损伤的3个月内做体感诱发电位检查和磁共振神经成像检查，能更准确地定位诊断根性损伤，并根据肱二头肌有无恢复和肌电图进展情况决定是继续观察还是改为手术治疗。

（二）周围神经损伤的手术时机

根据手术距离神经损伤的时机长短，可以分为以下几类手术。

1. 一期手术   一期手术指神经损伤后立刻进行的手术,包括开放性损伤时与清创术同时进行的神经修复手术。一期手术应在外伤后 6～12 h 进行。若处理得当,手术质量好,可获得优良效果。

2. 延迟一期手术   延迟一期手术专门指在一期手术处理创口时,创口污染较重,清创不彻底,或对清创是否彻底没有把握,有感染之虞,在做创口清创术后,不进一步探查神经,创口亦不缝合,用浸有生理盐水或抗生素溶液的纱布引流,并给予固定;术后 5 天内,再做第二次清创术和神经修复手术。这种处理方法,既容易控制感染,创口又不会生长出肉芽组织,同样能达到一期愈合的目的。

3. 二期手术   二期手术又称择期手术,指创伤反应基本消退后才进行修复神经损伤的手术。一般闭合性损伤要求在伤后 1 个月施行手术。开放性损伤要求在伤口愈合后 1 个月施行手术。此时伤口感染机会比较小,水肿亦消退,只是瘢痕多一些。手术前最好用物理治疗和运动疗法处理患肢,既可使瘢痕松软,又可使水肿减轻和关节松软。手术时小心解剖组织亦能取得良好效果。

(三)周围神经损伤的手术原则

1. 手术操作原则   周围修复手术是一种精细的手术。首先要采用显微外科技术进行操作。在手术显微镜或手术放大镜下进行操作,手术器械要尖、小、锋利,操作要采用无损伤技术,夹持神经时只能钳夹神经外膜和束膜,不能钳夹整根神经束。缝合神经时,要选用显微缝合针和缝合线,缝合针只能穿过神经外膜或束膜,缝合线要保持光滑,不要将缝合线上附着的血块和异物带到神经的缝合口上。其次是要行无张力缝合。由于神经外膜或束膜的抗张力很弱,在缝合过程中只能承受很轻微的张力。特别是在做缝合线打结时,必须按缝合的方向牵拉紧缝合线,否则会将缝合结扭转,将外膜绞榨,影响神经束平顺对合,不利于再生轴突通过。最后是缝合口和神经移植物必须安置在有良好血液循环情况的组织床上,因为神经组织要由四周长入的新生血管供应营养,若手术时神经被安置在瘢痕或血液循环情况不良的组织床上,则会影响其愈合。而且瘢痕组织日后会发生收缩,绞榨神经,再生轴突便无法通过。

2. 神经清创原则   当清创术中找到神经两断端后,先将神经放在湿盐水纱布(棉片)上进行检查。观察从神经断端突出的神经束有无污染、破裂和血块附着,并予以清除。若污染严重,需用刀片予以切除,直至能露出完整的神经束。若神经束间有血肿附着,说明这段神经束亦曾受伤,最好再深入后切一小段,直至露出完全健康的神经束。有时神经受纵轴外力牵拉,神经束在不同的部位被拉断,神经外膜亦被拉断或破碎,或呈不规则丝状,这样的一段神经也应切掉。神经缺损距离较大,需要移植神经接驳。若要进行束间移植或束间缝合术,还要将一段长约 1 mm 的神经外膜切去以便进行束间缝合。

3. 周围神经缝合原则   周围神经缝合方法繁多,可综合成两大类,即神经外膜缝合法和神经束膜缝合法。

(1)神经外膜缝合法的选用原则:神经外膜缝合法是指缝合两神经断端时,先将两断端分别切整齐后,仅将其外膜相对地缝合。缝合针不穿过神经束膜,更不刺入神经束内的神经纤维。打结后,就让神经束在缝合口内平顺地自行相对。

此法操作简单方便、容易手术,损伤较小。但神经束在缝合口内对合并不满意,再生的轴突常常误长进束间的组织中而长不到终末器官,无法恢复功能。但靠近根部或高位的断裂神经,神经干内束间的间质少,运动与感觉神经纤维还是混合在神经束中,故不宜勉强分束缝合,应使用神经外膜缝合法。在急诊条件下,老人和儿童手术需尽量缩短手术时间时,也应使用神经外膜缝合法(图 13-1)。

(2)神经束膜缝合法的选用原则:神经束膜缝合法是应用显微外科技术,先切去断端 1 cm 长的外膜,将神经束逐一分离开来的缝合法。若神经束比较细,可将附近几根神经束合成一组进行对合缝接,无须分得太细进行缝合,以免增加神经束的损伤。缝合时要求缝合两断端的神经束膜,将神经束对合好。

此手术最重要的是将相同性质的神经束对合起来,对合错了的神经束便无法恢复功能。手术中可利用神经电刺激和电生理监测来识别神经功能。由于周围神经离开脊髓后,运动与感觉纤维都是混合在神经束内下行,快要到终末器官前一段距离才集中成相同性质的神经束或束组,最后以肌支或感觉支离开神经干。因此在高位水平的神经干都是混合型的神经束,手术时无须分开神经束进行缝合。只有在低位水平的神经干才有采用束膜缝合的价值(图 13-2)。

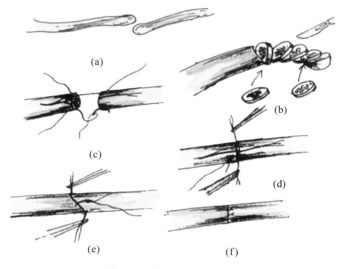

图 13-1　神经外膜缝合法

（a）神经断端（有假性神经瘤或损伤的神经组织）；（b）切除假性神经瘤或损伤的神经组织至正常的神经组织；（c）两侧定点线缝合神经外膜，注意对正表面血管；（d）牵引定点线，缝合背侧的神经外膜；（e）翻转神经，缝合腹侧的神经外膜；（f）完整缝合神经外膜

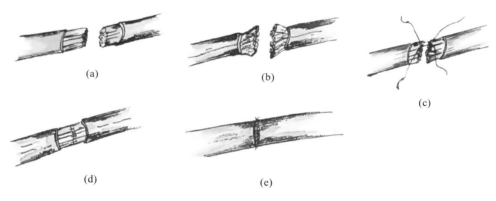

图 13-2　神经束膜缝合法

4. 不完全性周围神经损伤修复的原则　周围神经的不完全性损伤为神经在损伤后没有被完全拉断。相当于 Sunderland Ⅰ级至Ⅳ级损伤混合存在。有一些神经束也许功能正常，而另一些神经束则有不同程度的损伤。其恢复形式也是混合形式，Ⅰ级和Ⅱ级损伤可以自行恢复，Ⅲ级和Ⅳ级损伤不能自行恢复。急诊手术探查此类损伤的神经时，因为神经干内或神经束内形成的菱形的血肿，掩盖了神经束内神经纤维或神经束本身断裂的现象，常只表现为出血、充血和水肿，或有神经外膜甚至束膜被撕开、神经束突出和神经束部分被撕开的情况。

所有这些表现很难估计其预后。可以切开神经外膜，引流其血肿。若见到神经束断裂，可以扩大神经外膜切口，游离断裂的神经束，切齐两侧断端并予以缝合。除非神经干的损伤很严重，如被撕得支离破碎，才予以切除，否则还是应将损伤的神经放回原位。必要时可用不锈钢丝或黑线固定标记，以便二期手术时参考。

（张文川　陈　龙）

第四节　火器性周围神经损伤的治疗

一、火器性周围神经损伤初期外科处理

火器性周围神经损伤多因高速投射物(弹片或枪弹)所致,故神经损伤范围广泛,创口均有严重污染,早期外科处理时注意事项如下。

(1)创口应做彻底清创术,而不缝合神经。

(2)对神经损伤部分不做切除,也不游离断端,更应扩大伤口去寻找另一断端,防止污染扩散。

(3)神经两断端以不锈钢丝做标记,并原位固定在组织上,以便日后需要复查时使用。

(4)用正常组织覆盖游离的神经。

(5)尽早促使创口愈合,被动地活动伤肢各关节,为二期修复创造条件。

二、火器性周围神经损伤二期处理

火器性周围神经损伤的二期神经修复,一般是在创口愈合后 2～3 个月开展,此时创口基本软化,关节的活动已恢复,全身情况稳定,神经断端的细胞增生活跃,有利于断端连接;伤后时间越长,神经修复效果越差。二期神经修复时注意事项如下。

(1)修复最佳时间为创口愈合后 2～3 个月。

(2)显露神经:探查修复火器性损伤的周围神经,常需较长切口,应在气囊止血带控制下进行。因受伤神经被广泛组织粘连,为了避免损伤神经,应采用"会师"的方法,即从两端正常部分向损伤部位进行分离直至游离出两断端。

(3)切除神经瘤或瘢痕组织:应用锐刀片切除近端的假性神经瘤,再切除远端的胶质瘤。切除时从瘤部向正常部位切,每 1～2 mm 切一刀,直至见到正常神经束(在显微镜下见到乳头状的神经束断端)。

(4)不论行神经外膜缝合还是行神经束膜或神经束组缝合,均应在显微镜下操作。应在神经无张力下准确对合,缝合要确切。既不能让神经纤维外露,又不能缝住神经纤维影响效果;神经吻合后,应彻底止血,防止感染,固定肢体。一般患肢神经修复后固定 4～6 周,坐骨神经术后固定 6～8 周,开始肢体功能锻炼。

(5)神经缺损较长,不能直接缝合时,应采用神经移植的方法修复。

三、弹片损伤周围神经并留存在神经内的处理

弹片进入人体内损伤周围神经,时有留存在神经内的情况发生。

1. 临床表现　此类患者均有外伤史,有弹片入口而无出口。受损神经支配感觉或运动区域全部或部分功能丧失。部分患者有灼性神经痛或感觉过敏。X 线片显示神经干的走行部位有金属异物存留。临床上检查金属异物存留处 Tinel 征阳性。

2. 诊断　根据患者的外伤史,神经干走行部位有金属异物存留,患者有周围神经损伤的临床表现,诊断并不困难。必要时可用 CT 检查辅助确定金属异物与神经干的关系。

3. 手术方法　手术的目的是探查修复神经,取出异物。先用 C 臂机透视确定异物的大致位置,因神经受损伤处多与周围组织粘连较重,故应先显露两端的正常神经,然后向神经受损处"会师",并将之游离出来。如果金属异物较大或者位置较浅,可以直接取出;如果金属异物较小或位置较深,可以用 C 臂机透视定位,沿神经干增生瘢痕处纵行切开瘢痕取出异物。神经部分损伤者,受损部分形成神经瘤或瘢痕,需在显微镜下仔细解剖神经干,切除神经瘤,保留正常的神经束,然后修复损伤的神经束。

4. 疗效　大部分神经损伤为不完全性损伤,一部分神经仅仅因为异物周围形成炎性肉芽肿后受压迫,症状逐渐加重。手术取出异物,解除压迫后神经功能很快恢复。

四、神经移植术

周围神经缺损较长,不能直接缝合时,应采用神经移植的方法修复。

目前神经移植的方法按是否吻合血管,分为吻合血管的神经移植和不吻合血管的神经移植,按神经移植段的组合和缝合方法,分为神经全干移植、电缆式移植和束间移植。

(张文川　陈　龙)

参 考 文 献

[1]　朱盛修.周围神经显微修复学[M].北京:科学出版社,1991.

[2]　朱家恺.周围神经外科进展[M].广州:广东高等教育出版社,1991.

[3]　李主一.火器伤外科学[M].北京:人民军医出版社,1994.

[4]　钟世镇.临床应用解剖学[M].北京:人民军医出版社,1998.

[5]　顾立强,裴国献.周围神经损伤基础与临床[M].北京:人民军医出版社,2001.

[6]　朱家恺,罗永湘,陈统一.现代周围神经外科学[M].上海:上海科学技术出版社,2007.

[7]　李主一,徐永清,翁龙江,等.四肢战伤修复与功能重建的研究[J].中国修复重建外科杂志,1997,11(4):233-235.

[8]　Vrebalov-Cindro V,Reic P,Ognjenovic M,et al. Peripheral nerve war injuries[J]. Mil Med,1999,164(5):351-352.

[9]　Askar I,Sabuncuoglu B T. Superficial or deep implantation of motor nerve after denervation:an experimental study—superficial or deep implantation of motor nerve[J]. Microsurgery,2002,22(6):242-248.

[10]　Asirdizer M,Yavus M S,Buken E,et al. Medicolegal evaluation of vascular injuries of limbs in Turkey[J]. J Clin Forensic Med,2004,11(2):59-64.

第十四章　臂丛神经损伤

一、解剖

臂丛(brachial plexus)神经由第5～8颈神经(C5～C8)前支与T1神经根前支组成,先经斜角肌间隙穿出,位于锁骨下动脉的后上方,继而经锁骨后方进入腋窝。臂丛神经的五来源反复分支、组合,最后形成三个束,在腋窝内,三个束分别从内侧、后方、外侧包围腋动脉中段,分别称为臂丛内侧束、后束和外侧束。臂丛神经主要分布于上肢、胸上肢肌、背部浅层肌和颈深肌。臂丛神经的主要分支有胸背神经、胸长神经、腋神经、肌皮神经、正中神经、桡神经、尺神经。臂丛神经主要支配上肢和肩背、胸部的感觉和运动。

二、病因

臂丛神经损伤的病因可分为多类:①牵拉性损伤:如工人在操作间工作时上肢不慎被机器、皮带或运输带卷入后,由于牵拉可造成臂丛神经损伤或挤压伤。②对撞伤:如车祸伤时由于头肩的相对移位,臂丛神经受到牵拉造成神经震荡、暂时性功能障碍,甚至完全丧失功能。③切割伤或枪弹伤:此类损伤多较局限,但损伤程度较严重,可伴有锁骨下、腋动静脉等损伤。④挤压伤。⑤产伤:新生儿臂丛神经损伤可由过度分离或牵拉导致。

三、分类

按臂丛神经损伤的机制与损伤部位做出以下分类。

(1)开放性臂丛神经损伤。

(2)闭合(牵拉)性臂丛神经损伤。

①锁骨上臂丛神经损伤:a.神经节以上臂丛神经损伤(节前损伤);b.神经节以下臂丛神经损伤(节后损伤)。

②锁骨下臂丛神经损伤。

(3)放射性臂丛神经损伤。

(4)产瘫。

四、临床表现

1. 上臂丛神经(C5～C7)损伤　导致肩胛上神经、腋神经、肌皮神经以及肩胛背神经功能减退,桡神经和正中神经部分功能减退。肩关节和肘关节活动受限,腕关节肌力减弱,前臂旋转亦有障碍。上肢肌肉(包括肩胛提肌、三角肌、冈上肌、冈下肌、大菱形肌、小菱形肌、肱桡肌、桡侧腕屈肌、旋后肌、旋前圆肌等)肌力减退。

2. 下臂丛神经(C8～T1)损伤　尺神经、臂内侧皮神经、前臂内侧皮神经麻痹,或正中、桡神经不全麻痹,患侧手的功能严重受损,肩、肘、腕关节活动很少受到波及。除此之外,患侧手内肌全部萎缩,手指屈伸活动障碍,拇指不能外展,前臂及手部尺侧皮肤感觉缺失。大小鱼际肌群、指深浅屈肌、尺侧腕屈肌、蚓状肌与骨间肌功能丧失。

3. 全臂丛神经损伤　损伤前期患侧上肢呈迟缓性麻痹,各关节不能主动运动,肌张力正常。上肢感觉大部分丧失。上肢腱反射全部消失,温度略低,肢体远端肿胀。体格检查发现 Horner 综合征阳性。后期患者上肢肌肉明显萎缩,逐渐出现关节囊挛缩,上肢被动活动受限。

五、诊断

1. 一般检查　检查有无伤口,伤口有无感染,是否合并骨折、脱臼、血管损伤等。观察肢体有无畸形(如挛缩)等改变。根据肌肉瘫痪情况判断神经损伤程度。检查痛觉、温度觉、触压觉、两点辨别觉等变化,判断神经损伤程度。

2. 神经电生理检查　肌电图(EMG)及神经传导速度(NCV)检查一般在伤后 3 周进行,对定性和定位诊断臂丛神经损伤有重要参考价值。

3. 神经干叩击征(Tinel 征)检查　当神经损伤后或损伤神经修复后,叩击神经损伤部位或者远端,出现该神经支配区域的放射性麻痛或蚁走感,称 Tinel 征阳性。

六、治疗

(一)一般治疗

对于常见的牵拉性臂丛神经节后损伤 3 个月左右,若病情稳定,以保守治疗为主。在保守治疗期间应注意以下问题。

1. 感觉丧失的保护　皮肤在失去神经支配后修复较困难,为防止进一步损伤,保护失神经支配的皮肤,可穿戴防护手套或涂用油脂性护肤霜等。

2. 疼痛的治疗　臂丛神经损伤患者的疼痛一般为灼性痛,治疗较为困难,严重挤压伤及部分根性撕脱伤患者,切断部分损伤的神经及神经瘤,重接神经是缓解疼痛的主要方法,除此之外,臂丛神经封闭、颈交感神经节封闭及手术切除,以及针灸、各类止痛药物的应用也可缓解疼痛。

3. 药物治疗　在神经再生过程中,神经元细胞在神经轴突再生过程中合成蛋白、磷脂及能量供应的增加,使用神经营养药物(如 B 族维生素及扩张神经内微血管的药物)可以加速神经再生。这些药物均应长期应用。

4. 肿胀的治疗　臂丛神经损伤后,患者肢体在失去运动功能的同时失去对肢体静脉的挤压回流功能,肢体静脉回流障碍,血管静脉压升高,可引起肢体肿胀。当肢体处于下垂位和关节极度屈曲位时加重。为防治肢体肿胀,可经常进行肌肉被动活动,改变关节位置,或在肢体肿胀部位使用物理治疗等。

5. 肌肉及关节囊挛缩的防治　肢体长期处于非功能位会发生关节囊挛缩,给神经再生后功能恢复造成障碍,所以在损伤未恢复前应使关节维持在功能位。神经损伤后,肌肉因失去神经营养或长期不活动而发生萎缩,随着病情加重,最终将发生不可逆的变性,肌组织纤维化,随后即使神经再生进入终板也无法支配纤维化的肌肉,肢体因而失去运动功能。常用的防治肌肉萎缩的治疗方法包括被动活动、电刺激、物理治疗等。

(二)手术治疗

1. 臂丛神经损伤手术指征

(1)开放性臂丛神经损伤,或由切割、枪弹、手术所致的臂丛神经损伤,疑似神经已断裂,应早期探查并予以手术修复。

(2)撞伤所致的臂丛神经损伤,牵拉性及压砸性臂丛神经损伤若为闭合性,可先保守治疗 3 个月。若为非闭合性,有以下情况时可选择手术治疗:经保守治疗一段时间后肢体功能恢复不佳;呈跳跃式功能恢复,如肘关节功能恢复但后肩关节功能仍未恢复;功能恢复过程中,中断 3 个月不再继续恢复者。如已诊断为节前损伤,应尽早手术。

(3)产伤性臂丛神经损伤:出生后 3 个月至半年内神经功能恢复不佳的患儿即可行手术治疗。

2. 具体手术治疗方法　臂丛神经损伤在进行手术治疗前必须行臂丛神经探查术。

行臂丛神经探查术时,患者麻醉后取仰卧、头斜向健侧体位。臂丛神经探查术可分为以下几种。

(1)锁骨上臂丛神经探查术:采用颈、锁骨部皮肤切口。首先切开皮肤及颈阔肌直至颈外静脉,将其牵开。暴露肩胛舌骨肌将其牵开,再剖开组织和脂肪层,颈横动静脉分离至足够长度后,将其结扎。将深部臂丛神经根和神经干暴露,此时可先找到前斜角肌,并将其向内上牵开,臂丛神经根即能全部充分显露。手术过程中注意保护膈神经。向神经根探查神经干和椎间孔附近情况。

(2)锁骨下臂丛神经探查术:在胸臂皮肤画线后,切开皮肤及皮下组织后沿胸大肌外侧缘逐层分离找到胸大肌与三角肌分界线。将头静脉和三角肌之间的分支结扎后,头静脉和胸大肌一起牵向内侧。沿胸大肌下缘横行剪开腋筋膜并继续分离。随后可见锁胸筋膜和胸小肌及覆盖于臂丛神经表面的脂肪层。为充分暴露臂丛神经,可沿锁骨剥离胸大肌起点直达胸锁关节处,并将锁骨下肌在中点处切断,扩大锁骨下间隙,以显露臂丛神经的支束部和上肢神经的近端。

(3)锁骨部臂丛神经探查术:采用锁骨、胸部皮肤切口。切开皮肤及皮下组织后沿锁骨方向向两侧分离。将锁骨周围软组织分离后,沿锁骨切开骨膜,做骨膜下分离。用线锯将锁骨锯断一截。在锁骨内侧断端的下方有锁骨下动脉和静脉,将动脉向内牵开,可见臂丛神经的下干。这些组织必须严防损伤。锁骨锯断后,臂丛神经的支部即能充分显露,此时可沿臂丛神经干向下解剖,或沿臂丛神经束部向上解剖。

锁骨上臂丛神经损伤的手术方法如下。

(1)节后损伤:损伤的部位及性质各异,损伤可发生在根、干、股、束或支的不同部位,损伤可为完全性断裂或部分性损伤。当臂丛神经断裂时,应清楚暴露断端,将断端瘢痕组织及神经瘤切除,暴露的神经断面有神经束乳头,无张力缝合神经断端,对于不能无张力缝合的神经缺损,可采用神经移植术。移植的神经来源包括臂或前臂内侧皮神经、颈丛感觉支、腓肠神经等。当臂丛神经被机化的血肿、骨痂、增生的骨膜等组织所压迫时,应去除粘连压迫因素,增生的骨膜、骨痂及滑膜肌肉组织应予切除或松解。长期外在压迫会导致神经组织水肿及组织液渗出而形成神经内瘢痕,因此手术中不仅需要做神经外减压,而且需在显微操作下进行神经鞘切开行神经内松解术,手术需谨慎操作,防止加重神经损伤。手术结束时应在增厚的鞘膜内注射确炎舒松 3 mL。

(2)节前损伤:又称臂丛神经根性撕脱伤。神经根性撕脱发生在 C5、C6 时,斜方肌萎缩明显,耸肩功能严重受限,发生在 C8～T1 时表现为 Horner 综合征。病情常较严重,神经近端严重变性,神经元坏死、凋亡,靠自身无法修复。目前常用的神经移植治疗包括膈神经移位术、副神经移位术、颈丛神经移位术、肋间神经移位术、健侧 C7 神经移位术、同侧 C7 神经根移位术、部分尺神经或正中神经束移位术等。

①膈神经移位术。

手术指征:臂丛神经根性撕脱伤或近椎孔的节后损伤,受伤时间在 2 年以内且无法进行神经移植或修补;肌肉萎缩不明显,可扪及患肢萎缩肌腹;膈神经完好。

在临床治疗中,将一侧膈神经用于臂丛神经损伤重建并不会严重影响呼吸功能。顾玉东(1970)报告利用膈神经移位于肌皮神经重建屈肘功能,取得满意疗效。常用的手术方式为将膈神经移位于肌皮神经,以恢复上肢最重要的功能。前期的研究表明,由于膈神经有日夜不息的高频率、大振幅的自发性电活动及含有较多粗大运动神经纤维,膈神经的移植效果优于副神经和肋间神经移植。然而,缪江永(1999)的一项随访研究显示,年龄越小,膈神经的移植并发的呼吸系统症状越多且越严重,目前认为 6 个月以内患儿在行膈神经移植术时应持谨慎态度。锁骨上部的膈神经段切取长度有限,因此,从胸腔内于膈神经入膈肌处切断,通过经胸手术取得更长的膈神经,作为运动性动力神经移位应用于全臂丛神经根性撕脱伤的治疗,可加速神经再支配,有效重建患侧肢体功能。为减轻膈神经切除对肺功能的影响,可用第 6 或第 7 肋间神经与膈神经在膈肌上的远端行残端缝合,术中应尽可能修复损伤的膈神经,以最大限度地恢复肺功能,减少术后并发症。

②副神经移位术。

手术指征:主要用于臂丛神经根性撕脱伤,病程在 2 年以内;所支配的肌肉萎缩不严重及副神经无损伤征象,即斜方肌无明显萎缩者。

副神经移位术是治疗臂丛神经根性撕脱伤的有效方法之一。副神经富含运动纤维,支配的主要肌肉为斜方肌,由于斜方肌同时接受颈丛运动神经纤维的支配,因此切断副神经后不会造成支配侧的斜方肌瘫痪。顾玉东(1978)首先报道用副神经移位治疗臂丛神经损伤,有效率较高。国外学者利用副神经移位修复臂丛神经根性撕脱伤能有效重建屈肘功能。将副神经移位于肌皮神经或肩胛上神经是副神经移位的最佳选择。副神经移位的优点包括操作简单、可直接缝合、功能协调。副神经本身的功能状态对移位后的治疗效果有着重要影响。

③颈丛神经移位术。

手术指征：主要用于病程在 2 年以内的臂丛神经根性撕脱伤，受区神经支配的肌肉萎缩不严重及颈丛运动支无损伤征象。

颈丛神经由 C1～C4 神经的前支所组成，浅层发出感觉支，深层发出运动支。以移位于肌皮神经疗效较好。颈丛神经优点如下：a. 提供运动、感觉纤维近 7500 根，且两种纤维相互独立；b. 运动神经是随意神经；c. 神经纤维多，质量好，颈丛神经移位手术时间短，出血少。临床上使用的方法是利用颈浅丛的感觉支做带蒂的神经移植。该手术方法可为移位的神经提供充足的血液循环，有利于运动支的再生。

④肋间神经移位术。

手术指征：臂丛神经根性撕脱损伤或近椎孔的节后损伤，病程在 2 年以内无法进行神经修补或移植者；被移位的神经所支配肌肉萎缩程度不十分严重，临床检查尚可扪及肌腹者；肋骨无骨折，肋间神经无损伤征象者。

肋间神经是临床上应用较多的移位神经。切取肋间神经对呼吸运动无明显影响。当外伤同时损伤到颈部神经时，肋间神经移位于肌皮神经是较为理想的手术方法。然而当膈神经受到损伤时或同时行膈神经移位时应谨慎，因为肋间神经和膈神经功能同时缺失会严重影响呼吸功能。肋间神经移位术具有以下优点：肋间神经的动力较好，即使切取多根肋间神经也对原有功能影响较小，能与正中神经、肌皮神经、胸背神经、腋神经直接吻合。

⑤健侧 C7 神经移位术。

手术指征：a. 臂丛神经根性撕脱伤，同时患侧副神经、膈神经、颈丛运动支及肋间神经损伤严重。b. 臂丛根性撕脱伤，前期已进行副神经、膈神经、颈丛运动支或肋间神经移位术，术后随访 2 年无任何功能恢复者。c. 臂丛神经根性撕脱伤，在进行患侧多组神经移位的同时，加做患侧尺神经带蒂与健侧 C7 的神经根缝接，一旦上述多组神经移位，任何一组失败，则利用已有神经再生的尺神经进行重新移位，重建患肢功能。

本式式是我国顾玉东教授所创用，被誉为是周围神经领域近年来最重大的进展。C7 在臂丛神经中形成独立的中干，在臂丛神经中处于中间的位置，C7 不单独形成上肢各大神经中的任何一支，因此切断C7 不会对上肢功能造成严重影响。目前该技术已广泛应用于全臂丛神经根性撕脱伤。C7 神经根后股主要含运动神经纤维，在神经重建时应选择后股。可将健侧 C7 神经根移位通过长段尺神经移植吻合修复正中神经。健侧 C7 神经移位术可治疗产瘫患儿神经再生不全的问题。健侧 C7 神经移位术治疗单纯臂丛神经上干损伤（C5、C6）或臂丛神经下干损伤不仅可以提供丰富的神经纤维，而且不会严重影响患肢功能活动。

⑥同侧 C7 神经根移位术。

手术指征：单纯臂丛神经上干或下干节前损伤，当患侧膈神经有损伤不能应用，而 C7 神经根未损伤时，可以进行同侧 C7 神经根移位术。

该式式的先决条件是 C7 神经根无损伤，当背阔肌的肌力大于 3 级时提示 C7 功能状况良好，可施行同侧 C7 神经根移位术。实验研究证实：C7 神经根为混合神经，含有运动神经纤维和感觉神经纤维。由于 C7 神经根前股前外侧份含有较大量的运动纤维，临床上选择性应用健存的同侧 C7 神经根前股前外侧束组移位，将其与臂丛神经上干前股缝接，修复效果较好。而且，术中切取富含运动纤维的前股前外侧束组，仍保留了 C7 神经根运动纤维占优势的后股，后股支配背阔肌、肱三头肌、指总伸肌等主要 C7 神经代表肌的运动功能。加上神经纤维间的功能互补，因此 C7 神经支配的肌肉肌力无明显变化。多项对于臂丛神经根性撕脱伤的研究中，术后随访显示采用同侧 C7 神经根移位术治疗能取得良好效果。

⑦部分尺神经或正中神经束移位术。

手术指征：顾玉东教授认为可有以下几点。a. 单纯臂丛神经上干或上中干节前损伤而下干完整，同时膈神经也损伤者；b. 尺神经、正中神经功能正常者；c. 行上述其他手术方式，术后2年功能未恢复，但肌萎缩不显著者。

可将腋部尺神经或正中神经分离出1～2束，与肌皮神经用9-0尼龙线缝接。可使肱二头肌的肌力恢复到3级且对手的功能无明显影响。Oberlin(1994)报道利用同侧部分尺神经束移位至肌皮神经肌支获得了较好的效果。

手术后处理注意事项如下。

（1）臂丛神经移植术后固定3周，神经修补术后固定6周。

（2）住院期间应用神经营养药物。

（3）拆除石膏后，鼓励患者进行患侧肢体的功能锻炼，以防止关节囊挛缩、变性。

（4）病变部位可进行物理治疗，防治神经缝合处瘢痕粘连压迫。

（5）手术后3个月复查电生理，评估再生神经功能。

（张文川　马富凯）

参 考 文 献

[1] Madduri S，di Summa P，Papaloïzos M，et al. Effect of controlled co-delivery of synergistic neurotrophic factors on early nerve regeneration in rats[J]. Biomaterials，2010，31(32)：8402-8409.

[2] Pabari A，Yang S Y，Seifalian A M，et al. Modern surgical management of peripheral nerve gap[J]. J Plast Reconstr Aesthet Surg，2010，63(12)：1941-1948.

[3] Koh H S，Yong T，Teo W E，et al. In vivo study of novel nanofibrous intra-luminal guidance channels to promote nerve regeneration[J]. J Neural Eng，2010，7(4)：046003.

[4] Alluin O，Wittmann C，Marqueste T，et al. Functional recovery after peripheral nerve injury and implantation of a collagen guide[J]. Biomaterials，2009，30(3)：363-373.

[5] Siemionow M，Brzezicki G. Chapter 8：Current techniques and concepts in peripheral nerve repair[J]. Int Rev Neurobiol，2009，87：141-172.

[6] 阿不地合比尔·阿不拉，李平，依力哈木江·吾斯曼，等. 膈神经与肋间神经移位修复臂丛神经根性撕脱伤[J]. 中国组织工程研究，2016，20(51)：7660-7665.

[7] 柏树令. 系统解剖学[M]. 2版. 北京：人民卫生出版社，2010.

[8] 卢漫. 臂丛神经解剖基础及影像学方法研究[J]. 四川解剖学杂志，2011，19(4)：49-52，57.

[9] 陈晓强，毕建中，张小雨，等. 针刺伏兔配合后溪治疗急性腰扭伤临床研究[J]. 亚太传统医药，2015，11(20)：96-97.

[10] 阿布都热依木·艾尼. 尺桡骨旋转截骨治疗大龄产瘫前臂旋前畸形[D]. 乌鲁木齐：新疆医科大学，2011.

[11] 赵延旭. 成人臂丛神经损伤合并肩袖损伤的基础与临床研究[D]. 广州：南方医科大学，2007.

[12] 朱哲. 臂丛神经损伤的早期诊断与治疗[D]. 长春：吉林大学，2008.

[13] 木合提地尔·阿不拉. 健侧颈7移位术中电生理应用及手术疗效观察[D]. 乌鲁木齐：新疆医科大学，2011.

[14] 刘晖，甘小莉. 应用中频电刺激结合神经易化技术治疗新生儿产瘫1例[J]. 求医问药(学术版)，2011，9(11)：638-639.

[15] 闫文杰. 臂丛神经损伤的术式选择[J]. 中国医药导刊，2008，10(4)：518.

[16] 徐成毅. 不同长度聚乳酸膜小间隙缝合修复周围神经损伤的实验研究[D]. 广州：南方医科大学，2016.

［17］　杨剑云,王涛,顾玉东.膈神经移位治疗臂丛神经损伤[J].国外医学(骨科学分册),2002,23(1): 52-53.

［18］　陈宏,王扬剑,魏鹏,等.肩外展功能重建研究进展[J].现代实用医学,2010,22(2):235-237.

［19］　张信英,张军,杨成林,等.臂丛神经损伤的治疗[J].黑龙江医学,2002,26(6):403-405.

［20］　徐杰,吴世强,林院,等.健侧C7神经根联合多组神经移位治疗全臂丛神经根性撕脱伤46例[J]. 福建医药杂志,2008,30(4):1-4.

［21］　顾玉东.臂丛神经根性撕脱伤的治疗[J].中华创伤骨科杂志,2004,6(1):3-7.

［22］　顾玉东.臂丛神经根性撕脱伤治疗进展[J].中华显微外科杂志,2002,25(1):5-7.

［23］　孙达准,杜刚,沙轲.颈7神经移位术修复臂丛神经损伤的研究进展[J].广西医学,2009,31(1): 119-121.

［24］　于泓.改良式健侧颈7移位治疗臂丛根性撕脱伤实验及临床研究[D].青岛:青岛大学,2004.

［25］　张咸中.产瘫的诊断和治疗进展[J].实用手外科杂志,2004(2):67-70.

［26］　Klebuc M J A. Facial reanimation using the masseter-to-facial nerve transfer[J]. Plast Reconstr Surg,2011,127(5):1909-1915.

第十五章　创伤性周围神经疾病的重建、修复和转移技术

创伤性周围神经疾病是一个严重的临床和公共卫生问题,会导致神经功能损害甚至永久残疾,一般群众、军人群体甚至儿童均可发生。据估计,周围神经损伤发生在多达 3％的外伤患者中,一项对 1989—2014 年间的病例回顾性研究表明,导致创伤性周围神经疾病最常见的原因是交通事故(49.1％),其次是贯通伤(23.9％)、跌倒(10.9％)、枪伤(6.6％)、运动(2.4％)和其他(7.2％),男性占 74％。

尽管一些神经损伤会自然恢复,但在某些情况下,手术是改善神经功能缺损或控制神经性疼痛的唯一治疗选择,在美国,仅 1995 年就开展了超过 50000 例周围神经修复手术(Evans,2001)。创伤性周围神经疾病的手术指征取决于以下几个因素:损伤机制、损伤与治疗之间的时间间隔、病变严重程度、临床检查结果和神经性疼痛的程度等。近些年来,随着神经损伤病理生理学和生物学因素方面研究的深入,以及现代先进显微外科技术的应用,创伤性周围神经疾病的神经重建、修复和转移技术取得很大进展。在国内,更多的神经外科、手外科、整复外科医生越来越重视创伤性周围神经疾病的外科治疗,投身这一应被更早关注的领域。

一、神经修复的时机

利器伤需要在伤后 72 h 内进行一期神经缝合修复。对于钝器伤和火器伤,建议推迟手术以便监测患者自行恢复情况,通过临床体格检查和电生理评估,对伤后数周至数月仍无恢复迹象的,应考虑手术治疗。另外,运动神经-肌肉接头的重建取决于再生轴突和肌原纤维基底膜之间的相互作用,神经损伤后不久,失神经的肌纤维发生变性,损伤后 18~24 个月,肌肉纤维被脂肪和纤维结缔组织取代,这使得肌肉逐渐难以再被神经支配;轴突越早到达肌肉纤维,预期神经再支配就越有效,因此,建议尽早手术修复运动神经,时间窗在 3 周内最好,尽量不要超过 6 个月。感觉神经损伤后,修复治疗的时间窗更宽。

二、神经修复的类型

神经修复的目的是重新建立神经连续性,根据创伤后周围神经缺损的程度和神经断端间张力大小,可选择不同的神经修复治疗方案,如一期神经缝合、神经桥接重建以及神经移位治疗。其中,最理想的方法是无张力的一期端端缝合修复,因为再生轴突只需要穿过一个接合部位即可,但若神经缺损严重,断裂神经的两个残端之间无法直接进行无张力缝合,则不得不使用移植物桥接重建受损的神经,而当使用神经移植时,再生轴突需要穿过两个修复部位,这可能出现明显的炎症过程和有明显的轴突损失(图 15-1)。

(一)一期神经缝合

一期神经缝合是神经修复的金标准。如果周围神经损伤程度轻,神经横断面干净平整,断端间无张力或张力较小,比如周围神经的利器伤,可采用一期神经缝合修复,目的是恢复神经形态的完整性和连续性。一期神经缝合包括神经外膜缝合和神经束膜缝合,神经外膜的缝合应确保无张力,并减少缝合线的使用;神经束膜的缝合有利于神经束组的对合,缺点是需要在较大范围进行神经切开和神经内缝合,从而增加瘢痕的形成,干扰神经愈合,因此主要用于粗大的、神经断面解剖清楚的周围神经,如前臂和手部的尺神经。如果损伤部位缺乏解剖标志,无法准确对合神经束,则应首选神经外膜缝合(图 15-2)。

我们建议神经缝合在显微镜下操作,应用 9-0 或 10-0 缝合线进行无张力缝合,如果没有这样的手术条件,每个神经残端的神经外膜应该缝合到一些相邻的结构,如肌腱或筋膜,以避免残端过度回缩,有助

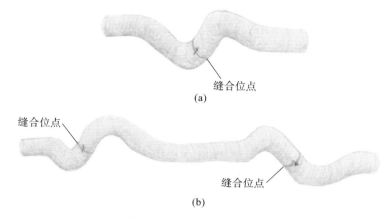

图 15-1　无张力神经缝合

（a）单一缝合位点的无张力修复；（b）两个缝合位点的无张力神经移植修复

于在第二次手术中识别。任何超出这些条件的缝合神经的尝试都会对神经组织造成不必要的损伤，增加局部纤维化，并在长期随访中导致更差的功能结果。

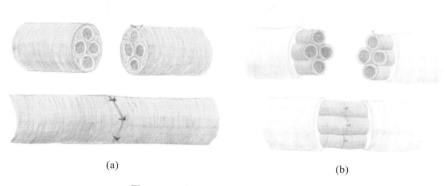

图 15-2　神经外膜和神经束膜的缝合

（a）神经外膜缝合；（b）神经束膜缝合

神经缝合的方式包括端端缝合和端侧缝合。端端缝合广泛用于一期神经修复或神经移植。端侧缝合一般用于神经移位治疗，有两种形式：传统端侧神经移位和增压端侧神经移位。传统端侧神经移位是将受体神经的断端移位至供体神经的侧方，而增压端侧神经移位是将供体神经的断端移位至受体神经的侧方（图 15-3）。在传统端侧缝合修复的过程中，无论神经外膜开窗与否，感觉神经均存在侧方出芽现象，而运动神经元需要轴突断裂型损伤方可形成再生性运动神经出芽，因此 Mackinnon 等建议在非重要区域，可通过端侧缝合方式将供体神经远端移位至邻近的感觉神经近端，来恢复供区缺损的感觉功能（图 15-3）。例如，在切取前臂内侧皮神经后，可将其远侧断端通过端侧缝合的方式移位至正中神经外侧面（感觉支）。

（二）神经桥接重建

创伤中断裂的神经应尽可能进行端端缝合修复，但除利器伤外，创伤性神经损伤后再生的轴突往往无法穿过损伤区域内的瘢痕组织或杂乱无章的神经内结构，为了允许神经再生，必须通过用手术刀刀片修剪神经末端来切除炎症组织和纤维瘢痕，直到显露出正常的神经束，但这一清创术可能会导致神经断端间隙过大，端端之间因张力而无法直接缝合。

在临床中，外科医生必须在行不充分的清创术和弥合必需的间隙之间做出选择，未能识别损伤区域和不愿牺牲供体神经可能是导致切除不足和高张力端端吻合的罪魁祸首。大量基础研究发现：高张力缝合可以抑制施万细胞活化和轴突再生，超过 15% 的神经拉伸会影响组织灌注并导致进一步瘢痕产生和

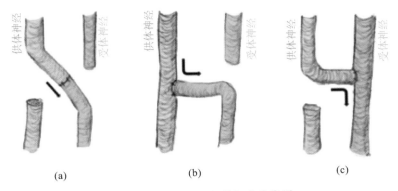

图 15-3　端端缝合与神经移位类型

(a)端端缝合；(b)传统端侧神经移位；(c)增压端侧神经移位

缺血性损伤，即使神经本身具有延展性，游离神经的远、近端能克服的缺损距离也最多不超过 5 mm，因此，如果创伤后神经缺损严重，为避免直接缝合后张力过大导致的神经微循环障碍和神经坏死，应选择神经桥接重建或神经移位，如自体神经移植、同种异体神经移植、去细胞的同种异体神经移植、神经导管桥接等（图 15-4）。

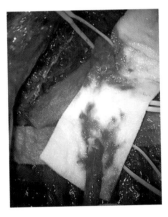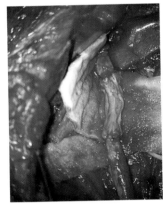

图 15-4　神经缺损后的神经移植术

1. 自体神经移植　自体神经移植是神经缺损修复的金标准，优点是可以提供具有无免疫原性的生物支架和提供施万细胞，促进轴突再生。对于长度小于 6 cm 的神经缺损，移植神经进行治疗的效果可靠，对于粗大神经的大于 6 cm 的缺损，建议选用带血管的游离神经进行移植，可防止神经中心坏死，修复效果更好一些。自体神经移植最主要的缺点是需要额外的手术切口，会引起供区损伤、瘢痕增加，甚至形成痛性神经瘤。目前腓肠神经是临床最常用自体移植供体神经，但是会带来明显的供区损伤，甚至会出现腓肠神经断端神经瘤和神经病理性疼痛（图 15-5、图 15-6）。前臂内侧皮神经供体丰富、易于切取，并且前后分支均可供利用，术后感觉缺失面积小，也是一种较好的移植神经供体，其他神经供体还包括前臂外侧皮神经、骨间掌侧神经、股薄肌支等，后两者为运动神经供体，可用于修复较短的重要运动神经缺损，如尺神经和副神经。受损神经不重要的近端部分，含有大量施万细胞，有时也可用作理想的移植神经供体，例如，前臂远端的正中神经完全损伤需要进行移植修复时，可选择损伤平面近端中第三指蹼感觉支作为神经移植材料。

2. 同种异体神经移植　同种异体神经移植物来源为捐献的尸体，能提供神经内部结构，为施万细胞生长和轴突迁移提供关键的支架，幸存的有活性的受体施万细胞是轴突再生的必要条件。同种异体神经移植的优点在于材料充足、易于迅速获取，不会像自体神经移植那样导致供区的损伤。同种异体神经最主要的缺点是具有免疫原性，患者移植后会发生排异反应，为此不得不使用全身性免疫抑制剂，这些药物会导致感染和肿瘤风险增加，因此其常规使用受到了阻碍。

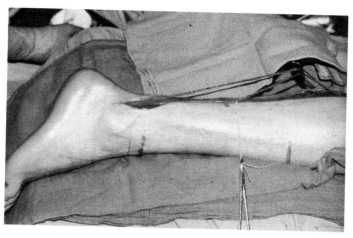

图 15-5 腓肠神经——用于神经移植的最常见的供体神经

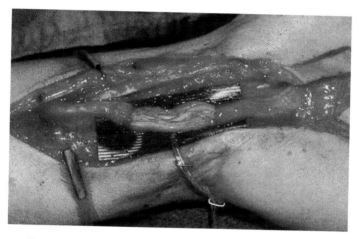

图 15-6 自体腓肠神经移植物放置在正中神经的断端之间
32岁男性之前因刺伤而受伤,进行了正中神经探查并确定了神经瘤,术中切除神经瘤并进行神经移植

3. 去细胞的同种异体神经移植 同种异体神经经过特殊组织处理,去除其内的细胞和免疫原性成分,而层粘连蛋白形式的三维神经支架结构和轴突迁移线索得以保留,不会发生沃勒变性和神经内膜管的崩解(图 15-7)。去细胞的同种异体神经来源丰富,有各种粗细/长度规格以及运动/感觉特异性。去细胞同种异体神经虽然去除施万细胞后有利于免疫耐受,但恰恰导致了去细胞同种异体神经移植的重要缺点,那就是移植术后轴突再生只能依赖于受体本身的施万细胞迁移到移植物中,因而神经的再生能力有限。目前去细胞的同种异体神经移植仅能支持 3～5 cm 的神经修复移植,总体效果虽然优于神经导管但差于自体神经移植。同种异体神经移植的最佳适用直径范围还不清楚,目前还不清楚大直径神经的修复时,是用多根细的同种异体神经移植物(堆叠成"电缆移植物",例如目前推荐的自体移植物)更好,还是用一根粗的同种异体神经移植物更好,理论上讲,过粗的同种异体神经移植物会影响氧气和营养物的渗透,导致代谢障碍,不利于内源性施万细胞和轴突的生长或新血管形成(图 15-8)。去细胞的同种异体神经适应证为直径细小的非重要的小于 3 cm 的感觉神经缺损,禁忌证包括运动神经重建、重要的感觉神经重建、大直径的神经以及缺损大于 3 cm 的感觉神经重建(建议使用自体神经移植或神经移位)。

许多周围神经研究机构正在努力尝试用多能或神经支持细胞填充去细胞同种异体移植物,希望这能改善轴突再生并延长这种修复工具的可用长度。要实现这一目标,必须克服许多挑战,包括确定正确的细胞类型、分离和增殖该细胞,以及将细胞接种到同种异体移植材料中,目前选用的细胞类型集中在自体施万细胞、间充质干细胞、骨髓基质细胞和皮肤来源的前体细胞。

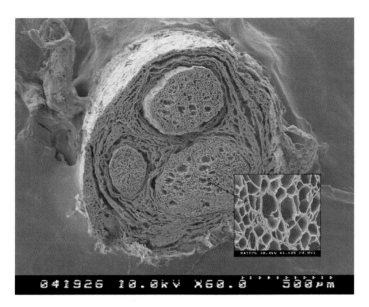

图 15-7　去细胞神经同种异体神经的电子显微镜图像显示内部微观结构

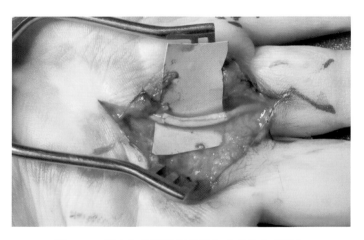

图 15-8　用去细胞同种异体神经移植修复指神经

4. 神经导管　神经导管是一个中空管道,可在神经残端之间形成支架,支持施万细胞迁移,引导神经再生到达靶肌肉,目前神经导管主要用于修复小直径、非重要的感觉区且长度小于 3 cm 的神经缺损,而较大直径的神经导管重建神经时,由于导管内神经生长因子浓度过低,会导致手术失败(图 15-9)。选择神经导管桥接神经缺损时,为了限制再生轴突沿正确的方向生长和免受瘢痕组织的影响,应确保至少有 5 mm 的神经远、近侧断端插入神经导管内,并使用水平褥式缝合或纤维蛋白胶等密封剂进行固定。施万细胞和轴突需要成纤维蛋白凝块支架来引导和支持它们进行穿过导管的迁移,长的神经导管内纤维蛋白凝块不稳定,因此神经导管的神经修复效果随着神经缺损的增大而降低。对于数毫米的小神经间隙,人工神经导管有效性的支持性证据非常有力。

神经导管的材料多样,包括天然生物材料,如静脉、骨骼、动脉、胶原等,以及人工合成高分子材料,如聚乙醇酸、聚己内酯等。理想的导管材料应该易于获得、易于血管化和仅有低抗原性,神经导管应具有半渗透性,允许氧气和营养物质扩散以支持神经再生,还要具有一定韧性,以便抵抗坍塌和扭结,另外,最好是可生物降解吸收,因为不可吸收的导管,如硅胶导管,虽然能有效支持神经再生,但最终会在神经周围产生炎症反应和导致瘢痕形成。

与细胞同种异体神经相比,神经导管缺失的不仅有施万细胞,还有层粘连蛋白支架,而这两种成分恰恰是轴突再生的关键,因此很多研究建议,常规将正常神经的碎片置于中空的神经导管内,用于提供施万

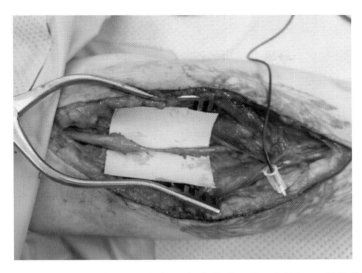

图 15-9　用神经导管重建 3 cm 神经缺损失败后，探查前臂近端正中神经，可见菲薄不充分的再生

细胞，促进轴突的再生。另外，也有临床研究采用加入神经刺激因子、类施万细胞（骨髓基质细胞、皮肤源性前体细胞、脂肪源性干细胞）或其他基质分子的可生物降解吸收导管用于神经修复。

　　总的来说，神经导管和去细胞同种异体神经移植为克服神经修复过程中的意外间隙提供了有效和方便的工具，有助于医生进行充分的神经清创，并避免过度紧张的修复。随着临床使用经验的增加，推荐的导管最大修复长度似乎正在减小，而去细胞的同种异体移植物的推荐最大修复长度似乎正在增加。自体神经移植仍然是金标准，而导管或去细胞的同种异体移植可以成为非必要神经修复的绝佳选择。另外，自体或同种异体神经移植材料用于端端吻合时容易对齐不良或过度拧紧，以至于神经束溢出，影响轴突再生，有人建议将神经导管用在自体或同种异体移植物和神经残端的连接处，实现无缝隙连接（图 15-10）。

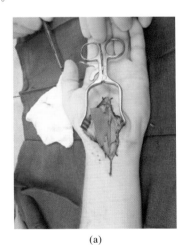
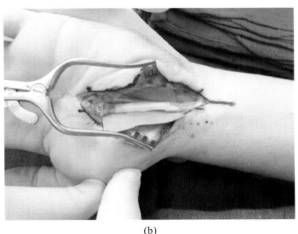

(a)　　　　　　　　　　　　　　　(b)

图 15-10　正中神经横断后的修复
（a）清创后的神经外观；（b）同种异体移植物与覆盖的人工神经导管缝合到位

（三）神经移位

　　一期神经缝合是治疗周围神经损伤的金标准，但当受损神经近端破坏严重，传统修复方式恢复希望渺茫时，应及时采用神经移位进行治疗。

　　在神经移位中，切断一正常神经，将其近端与受损神经远端进行修复吻合，使之获得功能代偿。这种手术要求以运动神经修复运动神经损伤，以感觉神经修复感觉神经损伤，以便最大限度地确保神经再生，重建正常功能支配。另外,在选择供体神经时,要尽量减轻因供区神经缺失而造成的功能缺失。由于供体神经与受体神经原有支配功能不同,移位缝合后其中枢支配及调控需有一适应和功能重组与协调过程。同神经重建一样,神经移位主要用于创伤后神经缺损程度严重的情况,避免了直接缝合后的张力过大和神经坏死。

　　神经移位的主要适应证包括:①臂丛神经根性损伤;②高位近端神经损伤,需要长距离再生;③严重神经创伤伴节段性缺损;④重要区域严重损伤,需要尽可能避免在瘢痕区手术,以免进一步损伤重要结构;⑤神经近残端不可及,无法进行神经移植;⑥损伤至治疗间隔时间过长,作为神经移植的备选方案;⑦部分神经损伤,但有重要功能丧失;⑧神经损伤水平不明确,如原发性神经病或放射性神经病时。

　　1. 前臂和手部的神经移位　　前臂和手部的创伤性周围神经损伤通常源于穿刺伤(包括枪伤)、车祸等导致的神经牵拉或挤压伤,损伤只要不能在合适的时间内恢复,均需手术干预。受到上臂神经移位成功重建肩、肘关节功能的鼓舞,以及对前臂和手部周围神经局部解剖研究和对混合神经中的"富余"支配的深入研究,外科医生逐渐将神经移位用于治疗就诊晚、近端损伤而恢复效果差的前臂和手部周围神经损伤患者,如臂丛神经根性撕脱伤、高位正中神经损伤、尺神经损伤患者等。在神经移位治疗领域,根据解剖学和患者具体情况,已探索演变出多种神经移位手术方式,臂丛神经损伤后前臂和手部功能重建效果越来越好。

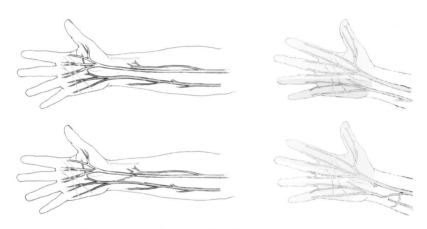

图 15-11　正中神经到尺神经的运动和感觉神经移位

正中神经的前骨间神经分支移位到旋前方肌运动纤维,修复无功能的尺神经深部运动分支,这对于尺神经近端损伤的成年患者尤其有用,可以避免爪形手畸形,恢复关键的感觉区域。左边两图:分离、修整运动分支,以实现运动神经移位。右边两图:感觉分支同样被分离、修整,用于恢复手尺侧缘的感觉——非关键性第三指蹼区的感觉被牺牲

表 15-1　运动神经和感觉神经移位常用的供体-受体神经组合方式

损伤神经	可能的供体神经	受体神经	恢复的功能
桡神经 (运动)	指浅屈肌支(正中神经)	桡侧腕短伸肌支	伸腕
	桡侧腕屈肌支(正中神经)	骨间后神经	伸指
正中神经 (运动)	桡侧腕短伸肌神经(桡神经) 肱桡肌支(桡神经) 旋后肌神经(桡神经)	旋前圆肌神经	前臂旋前
	肱肌支(肌皮神经) 指浅屈肌支(正中神经) 桡侧腕屈肌支/掌长肌支*(正中神经)	骨间前神经	屈指
	骨间前神经终末支(正中神经)	正中神经返支	拇指对掌

续表

损伤神经	可能的供体神经	受体神经	恢复的功能
尺神经 （运动）	骨间前神经终末支（正中神经）	尺神经深支	手内在肌运动
桡神经 （感觉）	前臂外侧皮神经 正中神经	桡神经感觉支	虎口感觉
正中神经 （感觉）	第三指蹼指神经束 第四指蹼指神经束 尺神经背侧皮支	第一指蹼指神经束	捏持部位感觉
	小指尺侧皮神经△ 前臂外侧皮神经	第二、第三指蹼指神经束	正中神经次要感觉神经的保护性感觉
尺神经 （感觉）	第三指蹼指神经束 桡神经感觉支 前臂外侧皮神经，前臂内侧皮神经，掌皮支	第四指蹼指神经束，小指尺侧指神经	无名指、小指感觉
	正中神经主干	尺神经背侧皮支	手部尺侧感觉

* 指如果存在；△指端侧缝合移位术时

相比于肌腱移位治疗，神经移位的优点是多方面的：①神经移位不需要改变肌肉起止点，不会干扰肌肉系统的正常生物学功能；②可在恢复运动功能的同时恢复感觉功能；③单一神经移位可以恢复多组肌肉的功能；④在肢体远端的移位可避免跨越原损伤区域带来的功能受损。神经移位时，运动或感觉性供体神经的选择应掌握以下原则：①应是可牺牲或是"富余"的；②应邻近受体神经运动终板或受体感觉神经；③运动供体神经应有大量"纯"运动神经纤维，且可协同支配受体神经支配的肌肉。

2. 脊髓损伤后四肢瘫痪的神经移位　创伤性脊髓损伤（traumatic spinal injury，TSI）可由脊柱骨质、神经根、韧带等结构的外伤引起，也可继发于钝性伤或贯通伤，有较高发病率和死亡率。TSI 全球发病率为 10.5/10 万，每年新发病例 70 多万例。最常见的 TSI 为颈椎损伤，占 46.02%；TSI 最常见的原因是道路交通事故伤（39.5%），其次是跌落伤（38.8%）。高收入、中收入和低收入国家因道路交通事故发生 TSI 的比例分别为 41.6%、40.7% 和 27.2%。跌落伤是低收入国家常见的原因（54.7%），与运动相关的 TSI 比例在高收入、中收入和低收入国家的发病率分别为 8.6%、2.1% 和 0.6%。脊髓损伤导致部分性或完全性截瘫和二便障碍，给社会造成较大负担，近年来，在周围神经外科领域，采用神经移位术治疗颈髓损伤或四肢瘫痪患者，重建其肢体功能，已取得了令人兴奋的进展，治疗前景良好。

脊髓损伤后往往损伤部位以下水平的下运动神经元与其细胞体的连续性仍然完整，这些完好的周围神经支配的肌肉发生瘫痪，这种瘫痪是由于失去中枢神经系统控制后的肌肉弛缓性、失用性萎缩，而不是由失周围神经支配所致。脊髓损伤患者的神经移位治疗是将一根有完整中枢神经系统支配的未受损的下运动神经，移位至一根无中枢神经系统支配的未受损的下运动神经（支配瘫痪肌肉的神经），从而恢复对瘫痪肌肉的自主控制，这种手术依赖于周围神经的再生能力。在过去几十年，随着大量神经移位治疗周围神经损伤经验的积累，神经移位在脊髓损伤后四肢瘫痪的治疗中的作用受到越来越强烈的关注，大量病例报道结果支持了上肢神经移位在颈髓损伤中使用的安全性、可行性和初步成效。例如：Bertelli 等用旋后肌支移位至骨间后神经重建 C6 水平脊髓损伤患者的伸指、伸拇功能；用小圆肌支成功修复 C6 水平脊髓损伤患者的肘功能；用桡侧腕短伸肌运动支移位至拇长屈肌成功修复 C7 水平脊髓损伤患者屈拇功能。又如，Kiwerski 用肌皮神经移位至正中神经成功重建 C6 或 C7 水平脊髓损伤患者的手功能。Mackinnon 等完成大量的肱肌支移位至骨间前神经的手术，成功重建了 C7 水平脊髓损伤患者的抓握功能,2年随访时患者双侧拇长屈肌和指深屈肌肌力可达MRC 3级,患者可以自己吃饭,并能进行一些基本的书写活动,而且没有出现肱肌支全部切断后的屈肘功能障碍,可能推广用于脊髓损伤后瘫痪的患者。

　　掌握神经断面解剖对神经移位手术的成功至关重要,脊髓损伤患者的下运动神经元完好,因此可在术中用手持神经刺激仪直接刺激神经,用来确认神经束的解剖结构,指导神经移位方案。术者应有明确的手术计划,明确哪些肌肉是有自主控制功能、可真正被患者使用并作为合适神经移位受体的,哪些肌肉是受术中电刺激产生动作而不能自主控制的。行神经移位手术时应注意在术中不能使用长效肌松剂或过度的神经刺激,以免导致肌肉无反应性和神经疲劳,另外还应避免使用止血带,以免引起的神经麻痹,干扰术中神经刺激。

　　总之,神经移位术修复脊髓损伤后的功能是有生理和生物力学依据的,在周围神经损伤和臂丛神经损伤患者中已有肯定的效果,应用于脊髓损伤患者也有初步的希望,将来需要致力于明确最佳的手术指征和最优化的术式方案,以期获得最好的手术效果。

(张文川　刘　松　赵明亮　李德志　郭　超)

参 考 文 献

[1]　Ackery A,Tator C,Krassioukov A. A global perspective on spinal cord injury epidemiology[J]. J Neurotrauma,2004,21(10):1355-1370.

[2]　Becker M,Lassner F,Fansa H,et al. Refinements in nerve to muscle neurotization[J]. Muscle Nerve,2002,26(3):362-366.

[3]　Bertelli J A,Ghizoni M F,Tacca C P. Transfer of the teres minor motor branch for triceps reinnervation in tetraplegia[J]. J Neurosurg,2011,114(5):1457-1460.

[4]　Bertelli J A,Mendes Lehm V L,Tacca C P,et al. Transfer of the distal terminal motor branch of the extensor carpi radialis brevis to the nerve of the flexor pollicis longus:an anatomic study and clinical application in a tetraplegic patient[J]. Neurosurgery,2012,70(4):1011-1016.

[5]　Bertelli J A,Tacca C P,Ghizoni M F,et al. Transfer of supinator motor branches to the posterior interosseous nerve to reconstruct thumb and finger extension in tetraplegia:case report[J]. J Hand Surg Am,2010,35(10):1647-1651.

[6]　Bielecki M,Skowroński R,Skowroński J. A comparative morphological study of direct nerve implantation and neuromuscular pedicle methods in cross reinnervation of the rat skeletal muscle[J]. Rocz Akad Med Bialymst,2004,49:10-17.

[7]　Campbell W W. Evaluation and management of peripheral nerve injury[J]. Clin Neurophysiol,2008,119(9):1951-1965.

[8]　Cho M S,Rinker B D,Weber R V,et al. Functional outcome following nerve repair in the upper extremity using processed nerve allograft[J]. J Hand Surg Am,2012,37(11):2340-2349.

[9]　Colen K L,Choi M,Chiu D T W. Nerve grafts and conduits[J]. Plast Reconstr Surg,2009,124(6 Suppl):e386-e394.

[10]　Dahlin L B. Techniques of peripheral nerve repair[J]. Scand J Surg,2008,97(4):310-316.

[11]　Doi K,Tamaru K,Sakai K,et al. A comparison of vascularized and conventional sural nerve grafts[J]. J Hand Surg Am,1992,17(4):670-676.

[12]　Evans G R. Peripheral nerve injury:a review and approach to tissue engineered constructs[J]. Anat Rec,2001,263(4):396-404.

[13]　Flores A J,Lavernia C J,Owens P W. Anatomy and physiology of peripheral nerve injury and

repair[J]. Am J Orthop (Belle Mead N J),2000,29(3):167-173.

[14] Fox I K,Mackinnon S E. Adult peripheral nerve disorders:nerve entrapment,repair,transfer,and brachial plexus disorders[J]. Plast Reconstr Surg,2011,127(5):105e-118e.

[15] Francel P C,Francel T J,Mackinnon S E,et al. Enhancing nerve regeneration across a silicone tube conduit by using interposed short-segment nerve grafts[J]. J Neurosurg,1997,87(6):887-892.

[16] Fu S Y,Gordon T. Contributing factors to poor functional recovery after delayed nerve repair:prolonged axotomy[J]. J Neurosci,1995,15(5 Pt 2):3876-3885.

[17] Guelinckx P J,Carlson B M,Faulkner J A. Morphologic characteristics of muscles grafted in rabbits with neurovascular repair[J]. J Reconstr Microsurg,1992,8(6):481-489.

[18] Guelinckx P J,Faulkner J A. Parallel-fibered muscles transplanted with neurovascular repair into bipennate muscle sites in rabbits[J]. Plast Reconstr Surg,1992,89(2):290-298.

[19] Hu J,Zhu Q T,Liu X L,et al. Repair of extended peripheral nerve lesions in rhesus monkeys using acellular allogenic nerve grafts implanted with autologous mesenchymal stem cells[J]. Exp Neurol,2007,204(2):658-666.

[20] Isaacs J,Browne T. Overcoming short gaps in peripheral nerve repair:conduits and human acellular nerve allograft[J]. Hand (N Y),2014,9(2):131-137.

[21] Kingham P J,Kalbermatten D F,Mahay D,et al. Adipose-derived stem cells differentiate into a Schwann cell phenotype and promote neurite outgrowth in vitro[J]. Exp Neurol,2007,207(2):267-274.

[22] Kiwerski J. Recovery of simple hand function in tetraplegia patients following transfer of the musculo-cutaneous nerve into the median nerve[J]. Paraplegia,1982,20(4):242-247.

[23] Lloyd B M,Luginbuhl R D,Brenner M J,et al. Use of motor nerve material in peripheral nerve repair with conduits[J]. Microsurgery,2007,27(2):138-145.

[24] Mackinnon S E,Colbert S H. Nerve transfers in the hand and upper extremity surgery[J]. Tech Hand Up Extrem Surg,2008,12(1):20-33.

[25] Mackinnon S E,Yee A,Ray W Z. Nerve transfers for the restoration of hand function after spinal cord injury[J]. J Neurosurg,2012,117(1):176-185.

[26] Martins R S,Bastos D,Siqueira M G,et al. Traumatic injuries of peripheral nerves:a review with emphasis on surgical indication[J]. Arq Neuropsiquiatr,2013,71(10):811-814.

[27] Modrak M,Talukder M A H,Gurgenashvili K,et al. Peripheral nerve injury and myelination:potential therapeutic strategies[J]. J Neurosci Res,2020,98(5):780-795.

[28] Nanobashvili J,Kopadze T,Tvaladze M,et al. War injuries of major extremity arteries[J]. World J Surg,2003,27(2):134-139.

[29] Novak C B,Mackinnon S E. Distal anterior interosseous nerve transfer to the deep motor branch of the ulnar nerve for reconstruction of high ulnar nerve injuries[J]. J Reconstr Microsurg,2002,18(6):459-464.

[30] Prasad A R,Steck J K,Dellon A L. Zone of traction injury of the common peroneal nerve[J]. Ann Plast Surg,2007,59(3):302-306.

[31] Ray W Z,Mackinnon S E. Management of nerve gaps:autografts,allografts,nerve transfers,and end-to-side neurorrhaphy[J]. Exp Neurol,2010,223(1):77-85.

[32] Millesi H,Meissl G,Berger A. Further experience with interfascicular grafting of the median,ulnar and radial nerves[J]. J Bone Joint Surg,1976,58(2):209-218.

［33］ Ray W Z,Pet M A,Yee A,et al. Double fascicular nerve transfer to the biceps and brachialis muscles after brachial plexus injury:clinical outcomes in a series of 29 cases［J］. J Neurosurg,2011,114(6):1520-1528.

［34］ Robinson L R. Traumatic injury to peripheral nerves［J］. Muscle Nerve,2000,23(6):863-873.

［35］ Siemionow M,Brzezicki G. Current techniques and concepts in peripheral nerve repair［J］. Int Rev Neurobiol,2009,87:141-172.

［36］ Sunderland S. The anatomy and physiology of nerve injury［J］. Muscle Nerve,1990,13（9）:771-784.

［37］ Sunderland S. A classification of peripheral nerve injuries producing loss of function［J］. Brain,1951,74(4):491-516.

［38］ Taylor C A,Braza D,Rice J B,et al. The incidence of peripheral nerve injury in extremity trauma［J］. Am J Phys Med Rehabil,2008,87(5):381-385.

［39］ Tung T H,Mackinnon S E. Nerve transfers:indications,techniques,and outcomes［J］. J Hand Surg Am,2010,35(2):332-341.

［40］ Walsh S,Biernaskie J,Kemp S W,et al. Supplementation of acellular nerve grafts with skin derived precursor cells promotes peripheral nerve regeneration［J］. Neuroscience,2009,164（3）:1097-1107.

［41］ Wang D,Liu X L,Zhu J K,et al. Repairing large radial nerve defects by acellular nerve allografts seeded with autologous bone marrow stromal cells in a monkey model［J］. J Neurotrauma,2010,27(10):1935-1943.

［42］ Whitlock E L,Tuffaha S H,Luciano J P,et al. Processed allografts and type Ⅰ collagen conduits for repair of peripheral nerve gaps［J］. Muscle Nerve,2009,39(6):787-799.

［43］ Wood M D,Kemp S W,Weber C,et al. Outcome measures of peripheral nerve regeneration［J］. Ann Anat,2011,193(4):321-333.

［44］ Yi C,Dahlin L B. Impaired nerve regeneration and Schwann cell activation after repair with tension［J］. Neuroreport,2010,21(14):958-962.

第五篇

周围神经卡压综合征

第十六章 周围神经卡压综合征总论

　　周围神经卡压综合征是最为常见的周围神经系统疾病,周围神经卡压也是很多周围神经系统疾病发生发展的重要病理基础。周围神经卡压综合征同时又是最为复杂的周围神经系统疾病,其涉及的周围神经繁多,临床表现各异,鉴别诊断困难,治疗上涉及多学科合作,部分患者疗效乏善可陈。其诊疗涉及神经外科、骨科、神经内科、康复科、疼痛科、针灸科等多个学科,相互交叉,互为边缘,在很长一段时间里缺乏关注,成为"被遗忘的角落",甚至导致不少临床漏诊、误诊的发生。积极开展周围神经外科亚专科相关工作有助于改善这一现状。

　　广义的周围神经卡压不仅仅是常规意义上的肢体、躯干部位的周围神经受累,还包括了颅神经疾病、偏头痛、周围性面瘫等疾病。三叉神经痛、面肌痉挛、舌咽神经痛等颅神经疾病的根本发病机制在于相应的颅神经(均为周围神经)颅内段受到血管压迫,其本质可被视为颅内的周围神经卡压。偏头痛手术中经常可以发现耳颞神经、枕大神经、枕小神经、耳大神经等头皮周围神经被邻近的血管、韧带、肌腱、腱膜、筋膜或骨质等结构压迫,亦可被视为头皮的周围神经卡压。在对顽固性难治性周围性面瘫实施的经乳突入路面神经管次全程减压过程中,当面神经管被磨钻磨开的那一刻,除经常可以见到的肿胀的面神经疝出管外,面神经鞘膜表面的微血管可见开始恢复血供。鉴于此,周围性面瘫其实也可以算是一种特殊类型的周围神经卡压。

　　狭义的周围神经卡压专指常规意义上的肢体、躯干部位的周围神经卡压,也是本章所要重点阐述的内容。在繁杂的周围神经卡压综合征中,最为常见的是腕管正中神经卡压和肘管尺神经卡压,占80%以上。尤其是腕管正中神经卡压最为常见,在手机、平板电脑等电子产品使用日益普及的今天,其发病率有逐年升高的趋势。

　　周围神经卡压综合征的病因学中,解剖生理狭窄是至关重要的一个概念,意指在正常人群中周围神经通过的某些位置的神经通道本身就相对比较狭窄。最常见的解剖生理狭窄位置包括腕管、肘管、腓管、踝管等。当某种原因导致周围神经肿胀增粗和(或)神经周围构成神经通道的骨质、韧带、肌肉、肌腱、筋膜、腱膜等组织出现增厚、粘连甚或瘢痕增生等异常改变时,可使得周围神经在这些解剖生理狭窄位置受到卡压而发生病损,导致不同程度的感觉、运动和神经营养功能障碍。

　　近年来,有关系统性疾病相关的周围神经卡压综合征的报道日益增多,引发人们对于周围神经卡压综合征病因学的新思考。最为常见的与系统性疾病相关的周围神经卡压综合征是在糖尿病患者中高发的腕管综合征。糖尿病相关周围神经疾病以四肢末端对称性感觉异常和运动障碍为主要表现,以美国Dellon教授为首的学者们近30年的临床实践和基础研究表明,其本质就是生物机械因素导致的肢体多发周围神经卡压。糖尿病患者由于代谢和血供异常可引起周围神经肿胀,同时在解剖生理狭窄位置构成神经通道的组织中弹力纤维减少导致通道弹性下降,进而缩窄,最终对相应周围神经构成卡压。与糖尿病相关周围神经疾病相类似,透析相关周围神经疾病以发生在多年透析患者的多累及双上肢的多发周围神经卡压为特征,其发病基础并非为在解剖生理狭窄位置构成神经通道的组织中的弹力纤维减少,而是淀粉样变性。针对这一机制而对糖尿病相关周围神经疾病和透析相关周围神经疾病患者实施多根周围神经减压手术疗效优良。免疫相关性疾病、酒精中毒、重金属中毒、化疗药物等也可能导致广泛末梢周围神经炎,其发病机制尚不明朗,是否也可归于多发周围神经卡压并可采取相应周围神经减压手术尚有待于循证医学研究。

　　此外,针对医源性周围神经卡压、血管压迫在周围神经卡压中的重要性、同一根神经双卡压甚至多卡压现象的存在、周围神经血液供应的重要性等研究也在逐步深入,有助于我们进一步深刻理解周围神经卡压综合征的内在机制,并指导临床诊疗实践。

　　周围神经卡压综合征的复杂之处还在于其诊断和鉴别诊断。导致类似于周围神经卡压综合征症状的其他疾病包括但不限于肢体血管病变、脊柱脊髓疾病、神经肌接头疾病,甚至精神疾病。这种复杂性对从事相关工作的医生提出了更高的要求。其不仅要注重病史和症状学的耐心问诊、详细的周围神经体格检查,正确解读相关辅助检查结果,而且要对需要鉴别的相关血管病变、脊柱脊髓疾病等疾病诊疗常识进行知识储备,必要时还需邀请相关科室进行多学科联合会诊方能明确诊断。

　　近来兴起的周围神经肌骨超声具有便捷、经济、多方位全程扫查等优点,对于周围神经卡压综合征的诊断、围手术期周围神经定位、术后效果判断等有着重要作用和广阔的应用前景。

　　必须明确的是,手术减压并非周围神经卡压综合征治疗的第一和(或)唯一选择。确诊周围神经卡压综合征后首先应采取保守治疗,改变可能存在的不良习惯或姿势,联合应用药物(营养神经、扩张血管、活血化瘀药物等)、针灸、理疗、推拿、按摩、康复锻炼等手段。经保守治疗4~6周疗效不佳或进行性加重才是手术治疗的指征。针对糖尿病、长期透析等相关的周围神经卡压,或某些特殊类型的周围神经卡压(如桡神经深支卡压、梨状肌下孔坐骨神经卡压等),保守治疗往往难获良效,可能需要采取更加积极的态度,早期手术介入进行治疗。

　　大部分诊断明确的周围神经卡压综合征手术疗效优良,而且往往术后立竿见影。周围神经卡压综合征周围神经减压手术应遵循以下基本原则:①不可盲目追求微创小切口,尤其是糖尿病、尿毒症等系统性疾病相关周围神经卡压综合征患者,因为周围神经以及神经周围组织病变范围更加广泛,所以应该适当扩大减压范围;②注重针对神经及周边血管的精准微创;③注意保护周围神经血供;④谨慎实施神经内松解术(neurolysis,又称神经内减压术);⑤妥善止血,可降低术后粘连概率;⑥重视防粘连处理措施的实施。

(张　黎)

参 考 文 献

[1]　杨文强,张黎,于炎冰,等.周围神经显微减压术治疗糖尿病性下肢周围神经病[J].中华神经外科杂志,2013,29(7):710-713.

[2]　杨文强,张斌,于炎冰,等.跗管扩大减压术对大鼠糖尿病性胫神经病变的作用研究[J].中华显微外科杂志,2016,39(4):367-370.

[3]　Yang W Q,Guo Z L,Yu Y B,et al. Pain relief and health-related quality-of-life improvement after microsurgical decompression of entrapped peripheral nerves in patients with painful diabetic peripheral neuropathy [J]. The Journal of Foot and Ankle Surgery,2016,55(6):1185-1189.

[4]　杨文强,于炎冰,王琦,等.周围神经显微减压术治疗上肢透析相关周围神经病的疗效分析[J].中华神经外科杂志,2020,36(4):365-369.

[5]　Al-Benna,Nano P G,El-Enin H. Extended open-carpal tunnel release in renal dialysis patients[J]. Saudi J Kidney Dis Transpl,2012,23(6):1181-1187.

[6]　Aszmann O C,Kress K M,Dellon A L. Results of decompression of peripheral nerves in diabetes: a prospective blinded study[J]. Plast Reconstr Surg,2000,106(4):816-822.

[7]　Fu T,Cao M,Liu F,et al. Carpal tunnel syndrome assessment with ultra sonography:value of inlet-to-outlet median nerve area ratio in patients versus healthy volunteers[J]. PloS one,2015;10(1):e0116777.

[8]　顾玉东.腕管综合征与肘管综合征诊治中的有关问题[J].中华手外科杂志,2010,26(6):321-323.

[9]　Laneigu R,Saint Cast Y,Raimbeau G,et al. Dellon's anterior submuscular transposition of the ulnar nerve:retrospective study of 82 operated patients with 11.5 years'follow-up[J]. Chir Main,2015,34(5):234-239.

第十七章　上肢神经卡压综合征

第一节　腕管综合征

腕管综合征是最常见也是目前研究最广泛的神经卡压综合征。其发病率为 5%～10%，而女性更易患腕管综合征，尤其在 65～75 岁年龄段，女性的患病率几乎是男性的 4 倍。

一、病因

腕管综合征是由正中神经在通过腕管时受到卡压造成的。需要腕部重复活动和用力或使用手动振动工具的工作会显著增加患腕管综合征的风险。腕管综合征的危险因素还包括糖尿病、更年期、甲状腺功能减退、肥胖、妊娠等。电脑的使用与腕管综合征之间的关系仍有争议。

二、临床表现

腕管综合征患者表现为间歇性的手部感觉异常和感觉迟钝（如麻刺感、麻木、疼痛），尤其是拇指、示指和中指，夜间较重，但在某些病例中，症状不仅仅局限在手部，还可能扩展至前臂、上臂及肩膀。手部笨拙或手的灵活性降低也是常见的症状。随着疾病进展，患者出现握力下降、拇指对掌不能和外展无力、感觉丧失和鱼际肌萎缩，甚至出现指尖的营养性溃疡。

Tinel 测试和 Phalen 测试是两个常用的腕管综合征的诊断性测试。Tinel 测试，即以手指轻敲患者屈肌支持带近端正中神经上方，引出正中神经支配区麻木、刺痛的感觉。Phalen 测试，即嘱患者尽最大可能屈曲手腕并维持 60 s，若出现正中神经支配区的麻木和疼痛，记为阳性。拇短展肌肌力检测也能为腕管综合征造成的功能损害提供有价值的信息，但临床中应用较少，因为它需要对年龄、性别等因素进行校正以得到有意义的结果。以上两种或三种测试结果均为阳性更能支持诊断，但每种测试单独使用的可靠性较差，报告的敏感性和特异性差异也很大。

三、辅助检查

神经传导速度和肌电图检查在腕管综合征辅助检查中的地位存在争议。神经传导速度可以较为敏感地反映正中神经受损的情况，可以明确神经脱髓鞘和轴突损失的程度，因此可用来预测患者的预后。而肌电图（此处指狭义的肌电图，不包括神经传导速度检查、神经重复电刺激等）更适合排除造成患者症状的并发原因（如神经根型颈椎病），而不是提高诊断敏感性。总之，考虑到成本效益，电生理检查通常不作为腕管综合征初次诊断的必要条件，而更适合用于复杂情况下腕管综合征的诊断、手术患者的选择和症状复发的判断。

超声高频探头的发展使得超声影像的分辨率达到 1 mm 以下，可用于腕管综合征的诊断中。腕管综合征的患者超声下可见压迫点下神经体积缩小，压迫点近端神经体积扩大。超声检查可作为补充诊断的测试方法，也可以用来筛查腕部的异常结构。

四、诊断

腕管综合征的一系列症状很典型，几乎不发生在其他疾病的病程中。因此，腕管综合征的诊断是一种临床诊断，辅以临床体征、电生理和影像学的检查作为参考。

五、鉴别诊断

颈神经根病变是应与腕管综合征进行鉴别的主要疾病。颈神经根病变通常以颈部疼痛为特点,伴有放射性感觉症状至上肢,有时因为转头、屈曲或伸展头部而加剧,具有典型的皮节分布。腱反射亢进是神经根病变的典型体征。可以通过肌电图和颈椎影像学检查加以鉴别。

多发性神经病是另一种需要鉴别的疾病,它们通常影响下肢的远端。

六、治疗

1.改变生活习惯 对患者进行宣教,改变会诱发腕管综合征的行为习惯,如应限制手腕活动、避免手部的重体力劳动等。这是花费低且效果明显的首选治疗方式。

2.局部激素治疗 局部激素注射可以通过减轻水肿,改善腕管、正中神经和肌腱之间的空间关系来治疗腕管综合征,尤其有助于缓解疼痛的症状。研究表明:①在超声引导下进行激素注射,可以减少从给药到症状缓解之间的时间。②在腕管远端注射激素的疗效要优于在腕管近端注射。尽管腕管局部注射激素通常是安全的,但仍有较小的概率会损伤神经或注射激素到神经内部。

3.手术治疗 腕管减压手术是治疗腕管综合征的一种最有效的治疗方法,通过手术切断屈肌支持带来释放腕管的容量,解除屈肌支持带对正中神经的压迫,从而改善患者的症状。

传统的开放手术有多种切口设计方法。其中较为经典的手术切口为从手腕线到掌部的纵行切口,切口位于中指/无名指指间纵轴线的延长线上,向掌部延伸至Kaplan's基线(拇指与示指的交叉点至钩骨钩的连线)。尽管没有绝对的安全区,但这一切口损伤神经及血管的可能性是最低的。术中经常可以见到正中神经受卡压的典型证据(图17-1)。

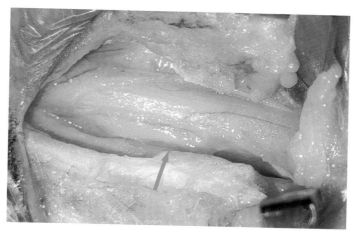

图17-1 正中神经受压近段侧肿胀

内镜下腕管减压和小切口腕管减压术也是被广泛使用的手术方法,与传统的开放手术相比具有更小的手术切口。内镜下腕管减压术后恢复期更短,患者可以更早恢复工作,但神经损伤的概率高于传统开放手术,在神经功能恢复方面,几种术式并无差别。

手术并发症:尽管腕管综合征手术的效果好,患者满意度高,但仍有潜在的并发症发生风险,如瘢痕痛、屈肌支持带附着点痛、术后持续麻木和刺痛、神经损伤(主要是正中神经掌皮支和返支的损伤)、血管损伤、握力下降、伤口感染和伤口愈合不良等。

(张 黎 杨文强 王 琦)

第二节　骨间前神经卡压综合征

骨间前神经卡压是骨间前神经卡压综合征的病因之一。研究表明,由骨间前神经卡压综合征造成的神经麻痹占所有上肢神经麻痹的不到1‰。因此,骨间前神经卡压综合征为一种少见的卡压性周围神经疾病。主要表现为骨间前神经损伤导致的前臂疼痛,手掌捏、握无力和前臂旋前障碍。

一、相关应用解剖

正中神经在前臂行于旋前圆肌两头之间,骨间前神经在旋前圆肌两头之间或在旋前圆肌肱骨头远端自正中神经桡侧发出,发出点距肱骨内上髁5～8 cm。而后与骨间前动脉伴行,走行于前臂骨间膜前方,在拇长屈肌和指深屈肌间向远端进入旋前方肌和腕关节。骨间前神经沿途支配拇长屈肌、旋前方肌和桡侧半指深屈肌(示指和中指),并有本体感觉纤维分布在腕骨间、远侧尺桡关节和桡腕关节。

二、病因

骨间前神经卡压综合征的病因并不完全清楚,目前研究表明拇长屈肌副头、掌深肌、指浅屈肌肌腱、旋前圆肌肌腱或异常的血管均可压迫骨间前神经导致神经损伤,产生临床症状,其中又以拇长屈肌副头压迫最为常见。

三、临床表现

骨间前神经卡压表现为拇指、示指和中指指间关节不能屈曲,手掌握力下降,部分患者指深屈肌的中指头由于尺神经的交叉支配并未丧失屈曲功能;前臂旋前无力,但这一症状常被旋前圆肌的协同运动所掩盖;除此之外,患者常有前臂无法准确定位的疼痛,常出现在肘部、肘窝和腕管。由于骨间前神经没有分布于皮肤的皮支,因此典型的骨间前神经卡压综合征不会表现为皮肤感觉缺失。

"OK"征阳性,即患者不能用拇指和示指做"OK"的手势,当患者试图以指间相碰时,由于远端指节不能弯曲,患者只能以指腹相触。

四、辅助检查

神经传导速度检查可见骨间前神经支配肌肉的运动潜伏期延长,肌电图可见肌肉纤颤,骨间前神经去支配。

五、鉴别诊断

1. 肌腱断裂　例如,拇长屈肌腱断裂会出现与骨间前神经相似的拇长屈肌瘫痪的症状,可以通过腱固定效应加以鉴别。

2. 臂丛神经炎　患者经常会有肩部或者上臂疼痛史,然后出现拇指、示指、中指指间关节不能屈曲的症状,肌电图也可以发现弥漫的上肢近端异常,骨间前神经卡压不会伴有上臂的感觉异常及运动异常。

3. 高位正中神经损伤　高位正中神经损伤除有骨间前神经卡压综合征的表现外,还会伴有手部感觉异常,拇指对掌无力、鱼际肌萎缩等正中神经损伤的表现。

六、治疗

1. 保守治疗　通过患肢休息,局部激素注射,部分患者的症状可以自行缓解,如果保守治疗后病情未出现缓解,应进行手术治疗,但目前关于手术时机的选择仍没有基于循证医学的推荐。通常保守治疗的时间为2～6个月。

2. 手术治疗　切口起点在肱二头肌和肱三头肌之间的上臂内侧,肘前折痕近端约5 cm处,"S"形经肘窝,经过肱二头肌肌腱和腱膜内侧,最后止于前臂中部。手术时要对骨间前神经的四周进行充分减压,并切除神经外膜的瘢痕组织。必要时也可以进行神经内膜的松解。

（张　黎　王　琦）

第三节　肘管综合征

肘管综合征是临床上常见的周围神经卡压综合征之一,每 10 万人中约有 25 人患有该病,其发病率仅次于腕管综合征,并有逐年上升的趋势。因尺神经走行于肘部尺神经管,在尺侧腕屈肌两头之间因增厚的纤维带,压迫尺神经,神经水肿、粘连而产生临床症状。

一、病因学

肘管综合征是由尺神经在通过肘管时受到卡压造成。肘关节骨折肘外翻畸形,尺神经受牵拉或骨折复位不良,肘管内骨质不平,尺神经受到磨损时;存在肘管内的血管瘤、腱鞘囊肿等占位性病变时;患骨性关节炎,类风湿性关节炎,全身性疾病如糖尿病、麻风病等时都可能出现肘管综合征。

二、临床表现

首先表现为手背尺侧、小鱼际、小指及无名指尺侧半皮肤感觉异常,常为麻木或刺痛。继发生感觉异常一定时间后,可出现小指对掌无力及手指收、展不灵活。严重者,可呈现"爪形手"畸形。

三、临床体征

可见手部小鱼际肌、骨间肌萎缩及无名指、小指呈爪状畸形,前述区域皮肤痛觉减退。夹纸试验阳性及尺神经沟处 Tinel 试验阳性、Froment 征阳性。

四、辅助检查

肌电图及神经传导速度可以较为敏感地反映正中神经受损的情况,可以明确神经脱髓鞘和轴突损失的程度,同时,可用于排除其他病因。神经超声,尤其高频超声及周围神经 MRI 检查,有助于临床诊断。

五、诊断

根据患者典型临床症状,诊断多无困难。辅以临床体征、电生理和影像学的检查作为参考,有助于明确诊断。

六、鉴别诊断

很多疾病可导致手部感觉异常、力量减弱,且尺神经卡压患者可合并其他周围神经卡压,需根据症状、体征、辅助检查进行鉴别诊断。需要鉴别的疾病主要包括:①腕尺管综合征;②胸廓出口综合征;③颈椎病等。

七、治疗

对于病程短、症状轻的肘管综合征患者可先行保守治疗,局部激素注射可以减轻水肿,缓解症状,治疗周期大约 3 个月。当保守治疗无效时,须行手术治疗,手术目的在于解除卡压等病因,恢复神经正常活动能力,避免新的卡压形成。尺神经前置是目前临床上治疗尺神经卡压综合征最常用的方法,包括皮下前置(图 17-2)、肌肉间前置、肌肉下前置。既往临床上,三种前置法均有广泛应用,孰优孰劣,争议较大。而肌肉间前置则是最受争议的移位术式,由于术后效果差,并发症也很常见,该术式已基本被淘汰。对皮下前置与肌肉下前置这两种方法,在神经卡压因素的彻底解除、神经床的质量好及神经通道顺畅的条件下,都可以取得满意的效果。目前,尚有神经内窥镜下的神经原位松解术,有待进一步实践观察。

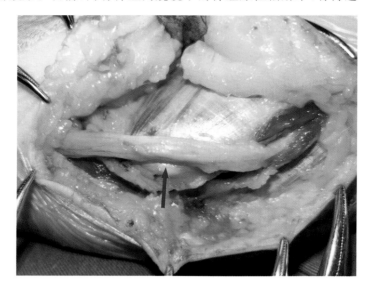

图 17-2　尺神经转位前置至皮下

（张　黎　杨文强）

第四节　腕尺管综合征

腕尺管综合征,又称盖恩(Guyon)综合征,指尺神经在腕部尺侧骨性纤维管道中由于任何因素导致卡压而引起的感觉、运动功能障碍的症状和体征。在临床尺神经卡压性病变中,其发生率仅次于肘管尺神经卡压。

一、病因学

目前认为,腕尺管综合征的发病主要与以下因素有关:①长期反复地腕关节背伸尺偏,以钩骨为支点,形成张力性姿势,使韧带、滑膜发生无菌性炎症,水肿增生,而尺管延展性差,故管内压增高,压迫尺神经致局部变性、外膜增厚。②长期高负荷使用右手,使右手血管增粗、位置异常,导致小鱼际肌腱弓对尺神经卡压,因小鱼际肌腱弓下间隙的宽度大于血管神经束的横径,而纵向高度与血管神经束纵径几乎相等,同时异常血管搏动对受压神经造成刺激,产生异常生物电冲动,使支配血管的交感神经失去对血管的舒缩控制而扩张渗出,腕尺管内压升高,造成对尺神经的进一步卡压。③腱鞘囊肿等局部占位性病变使尺管内容物增多,其靠近腕尺管近端,尺神经尚未分出深、浅支,故引起的病变为感觉运动障碍型。④挤压伤致腕关节病变引起尺管内出血水肿或管内结构改变,造成局部纤维组织增生、瘢痕粘连,引起尺神经卡压。

二、临床表现

表现为手掌尺侧小指及无名指尺侧的皮肤感觉障碍,腕关节以上感觉正常,以及手内肌运动障碍,骨间肌萎缩、无力或麻痹,病程长者可出现"爪形手"畸形。

Shea 和 McLaine 将腕部尺神经卡压根据神经在腕尺管内受压部位的不同分为三型:Ⅰ型:包括运动和感觉的损伤,运动的受累部位包括所有尺神经支配的手内肌,而感觉的受累则影响到手掌尺侧、小指两侧和无名指尺侧的皮肤感觉,病变位于腕尺管或其近侧。Ⅱ型:只有运动功能的受累,尺神经支配的蚓状肌、骨间肌、拇收肌被累及，小鱼际肌未受累，临床表现为骨间肌的萎缩，拇内收无力，无名指、小指呈爪状畸形，Froment 征阳性，而手部感觉正常，病变位于腕尺管的远端出口处。Ⅲ型：只有感觉功能的受累，感觉改变局限在手掌尺侧、小指两侧和无名指尺侧的皮肤，手背皮肤无累及，而手部运动功能也正常，病变位于腕尺管的远端出口处。

其特征性临床体征为屈腕即可使无名指、小指麻木、刺痛、灼热感加重。

三、治疗

对于单纯感觉障碍较轻患者可暂时行保守治疗，予局部封闭及口服神经营养药物。其余腕尺管综合征患者一经确诊均应及早行手术治疗（图 17-3）。病程越短，神经功能恢复越快，其原因为手术解除了神经四周的纤维瘢痕和机械性压迫，改善了神经局部血流障碍，降低了神经内液压，利于维持神经内环境的稳定性，促进神经纤维再生，恢复其正常传导功能。

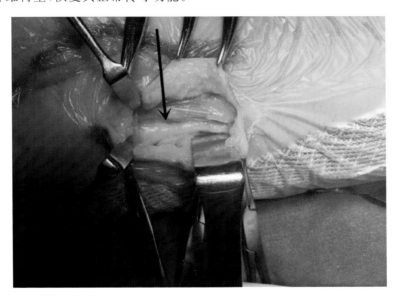

图 17-3 腕尺管尺神经受压

（张 黎 杨文强）

第五节 上臂桡神经干卡压

桡神经在经过肱三头肌外侧头时，由于各种因素受到卡压而出现的肱三头肌以下桡神经所支配的肌肉产生不同程度的以麻痹为主要表现的综合征。其常见的卡压点有三个：第一个部位是腋臂角处。第二个部位是在上臂的外侧、桡神经沟部、桡神经从后转向外侧部位，在此段，桡神经位于肱骨外侧紧贴肱骨，侧卧时，将同侧上肢压在身下则很容易损伤桡神经。第三个部位是桡神经在穿出外侧肌间隔的部位。

一、病因学

上臂桡神经干卡压的病因尚不清楚。既往研究认为，可能与尺神经炎、病毒感染、代谢性疾病等因素有关。

二、临床表现

表现为尺神经支配区逐渐加重的感觉及运动功能障碍，男性多见，起病缓慢，或发病前有剧烈活动。早期仅能发现伸腕伸指力量下降，以后可能会逐渐出现腕下垂、指下垂，即伸腕不能、伸指不能。逐渐出现感觉障碍,表现为手掌背桡侧、拇指背侧及前臂中段桡侧,针刺痛觉消失或减退。少数患者可无感觉障碍。

在三角肌后缘近止点处常可扪及质地偏硬的条索样的桡神经,此段的桡神经常常压之酸痛明显,且有麻痛,并向手背放射。

三、治疗

早期可采取保守治疗,包括患肢制动、神经营养类药物应用及电刺激治疗等。以肩颈痛为主的患者,可采取封闭治疗。

对于保守治疗无效的患者,可手术治疗。手术方法:作上管外侧切口,从手三角肌后缘起,向远端外侧和前方延伸直至肱桡肌和肱肌之间,显露桡神经后,切断横跨在其浅层的纤维组织和血管。对质地变硬段的桡神经应在手术显微镜下切开外膜,探查各神经束,彻底松解减压,并在神经周围的软组织内和神经束间注入复方倍他米松 7 mg/mL 与 2% 利多卡因 4 mL 或曲安奈德 40 mg/mL 与 2% 利多卡因 4 mL。如受压的神经处明显变细,或变成薄膜样,则应切除病变端做神经的端端缝接,必要时可做神经移植术。

(张　黎　杨文强)

第六节　桡神经深支卡压

本病又称桡弓综合征、旋后肌综合征、骨间背侧神经卡压痛,是桡神经深支在桡管内被旋后肌浅层腱弓或桡侧腕短伸肌起腱弓卡压所致。起病缓慢,可逐渐发生伸掌指关节、伸拇、外展拇指无力,伸腕偏向桡侧,原因是尺侧腕伸肌受累,桡侧腕伸肌完整。无感觉异常,无疼痛。手术需探查骨间背侧神经常见的卡压点,包括桡骨头前方,桡侧腕短伸肌弓和旋后肌的 Frohse 弓(图 17-4)。

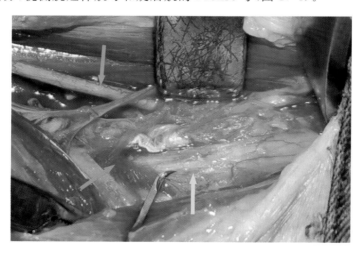

图 17-4　黄色箭头指示受压的桡神经深支

(张　黎　杨文强)

第七节　桡神经浅支卡压

桡神经浅支经过桡侧腕伸肌与肱桡肌肌腱交界处时受到卡压会出现手背虎口区疼痛、麻木等表现。该病在临床上少见,是腕部疼痛、无力的原因之一。

一、病因学

该病可能与腕关节的长期反复活动有关,特别是职业的需要,导致桡神经浅支长期反复被牵拉、摩擦造成损伤。

二、临床表现

表现为患肢疼痛,烧灼样或针刺样痛,有少数患者诉腕部反复痛和胀痛,疼痛随腕关节活动而加重,可放射至肘部甚至肩部。可伴有手部无力,握拳、抓、捏均可能诱发疼痛而不能用力。

三、临床体征

患者多有外伤劳损史,大多数患者可被问及前臂是否有外伤、扭伤和反复腕关节活动史。Tinel 征阳性:大多数于前臂中下 1/3 交界处,亦有在手腕上 3～4 cm 处。Tinel 征最明显处往往是桡神经浅支卡压处。患者多有腕部压痛,屈腕握拳、屈腕尺偏、手臂旋前均可诱发疼痛。

四、治疗

保守治疗方法包括:腕关节制动、理疗、红外线照射、温水浸泡及于 Tinel 征处注射醋酸曲安奈德。

保守治疗无效时可选择手术治疗,或 Tinel 征最显著处曾有外伤史,局部有瘢痕,亦可考虑手术治疗。以前臂中段桡侧 Tinel 征最明显处为中心,作"S"形切口,逐层切开皮肤及皮下组织,如见到头静脉和前臂外侧皮神经,应予以保护,在桡侧腕伸长肌和肱桡肌之间找到桡神经浅支,充分游离,近端应达肱桡肌肌膜近端,切除包绕神经的瘢痕组织,对神经有卡压的肱桡肌和桡侧腕伸长肌的腱性组织亦应切除部分(图 17-5)。在手术显微镜下松解桡神经浅支的外膜,做神经束间松解减压术。

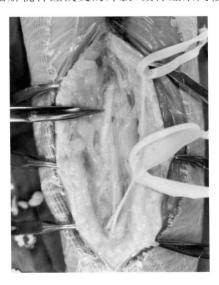

图 17-5 受压的桡神经浅支

（张 黎 杨文强）

参 考 文 献

［1］ Cobb T K,Dalley B K,Posteraro R H,et al. Anatomy of the flexor retinaculum[J]. J Hand Surg Am,1993,18(1):91-99.

［2］ Goitz R J,Fowler J R,Li Z M. The transverse carpal ligament:anatomy and clinical implications [J]. J Wrist Surg,2014,3(4):233-234.

［3］ Padua L，Coraci D，Erra C，et al. Carpal tunnel syndrome：clinical features，diagnosis，and management［J］. Lancet Neurol，2016，15(12)：1273-1284.

［4］ Kim D H，Murovic J A，Kim Y Y，et al. Surgical treatment and outcomes in 15 patients with anterior interosseous nerve entrapments and injuries［J］. J Neurosurg，2006，104(5)：757-765.

［5］ Rodner C M，Tinsley B A，O'Malley M P. Pronator syndrome and anterior interosseous nerve syndrome［J］. J Am Acad Orthop Surg，2013，21(5)：268-275.

［6］ Schollen W，Degreef I，De Smet L. Kiloh-Nevin syndrome：a compression neuropathy or brachial plexus neuritis？［J］Acta Orthop Belg，2007，73(3)：315-318.

［7］ Tubbs R S，Custis J W，Salter E G，et al. Quantitation of and superficial surgical landmarks for the anterior interosseous nerve［J］. J Neurosurg，2006，104(5)：787-791.

［8］ 顾玉东. 腕管综合征与肘管综合征诊治中的有关问题［J］. 中华手外科杂志，2010，26(6)：321-323.

［9］ Zlowodzki M，Chan S，Bhandari M，et al. Anterior transposition compared with simple decompression for treatment of cubital tunnel syndrome. A meta-analysis of randomized，controlled trials［J］. J Bone Joint Surg Am，2007，89(12)：2591-2598.

［10］ Charles Y P，Coulet B，Rouzaud J C，et al. Comparative clinical outcomes of submuscular and subcutaneous transposition of the ulnar nerve for cubital tunnel syndrome［J］. J Hand Surg Am，2009，34(5)：866-874.

［11］ Upton A R，McComas A J. The double crush in nerve entrapment syndromes［J］. Lancet，1973，2(7825)：359-362.

［12］ 张凤兰，杨广忠，钟世镇，等. 尺管的应用解剖［J］. 新疆医学院学报，1998，21(3)：179-181.

［13］ 胡建威，张亦庚. 显微外科手术治疗囊肿致尺神经深支卡压18例［J］. 中华显微外科杂志，2014，37(5)：490-492.

［14］ 王斌，张志刚，李康华，等. 腕尺管综合征39例回顾分析［J］. 中国修复重建外科杂志，2005，19(9)：737-739.

［15］ 陈孝平，汪建平，赵继宗. 外科学［M］. 9版. 北京：人民卫生出版社，2018.

［16］ 潘达德，顾玉东，侍德，等. 中华医学会手外科学会上肢部分功能评定试用标准［J］. 中华手外科杂志，2000，16(3)：130-135.

［17］ Latinovic R，Gulliford M C，Hughes R A. Incidence of common compressive neuropathies in primary care［J］. J Neurol Neurosurg Psychiatry，2006，77(2)：263-265.

第十八章　肩胛上神经卡压综合征

肩胛上神经卡压综合征是一种相对少见的疾病，在所有肩部疼痛患者中，1%~2%由肩胛上神经卡压综合征引起，由于肩胛上神经卡压综合征的症状与肩部其他疾病的症状相似，因此容易造成本病的误诊或漏诊。

一、应用解剖

肩胛上神经起自臂丛上干，主要来自第5和第6颈神经根，神经与肩胛舌骨肌平行走行，经颈后三角通过肩胛上切迹与肩胛上横韧带构成的管道，进入肩胛上窝，分出两个肌支支配冈上肌，并分出感觉支支配盂肱关节和肩锁关节的感觉活动。随后肩胛上神经向后外侧通过冈盂切迹与肩胛下韧带围成的管道，发出肌支支配冈下肌，并分出感觉支支配盂肱关节后部的感觉活动。肩胛下韧带在解剖上变异较大，有研究表明50%的女性并没有肩胛下韧带。肩胛上神经最易在肩胛上切迹与冈盂切迹处受压。

二、病因

肩胛上神经卡压综合征主要是由肩胛上神经在肩胛上切迹处和冈盂切迹处受到卡压造成。直接创伤如橄榄球运动的擒抱动作、车祸、肩袖撕裂等都是肩胛上神经卡压的常见病因；重复的前臂上举动作也常导致肩胛上神经卡压，比较典型的如排球、游泳、举重和棒球运动造成的肩胛上神经卡压。除此之外，肩胛上神经也会受到局部肿物（腱鞘囊肿或肿瘤）的压迫。

三、临床表现

肩胛上神经卡压综合征常表现为肩胛部、肩后部和外侧钝痛，并可以通过外展肩胛骨的方式诱发或加重疼痛，肩胛上切迹处有压痛。患者还会出现肩部外展和外旋无力，严重的患者还会出现冈上肌和冈下肌的萎缩。通常来说，单纯冈下肌萎缩提示卡压部位在冈盂切迹。

肩胛骨牵拉试验阳性：令患者将患侧手放置于对侧肩部，并使肘部处于肩部水平，将患者肘部拉向对侧，会诱发或加重患者肩部疼痛。

前臂交叉试验阳性：双臂前屈90°，在胸前交叉，诱发或加重肩部疼痛。

四、辅助检查

1. 肌电图　大多数患者可见肩胛上神经传导速度减慢，潜伏期延长，肌肉出现纤颤。

2. X线检查　尤其在外伤的情况下该检查尤其有意义，并应该包含肩胛骨在后前位X线片上向尾部倾斜30°的摄影，以观察肩胛上切迹的形态。

3. 肩部核磁　肩部核磁可以帮助评估造成神经卡压的软组织病灶，如关节盂旁囊肿、关节盂撕裂、回缩的撕裂肩袖或者是其他的占位性病变。还可以通过观察神经的萎缩程度评估神经损伤的情况。

4. 肩部超声　同样可以帮助评估造成神经卡压的软组织病灶。

5. 诊断性治疗　在肩胛上切迹或冈盂切迹处做局部麻醉药物注射，疼痛缓解则有助于疾病的诊断。

五、诊断

肩胛上神经卡压的诊断主要依据如下。

（1）有疼痛、肌无力的临床表现。

（2）有冈上肌、冈下肌无力或萎缩，肩胛切迹压痛，肩胛骨牵拉试验阳性和前臂交叉试验阳性等临床体征。

（3）辅助检查提示肩胛上神经损伤或受压。

（4）诊断性治疗有效。

六、鉴别诊断

肩胛上神经卡压综合征常被误诊为肩部滑囊炎、肌腱炎或关节炎。第 5 神经根受压的颈椎病也可能与肩胛上神经卡压综合征的临床表现相似。臂丛神经炎，可能表现为突然发作的肩痛，并可能与肩胛上神经卡压综合征混淆。在肩胛上神经卡压综合征的鉴别诊断中也应考虑累及肩胛上神经的肿瘤。

七、治疗

1. 保守治疗　对于没有占位性病变的肩胛上神经卡压综合征来说，保守治疗应为首选。通过改变活动习惯、避免进行加重症状的运动，配合理疗、非甾体抗炎药治疗，并进行康复治疗加强肩部和肩袖的肌力，多数患者的症状会得到缓解。

2. 手术治疗　对于神经周围囊肿、肿瘤或撕裂的肩袖造成的压迫，可通过手术方式解除。

对于没有占位性病变、经保守治疗 3～6 个月无效的患者，神经减压术是一种有效的治疗手段。肩胛上切迹处的减压手术通过与肩胛冈大致平行的横向切口或通过位于肩锁关节内侧的军刀形切口暴露肩胛上神经，切开肩胛上横韧带，必要时可用骨锉扩大肩胛上切迹的容量。目前冈盂切迹处减压手术的报道很少，因为目前认为肩胛上神经在冈盂切迹处卡压的机制为动态牵拉性卡压，几乎所有患者均可以通过保守治疗得到缓解。

近年来随着肩关节镜技术的发展，肩关节镜下的肩胛上神经减压也同样具有良好的疗效。

（张　黎　王　琦）

参 考 文 献

[1] Antoniadis G, Richter H P, Rath S, et al. Suprascapular nerve entrapment: experience with 28 cases[J]. J Neurosurg, 1996, 85(6): 1020-1025.

[2] Moen T C, Babatunde O M, Hsu S H, et al. Suprascapular neuropathy: what does the literature show? [J]. J Shoulder Elbow Surg, 2012, 21(6): 835-846.

[3] Patetta M J, Naami E, Sullivan B M, et al. Nerve compression syndromes of the shoulder[J]. J Hand Surg Am, 2021, 46(4): 320-326.

[4] Zehetgruber H, Noske H, Lang T, et al. Suprascapular nerve entrapment. A meta-analysis[J]. Int Orthop, 2002, 26(6): 339-343.

第十九章 下肢神经卡压综合征

第一节 腓总神经及其分支卡压性疾病

一、腓管腓总神经卡压

腓总神经在腓骨颈的下方,绕腓骨颈外侧面,被腓骨长肌及其腱膜卡压所致的临床综合征称为腓总神经卡压综合征。表现为足与小腿外侧疼痛、麻木,踝背伸、伸趾无力、外翻力弱或消失、足下垂等。

1. 病因学 腓管腓总神经损伤的病因复杂,常见病因包括:①因体位不当而致受压,如架着腿坐,或各种体位时膝关节急剧屈曲和下蹲位时使膝关节受压,或腓总神经反复被腓骨长肌纤维弓挤压、摩擦、发生水肿而致受压,局部结缔组织增生会加重受压症状。②局部的占位性病变。如胫腓关节的腱鞘囊肿、腓骨上端的肿瘤、腓肠肌外侧头籽骨、股二头肌腱腱鞘囊肿、外侧半月板囊肿等均可压迫腓总神经而致病。当深筋膜有破损而发生腓肠肌肌疝时,也会引起腓总神经受压。③小腿上端骨折,关节结构紊乱,如腓骨颈骨折、胫骨平台骨折等晚期可在骨痂形成过程中直接或间接地对腓总神经形成压迫。膝关节内侧脱位可引起腓总神经断离。④强力的踝关节内翻位扭伤。由于腓总神经被拴在腓骨颈上方腓骨长肌深面,强力的踝关节内翻引起突然的牵拉亦可损伤腓总神经。⑤医源性损伤。如全膝关节成形术后引起的腓总神经麻痹,石膏或小夹板使用不当,在妇科检查和分娩过程中受脚架压迫等。

2. 临床表现 患者常以小腿酸乏无力、前外侧麻木或足下垂等原因而就诊,也有些患者表现为膝关节外侧的疼痛。

检查可见胫前肌、趾长伸肌、踇长伸肌、腓骨长肌肌力减弱,小腿外侧及足背部皮肤感觉减退。有时局部可扪及肿块,腓骨颈 Tinel 征呈阳性。症状严重、出现足下垂者,需高抬膝髋关节,足向上甩,呈特征性"跨阈步态"。

3. 治疗 实施治疗前,应查明病因,以利于选择适当的治疗方案。保守治疗内容包括:患肢制动;局部封闭;应用神经营养药物及行电刺激治疗等。保守治疗4~8周若无神经恢复征象,应手术探查修复神经。手术在全身麻醉或连续硬膜外麻醉下进行,取仰卧位,大腿部用气囊止血带止血,膝部呈屈曲位以利于手术。从远侧起沿腓骨颈作一纵行的"S"形切口,经过股二头肌肌腱附着点,转向远侧的腘窝皱褶,切开腓骨长肌肌腱和髂胫束进入小腿深筋膜的筋膜扩张部。检查应注意以下几个要点:①首先在腘窝探查源于腓总神经的腓肠外侧皮神经交通支,伸展膝关节,观察神经在穿出深筋膜处是否受压,如有卡压,切开导致卡压的深筋膜而松解之;②在腘窝外侧,辨认腓总神经,沿其走行向远侧分离至腓骨长肌纤维弓,切开此处1 cm 左右,腓管中腓总神经可得以松解,向远侧切开腓骨长肌纤维,检查腓总神经全程,判断有无损伤卡压的迹象(图 19-1);腓总神经在此分成腓浅神经和腓深神经,可在腓骨长肌深面探查,至小腿近侧1/3处;若神经断裂,可直接缝合或做神经移植桥接两断端,若有卡压神经的腱鞘囊肿或肿块等,均须切除;③对于神经损伤部位,应在手术显微镜下做探查及修复,包括神经缝接、神经外或神经内松解术。

二、跗管综合征与腓深神经卡压

腓深神经在足背穿伸肌支持带及筋膜,下行于踇短伸肌的深面,容易受到跗筋膜及踇短伸肌的卡压,而产生临床症状,表现为足背第一、二足趾感觉障碍和运动障碍。

1. 病因学 腓深神经在足背有 4 处可呈扁状:①位于伸肌下支持带与距骨颈之间,即前跗管内;②位

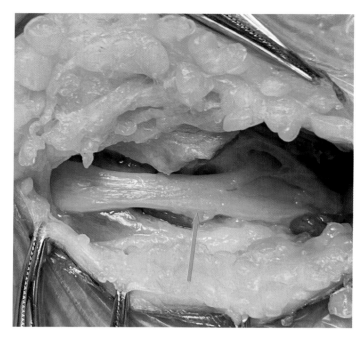

图 19-1　腓管切开后见萎缩的腓总神经

于距骨头表面,此处神经干及内外侧分支均可能呈扁状;③外侧支位于踇短伸肌与骰骨之间;④内侧支位于踇短伸肌与第一、二跖骨底之间。当局部呈现不同病变,如水肿、骨折、脱位、扭伤,或者骨赘突入前跗管中(如距舟关节骨关节炎、距骨头骨赘),或者跗管内腱鞘囊肿等,破坏了局部的正常组织结构,或者长期穿高筒靴、鞋子过小、鞋带过紧等,使足背部因受外界压力导致跗管内压力升高时,可对神经产生压迫。

2.临床表现　患者主要症状为足部疼痛、麻木、感觉异常,也可仅仅表现为疼痛,常伴有行走困难,症状随休息而缓解。足跖屈时加重,背屈时减轻,穿高跟鞋或扎紧鞋带时可使症状加重,甚至不能行走。夜间可痛醒,下床活动可减轻。

体格检查可见在腓深神经的分布区域内触觉减退,足背内外侧和第二趾蹼背部远端的感觉保持正常。在进展期患者的两点分辨觉不同于健侧,在伸肌下支持带深面靠距舟关节处或在远侧端的第一趾蹼近端,即第一跖楔关节处,腓深神经时常有触痛,叩诊可引出麻木与放射痛至第一跖骨间隙及近侧第二趾邻近面(Tinel 征阳性),该麻木区两点辨别距离>4 mm。可有足趾伸展无力,踇短伸肌、趾短伸肌肌腹萎缩。

3.治疗　早期可行非手术治疗,包括更换鞋子,避免穿束紧鞋带的鞋或高筒靴,前跗管腓深神经周围注射曲安奈德等,每周 1 次,4~6 周为 1 个疗程。对于非手术治疗失败者即为有手术指征。

麻醉后将患者置于仰卧位,在踝关节前方踇长伸肌腱外缘作 4~6 cm 长的纵向切口,牵开足背外侧皮神经,小心分离,以防损伤变异的腓浅神经及其内侧支,切开伸肌下支持带,辨认腓深神经和胫前动脉分支,探查引起卡压的结构,针对病因,进行单纯的切开伸肌下支持带减压,或同时切除骨赘、腱鞘囊肿、瘢痕组织等。总之,将任何压迫神经的因素均予以去除。如发现神经内有瘢痕组织,就要做神经内松解。

三、腓浅神经卡压

腓浅神经皮支在小腿远端深筋膜出口处易于受压,局部软组织损伤和鞋袜过紧等可导致本病,表现为小腿外侧下方、足背及第二至五趾背皮肤的疼痛和麻木等感觉异常。

1.病因学　该病在临床少见,病因未明,腓浅神经的卡压部位主要在穿出深筋膜处,该处神经被致密的结缔组织包裹,骨筋膜室高压或外伤后局部深筋膜挛缩,纤维结缔组织增生,进而导致神经穿行通道狭窄,是其主要原因。

2.临床表现　小腿、足背及踝前疼痛是本病的主要特征。疼痛与站立有关,停止站立、抬高患肢,疼痛可减轻或缓解,故又可称之为"站立性"疼痛。患者可有怕走远路等主诉。体检可发现小腿外侧下方有固定压痛点或 Tinel 征阳性。

3. 治疗　部分患者经局部药物封闭治疗后,症状可明显缓解。如果效果不佳,应行手术治疗。手术以压痛点为中心,作"S"形或纵行切口,切开皮下,找出腓浅神经,明确受压情况,去除受压因素(图 19-2)。分别将筋膜向远近侧各松解 1～2 cm,使腓浅神经有一个宽松的出口。神经内若有瘢痕形成,应做神经内松解。若患者在用力活动时整个前外侧肌间隔疼痛,腓浅神经和腓深神经支配的肌肉肌力减弱,则提示这两处神经均受卡压,应松解整个前外侧肌间隔筋膜。

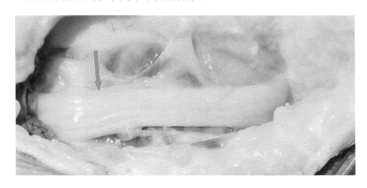

图 19-2　彻底松解腓浅神经周围筋膜后发现神经受压近端侧(箭头处)略有肿胀

(张　黎　杨文强)

第二节　踝管综合征

胫后神经卡压综合征又称为跗管综合征或踝管综合征,指胫后神经在内踝后下被屈肌支持带及跟骨形成的骨-纤维管内受压而引起的周围神经卡压综合征。症状严重患者,可行内踝胫后神经减压术。

一、病因学

由于跗管的基底为质硬的骨性组织,其上为屈肌支持带,骨性纤维管道管壁坚硬、伸缩性小,内腔容积不易改变,管内或管外组织的病理改变易使管内的压力增高,这就压迫了从中通过的组织而引起损伤性疾病,特别是可造成胫后神经的营养血管循环障碍。其主要病因包括:①跗管变形异常,体积减小;②跗管内组织异常,内容物增加引起跗管内压力增高;③扁平足、跟骨内翻或外翻等畸形;④其他,如高脂血症、妊娠、心力衰竭、肌筋膜室综合征等可使液体积聚的疾病也可诱发神经卡压综合征,足过度使用引起的慢性损伤也是常见病因。

二、临床表现

疼痛或感觉异常(如针刺感、烧灼感、麻木等)是跗管综合征患者的主要症状,一般存在于踝内侧及足底,并可以向足趾或近侧腓肠肌区放射。症状可以在行走、站立时或夜间加重,休息及抬高患肢时可以减轻,真正的夜间痛或麻木是少见的。患者也可能主诉有局部肿胀,特别是那些有过外伤或肿瘤的患者。部分患者会提及有足部痉挛或足蜷缩,但很少有足部乏力的主诉。偶尔症状主要发生在足跟部,提示跟支卡压,此时表现与跟骨骨刺症相似。

体检时应当自膝后至踝后仔细地触诊胫后神经全程,然后再沿其各个分支,包括前足的趾神经,细心检查。跗管综合征患者体征较少,Tinel 征阳性有时几乎是唯一的阳性体征。一般引出 Tinel 征阳性的部位是在胫后神经进入屈肌支持带的下方,或者足内侧外侧神经进入各自的管道口处。足底内侧神经的 Tinel 征放射到踇趾,而足底外侧的神经放射到小趾。有些患者在足内侧或全足底发现感觉轻度丧失,刺痛觉减弱。患者内踝下方的疼痛在屈伸踝关节时加重,尤以背屈时更明显,此为重要体征。检查时还应注意跗管部是否有肿块存在。

三、治疗方案

非手术治疗包括神经营养药物、跗管内封闭、局部物理治疗等,适用于伴有跖筋膜炎、腱鞘炎、全身性疾病的患者,以及无明显占位性病变发现者和症状较轻患者。对于那些曾行跖筋膜松解、足部神经瘤切除或者早期跗管综合征松解术后复发足痛的患者,因再次手术的疗效不佳,也适合行保守治疗。

保守治疗无效的患者,可考虑行手术治疗。麻醉后,患肢若出血,应用止血带止血,宜在显微镜下进行手术。切口起自屈肌支持带的近侧,经内踝与跟骨间弯向足底部,应注意避免损伤隐神经的终末支。在跗管上方暴露胫后神经及胫后动脉,小心切开屈肌支持带,直至见到远侧的脂肪组织。打开屈肌支持带后,首先看到的是曲张的静脉,可将其细属支结扎切断。应尽量减少对血管神经束的损伤。动脉在静脉的深面稍后方,神经通常位于束中的最深最后面。注意勿将神经周围的脂肪剥光。细心触摸神经血管束及附近区域,确定有无肿块存在。如有腱鞘囊肿、骨赘、增大的跟棘球或曲张的静脉,有可能压迫神经者,均应加以切除。切除踝关节周围发炎增厚的滑膜以及创伤遗留的神经周围的瘢痕。术中应注意松解跟神经及足底内、外侧神经等分支,切断所有可能造成卡压的筋膜及纤维,并切除足内外侧神经间的纤维间隔,为足底内、外侧神经做一个总的宽阔的通道(图 19-3)。是否将神经外膜打开乃至进一步做神经内松解,宜酌情而定,尚无统一标准。

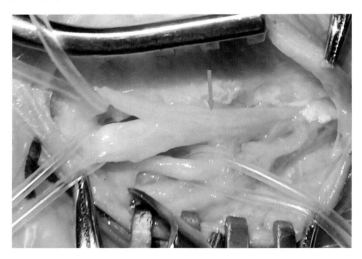

图 19-3　胫后神经主干(箭头处)及其三个分支均充分减压

（张　黎　杨文强）

第三节　股神经卡压综合征

股神经卡压综合征是由各种原因引起的股神经受压损伤而引起的症候群,临床上比较少见。

一、解剖

股神经在腰肌内由第2、第3、第4腰神经前支汇聚形成,在后腹膜内的髂肌筋膜下走行于腰大肌和髂肌之间,支配髂肌和腰肌运动。随后股神经在股动脉外侧通过腹股沟韧带到达大腿,分出前分支和外侧分支。前分支支配缝匠肌和耻骨肌的运动,并支配大腿内侧和前侧的感觉。外侧分支支配股四头肌的运动,然后延续为隐神经支配小腿内侧皮肤的感觉。

在腹股沟外侧,髂骨、腹股沟韧带、髂耻弓等结构形成一骨纤维管道,即肌腔隙,股神经和髂腰肌在其内走行。肌腔隙和髂腰肌筋膜间隙是股神经走行过程中易受卡压的部位。

二、病因

股神经卡压综合征的病因当中，医源性卡压是一个重要原因。当股神经被过度牵拉时，可能使其受到腹股沟韧带的卡压，典型的可导致卡压动作比如妇科、泌尿外科手术和分娩过程中长时间保持的截石体位。除此之外，医源性损伤如股动脉置管、腹股沟疝术后瘢痕也可造成股神经的损伤和卡压。有时运动或劳动中的扭伤也会导致腹股沟韧带对股神经的卡压。后腹膜血肿压迫股神经也是造成股神经卡压的常见原因，最常见的为髂腰肌血肿，经常出现在凝血异常的患者当中。另外值得注意的是，此病在糖尿病患者群体中更为多见。

三、临床表现

股神经卡压综合征主要表现为屈髋、伸膝无力，导致走路、爬楼困难；大腿和小腿前内侧麻木、痛觉过敏。如果神经卡压点位于腹股沟韧带下方或其远端，则通常不出现屈髋困难，这一表现具有一定的神经卡压定位价值。腹膜后血肿压迫股神经的患者还会出现持续性腹痛。股神经卡压的患者在体格检查时还可能出现膝反射消失、伸膝无力、股四头肌萎缩等。

四、辅助检查

1. 肌电图　肌电图可能有助于显示出由股神经支配的肌肉单独受累。隐神经感觉反应减弱或消失也有助于证实股神经卡压综合征的存在。神经传导速度检查可以提示股神经电位异常，传导速度减慢，但一般仅局限于腹股沟韧带远端部分神经，因此无法直接反映腹膜后或腹股沟韧带处的神经卡压。

2. 影像学检查　X 线、CT、MRI 等检查有助于发现神经周围血肿、占位或排除神经根病引起的相似症状。神经肌肉超声可以观察到腹股沟韧带上方 10 cm 至下方 5 cm 处的股神经，神经形状、横断面积或回声纹理的异常可能有助于判断神经的卡压情况。

3. 凝血功能检查　腹膜后血肿引起的股神经卡压者还可能存在凝血功能的异常，凝血功能检查对该病的诊断有提示作用，该患者应注意警惕发生血友病。

五、诊断

股神经卡压综合征的诊断主要依靠患者屈髋、伸膝无力，大腿和小腿前内侧麻木的病史，屈髋时诱发疼痛、膝跳反射消失、股四头肌萎缩等体征，并通过辅助检查对卡压部位和卡压原因进行鉴别。

六、鉴别诊断

1. 腰神经丛病变　与股神经卡压不同，腰神经丛或腰骶神经根病变患者通常还会出现髋部内收、踝关节背伸无力，并出现大腿外侧感觉减退和腹壁疼痛。

2. 第 4 腰神经根病变　患者可有小腿内部的感觉减退，但通常没有大腿前侧麻木症状，腰部 MRI 和 CT 可以帮助诊断腰骶神经根病变，肌电图显示为椎旁病变的特点。

除此之外，还需与髋关节炎、皮神经炎、肌纤维织炎相鉴别。

七、治疗

股神经卡压的治疗取决于股神经卡压的机制和严重程度。轻中度股神经卡压患者可通过保守治疗得到缓解，避免重复屈髋、伸髋运动，口服止痛药和非甾体抗炎药，并进行康复训练以避免肌肉萎缩。

经保守治疗无效的患者，若有明确的卡压病因，可行手术治疗。关于手术时机的选择并没有一致的观点。通常可在保守治疗 3 个月后，若症状无改善，可考虑行手术治疗。压迫性血肿造成的股神经卡压则可能需要引流并纠正凝血异常，占位性病变压迫神经时须行占位切除。

目前关于股神经减压手术方法的报道较少,并没有统一术式。一般采用患侧髋部外旋位,在腹股沟横纹下股动脉外侧作一纵行切口,在缝匠肌下方找到股神经缝匠肌支,向近端追溯至股神经主干,沿着股神经缝匠肌肌支切开包绕股神经血管束的神经鞘直至股神经主干。通常腹股沟韧带不需要被切开,当一根手指可沿股神经插入腹膜后隙时即达到充分减压。然后再将各分支进行逐一减压。

(张　黎　王　琦)

第四节　内收肌管与隐神经卡压性疾病

隐神经卡压的概念最早由 Kopell 和 Thompson 教授于 1960 年提出,是一种少见的周围神经卡压综合征,可以是医源性损伤、外伤造成或自然发生,主要表现为膝部和小腿内侧的疼痛,目前并未得到神经外科医生的广泛关注。

一、应用解剖

隐神经是股神经终末分支,也是股神经最大的分支。股神经在通过腹股沟韧带后分成前支和后支,后支在缝匠肌后方与股动脉邻近处发出隐神经,它与股浅动静脉一同穿行内收肌管。内收肌管是一个筋膜管道,起自股三角顶点,延续至内收肌腱裂孔。内收肌管底为大收肌和长收肌,前外侧界为股内侧肌,顶部是连接内收肌、缝匠肌和股内侧肌的筋膜。

通过内收肌管后,隐神经分为两个主要分支:髌下支和缝匠支。髌下支穿过缝匠肌,然后向外侧走行,支配膝盖下方和前内侧的皮肤感觉。缝匠支穿缝匠肌和股薄肌之间后走行于腿内侧,毗邻大隐静脉,支配小腿内侧和踝关节的背内侧。

既往研究表明,隐神经穿出内收肌管的位置相对恒定,以髌骨最上级至髂前上棘连线作为参考线,距髌骨最上级平均 7.3 cm(5.0～8.0 cm)处,向内侧画水平线,距参考线平均 9.8 cm(7.5～14.3 cm)处即为隐神经穿出内收肌管处。

二、病因

在隐神经走行路径上存在着多个易卡压的位点,其中隐神经穿内收肌管处是最常见的卡压位点。内收肌管处隐神经卡压的病因尚不清楚,可以是自发性的,由神经在出收肌管处受到反复牵拉造成,也可以是由手术(关节外科手术、大隐静脉手术等)后组织瘢痕对神经的压迫造成,也可以是由外伤骨折等造成。Romanoff 等曾研究了 30 个内收肌管隐神经卡压患者,其中 8 人有外伤史,2 人是在手术后出现疼痛症状的。

三、临床表现

目前发现隐神经卡压有明显的女性发病倾向。内收肌管处隐神经卡压患者主要表现为膝盖内侧疼痛,可以伴有不同程度的小腿和大腿放射痛,运动尤其是爬楼梯等伸膝运动会加重疼痛症状。隐神经是感觉性神经,所以患者并不出现无力的症状。对患者进行体格检查可以发现内收肌管处存在压痛。

四、辅助检查

1. 肌电图　可以发现隐神经的神经传导速度下降,然而使用神经传导速度研究很难分析隐神经,尤其是对于皮下脂肪量多的患者。

2. 影像学检查　通过观察神经形态及神经周围组织,神经超声可以帮助判断神经卡压的位置。

3. 诊断性神经阻滞　应用小剂量局部麻醉药在内收肌管处对隐神经进行阻滞,若内收肌管处触痛减轻,患者症状缓解,则支持隐神经卡压的诊断。进行诊断性神经阻滞术时,患者取仰卧位,伸膝,自大腿中部内侧由前向后进行触摸,找到股内侧肌和缝匠肌间平面,由此垂直皮肤进针,感受到突破感后注射局部麻醉药。

五、诊断

隐神经卡压主要靠病史和体征进行诊断,该诊断可以通过神经阻滞进行证实。例如,Romanoff 等在研究中应用的诊断标准为:①隐神经感觉分布区疼痛;②运动功能正常;③内收肌管处上方存在触痛。

六、鉴别诊断

1. 腰神经根病变或腰丛病变　隐神经是纯感觉神经,不会出现肢体肌力低、肌肉萎缩等情况,而腰神经根病变或腰丛病变会导致肌力改变、肌肉萎缩和反射的异常。

2. 血管源性疾病　静脉功能不全或动脉供血不足导致的下肢疼痛不会因触碰内收肌管出口处而加重,动脉性疾病通常会伴有足背动脉搏动异常。

3. 缝匠肌肌腱炎　缝匠肌肌腱炎的患者会有大腿前侧疼痛,伴有肌肉活动受限,但其触痛位点并不在内收肌管处,而在缝匠肌表面。

七、治疗

隐神经卡压的治疗包括非手术治疗和手术治疗,然而很少有研究验证各种治疗方法的有效性。目前的研究主要集中在局部神经阻滞治疗和手术治疗。

局部神经阻滞治疗的效果目前仍没有统一的观点,Romanoff 等报道在接受了数次局部神经阻滞后,患者的有效率达到 80%(24/30);但更多的研究指出,局部神经阻滞的疗效是令人失望的,神经阻滞治疗隐神经卡压的有效率低、效果持续时间短。这可能与研究所纳入患者的标准不同有关,另外,不同的研究应用的局部麻醉药也有差别。

手术治疗隐神经卡压的方法包括神经松解、内收肌管减压和神经切除术。Worth 等研究了 15 例隐神经卡压,在 30 个月的随访中,8 名接受内收肌管减压术的患者中有 4 名疼痛完全缓解。内收肌管减压术失败的 3 名患者与其他 7 名患者进行了神经切除术。在这 10 人中,有 8 人的症状完全缓解。Koppel 和 Thompson 的研究中的 2 名患者在内收肌管减压后 24 h 内症状缓解,但其随访时间没有超过 2 个月。Luerrsen 等对 6 名患者进行了隐神经松解,但其中 3 人随后进行了神经切除术,虽然疼痛完全缓解但遗留有预期的感觉障碍后遗症。从以上研究可见,内收肌管减压术的有效率大概为 50%,神经切断术的有效率为 80%~100%。

手术取内收肌管上方的纵行切口,切开浅筋膜,将缝匠肌拉向内侧,暴露出股内侧肌间的平面,即可观察到构成内收肌管顶的横向筋膜带,充分打开筋膜带,释放隐神经。若需要切除隐神经,则在内收肌管近端切断隐神经。

(张　黎　王　琦)

参 考 文 献

[1]　陈德松.周围神经卡压[M].上海:上海科学技术出版社,2012.

[2]　Fortier L M,Markel M,Thomas B G,et al. An update on peroneal nerve entrapment and neuropathy[J]. Orthop Rev (Pavia),2021,13(2):24937.

[3]　Patel A,Singh R,Johnson B,et al. Compression neuropathy of the common peroneal nerve by the fabella[J]. BMJ Case Rep,2013,2013:bcr2013202154.

[4]　Rodríguez-Merchán E C,Moracia-Ochagavía I. Tarsal tunnel syndrome:current rationale,indications and results[J]. EFORT Open Rev,2021,6(12):1140-1147.

[5]　Yunoki M. Analysis of surgical cases of tarsal tunnel syndrome in our department:case series and literature review[J]. Asian J Neurosurg,2020,15(1):59-64.

［6］ 鲍同柱,赵红卫,王河洲,等.股神经嵌压症的诊断与治疗［J］.中国骨与关节损伤杂志,2005,20(7)：483-484.

［7］ Bowley M P,Doughty C T. Entrapment neuropathies of the lower extremity［J］. Med Clin North Am,2019,103(2)：371-382.

［8］ Moore A E,Stringer M D. Iatrogenic femoral nerve injury：a systematic review［J］. Surg Radiol Anat,2011,33(8)：649-658.

［9］ Luerssen T G,Campbell R L,Defalque R J,et al. Spontaneous saphenous neuralgia［J］. Neurosurgery,1983,13(3)：238-241.

［10］ Morganti C M,McFarland E G,Cosgarea A J. Saphenous neuritis：a poorly understood cause of medial knee pain［J］. J Am Acad Orthop Surg,2002,10(2)：130-137.

［11］ Mozes M,Ouaknine G,Nathan H. Saphenous nerve entrapment simulating vascular disorder［J］. Surgery,1975,77(2)：299-303.

［12］ Romanoff M E,Cory P C Jr,Kalenak A,et al. Saphenous nerve entrapment at the adductor canal ［J］. Am J Sports Med,1989,17(4)：478-481.

［13］ Worth R M,Kettelkamp D B,Defalque R J,et al. Saphenous nerve entrapment. A cause of medial knee pain［J］. Am J Sports Med,1984,12(1)：80-81.

第二十章　骨盆相关的神经卡压综合征

第一节　梨状肌综合征

梨状肌综合征(piriformis syndrome)是坐骨神经经梨状肌下方或穿经梨状肌时受到压迫而引起的以下肢麻痛、无力为主要临床表现的神经卡压综合征,临床上容易漏诊和误诊。

一、病因学

梨状肌综合征的病因复杂,包括以下方面:①梨状肌压迫坐骨神经。②变异的梨状肌肌腱所致的坐骨神经受压。③骶髂关节的病变及梨状肌肌腱止端下方与髋关节囊之间滑液囊的炎症等。④其他原因:如盆底组织(如异位的子宫内膜)自坐骨神经出口疝出,即"袋症"(pocket sign),局部的占位性病变(如宫颈癌转移性病变,神经纤维瘤囊性变,肿大的淋巴结等)卡压,或异常的血管束卡压,神经干骑跨于坐骨结节上致粘连而发生神经痛等。

二、临床症状

本病多见于青壮年,男性多于女性,男、女性比例近 2:1。可有臀部外伤史、劳累、受寒湿等诱因。主要症状为臀中部相当于梨状肌投影部位的疼痛,并向股外侧、股后侧、小腿外侧放射。大部分患者有间歇性跛行和下肢麻痛,蹲位休息片刻可缓解,极少有腰痛症状,部分患者可能代偿性出现头、颈、胸、腹、腹股沟、腰骶等身体其他部位的疼痛。

三、临床体征

1. 梨状肌试验　①主动试验:令患者伸髋、伸膝时做关节外旋动作,同时在患者足部予以对抗,患者出现臀中部及坐骨神经疼痛或加重为阳性。②被动试验:被动用力内旋、屈曲、内收髋关节,引起疼痛或疼痛加重者为阳性。③臀部压痛点加强试验:患者俯卧于检查床上,按压臀区痛点后,嘱患者支撑起上肢,使脊柱过伸,继而嘱患者跪俯床上使脊柱屈曲。比较伸屈两种姿势下臀部同一压痛点的疼痛程度,如脊柱过伸时压痛减轻,而脊柱屈曲时压痛加重,称为椎管外疼痛反应。

2. Lasegue 征　患肢处于屈髋伸膝位时诱发坐骨神经痛为阳性。

3. Freiberg 征　患侧髋关节被动内旋时诱发坐骨神经痛为阳性。

4. Pace 征　患肢处于屈髋屈膝位时,内收、内旋患髋关节诱发坐骨神经痛,则为阳性。

5. Beatty 试验　患者健侧卧位,抬高患膝后诱发坐骨神经痛,则为阳性。

四、辅助检查

腰椎磁共振检查等可用来鉴别腰椎病。坐骨神经磁共振检查或 CT 显像对于确诊有较大帮助,但对检查软硬件要求较高。目前肌骨超声是诊断该病的有力工具(图 20-1)。

五、治疗方案

治疗包括消除致病因素、局部药物封闭治疗、中医理疗及手术治疗。

手术可在连续硬膜外麻醉或局部麻醉下进行。取健侧卧位,患肢在上,屈髋屈膝,在患肢大转子后侧,梨状肌体表投影远侧 2/3 处,纵行或弧形切开皮肤、臀筋膜,沿臀大肌纤维走行方向钝性分离并牵开臀大肌,暴露臀大肌下的脂肪,找到坐骨神经干及位于臀中肌下缘被牵拉紧张的梨状肌,分离梨状肌和周围粘连的组织,在梨状肌止点部位切断腱性部分,并进行坐骨神经的探查松解(图 20-2)。若要对坐骨神经干探查松解,则应向近侧分离至神经干盆腔出口处,远至坐骨结节,根据术中发现做不同处理。盆腔出口部正常情况下应无粘连,手指可顺利通过,如有粘连形成,可引起出口狭窄,严重时手指无法通过。术中应注意勿误伤臀下和臀上动脉,以免因断离后缩入盆腔内而导致大出血,危及生命。勿伤及坐骨神经及其滋养血管。逐层缝合后留皮片引流 24～48 h。

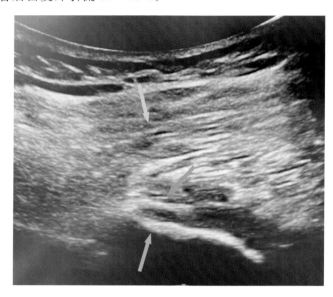

图 20-1　肌骨超声显示梨状肌纤维化(上方箭头)及其下方受压明显的坐骨神经(下方两箭头)

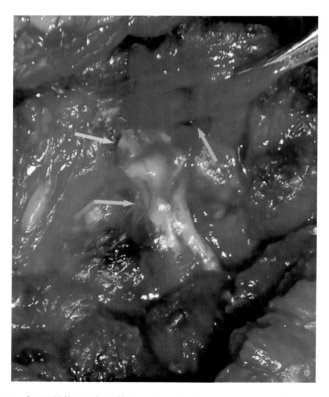

图 20-2　切开梨状肌(右侧箭头)后见受压变形的坐骨神经(左侧两箭头)

（张　黎　杨文强）

第二节　股外侧皮神经卡压综合征

股外侧皮神经卡压综合征是股外侧皮神经在通过髂前上棘处的骨-韧带管内受到压迫而引起的一种"特发性"感觉异样性疼痛,主要表现为大腿前外侧的感觉异常。本病并不常见,多见于中年人,单侧患病较多,但亦可有双侧同时发病的案例。

一、病因学

长期体位不当或者姿势不良可致使股外侧皮神经卡压,如长时间腰椎侧弯或髋关节长时间过度屈曲等;存在骨盆骨折、异物、肿瘤等压迫的患者也可导致该病的发生。若出现不适,应及时就医诊治。

二、临床表现

表现为大腿外侧麻痛,活动时显著加剧。可伴有股四头肌萎缩,可能是由疼痛使患肢活动减少所致。体检可见大腿外侧刺痛减退。在髂前上棘内下方 1.5～3.0 cm 处有显著压痛点,叩击时大腿外侧即感发麻。主动前屈、后伸髋关节,或被动屈膝屈髋和直腿后伸,均易使麻痛症状加重。

临床体征:①大腿外侧浅感觉减退,针刺痛觉减退,甚至有部分丧失;②髂前上棘下方 2～3 cm 处明显压痛;③被动后伸髋关节时症状加重。

三、治疗

治疗包括局部药物封闭、神经营养药物注射及手术治疗。保守治疗不佳时,可行手术治疗,手术应彻底剖开腹股沟韧带的纤维性管道,分离该神经与髂筋膜的粘连。神经切断术也是针对以疼痛为主要表现的患者的一种治疗选择。

（张　黎　杨文强）

第三节　臀上皮神经卡压综合征

臀上皮神经卡压综合征是导致腰部疼痛的少见病因,表现为臀上部疼痛、麻木和感觉异常。临床上对其认识有限,常被误诊为腰椎病。

一、应用解剖

臀上皮神经的来源目前尚存争议,其起源于下胸及腰多节段脊神经后根发出的皮神经,Maigne 等报道臀上皮神经起源于第 11 胸至第 3 腰神经根,第 4、第 5 腰神经根的外侧背支没有皮神经分支。Engel 和 Bogduk 等研究认为臀上皮神经来自第 1 至第 3 腰神经后根。Aizawa 和 Kumaki 认为臀上皮神经源自第 12 胸至第 4 腰神经后根。Tomoyuki 等研究发现臀上皮神经上可起自第 12 胸神经后根,下可起自第 5 腰神经后根。臀上皮神经有多个分支,由内上向外下走行,当神经穿过髂嵴上方或下方的胸腰筋膜时,其所处的位置相对表浅。臀上皮神经跨过髂嵴处可存在一骨纤维管道,该管道由附着于髂嵴上的筋膜和髂嵴构成,常对臀上皮神经造成压迫。相关研究表明在大部分人群中臀上皮神经最内侧支在跨过髂嵴处时会穿行于骨性管道内,其他分支所在处是否存在骨性管道尚无明确定论。

Hiroshi 等的研究表明臀上皮神经内侧支、中间支和外侧支在跨过髂嵴时距中线的平均距离分别为 7.1 cm、7.6 cm 和 8.2 cm。

二、病因

臀上皮神经卡压综合征发生的解剖学基础是坚韧的筋膜边缘和髂嵴对神经的挤压;功能基础是臀大

肌和皮肤大范围伸展对神经造成的拉伸,神经暴露在牵拉的力量下导致组织刺激、水肿、炎症细胞浸润和瘢痕形成,造成对神经的卡压。除此之外,医源性臀上皮神经卡压常出现在获取髂骨作为供体的骨手术之后。

三、临床表现

臀上皮神经卡压综合征表现为腰部和臀部疼痛、麻木和感觉异常,并向腿部放射,可出现痛性跛行,坐和蹲的动作与穿紧身低腰牛仔裤可以使症状加重。

体格检查时可发现在髂嵴上距中线约 7 cm 处存在压痛点,按压该处引发腰部和臀部麻木和放射痛。

四、辅助检查

肌电图检查可以帮助鉴别臀上皮神经卡压和腰椎疾病。

由于臀上皮神经直径较小,CT 和磁共振检查对检测臀上皮神经形态价值不大,但高分辨率 CT 可以帮助发现骨纤维管道中的骨槽,CT 和磁共振检查还可以帮助排除腰椎疾病。

背部、臀部、骨盆 X 线平片可以帮助发现骨骼异常。

五、诊断

目前已发表的关于臀上皮神经卡压的临床所用的诊断标准大体相同。

(1)涉及髂嵴和臀部的腰痛。

(2)腰部活动或特定姿势加重疼痛症状。

(3)髂后上棘上方的触发点对应于神经压迫区。

(4)触发点受压时臀上皮神经的支配区域(Tinel 征)麻木和有放射痛。

(5)触发点封闭可缓解症状。

六、鉴别诊断

1. 脊柱脊髓疾病　臀上皮神经卡压常被误诊为腰神经根病变。但大多数腰神经根病变除后背痛外还有反射、运动、感觉的改变,而臀上皮神经卡压不会造成反射和运动功能的改变。腰神经根病变的感觉异常范围更广泛。

2. 骶髂关节病变　疼痛可能出现在腰部、臀部、腹股沟和大腿部。X 线、CT 及 MRI 检查可以帮助鉴别,在骶髂关节处进行局部封闭时疼痛缓解可以确定诊断。

七、治疗

1. 保守治疗　尽量避免诱发症状或导致症状加重的动作或活动,口服镇痛药、非甾体抗炎药和环氧合酶-2 抑制剂等可作为合理治疗的第一选择。

2. 封闭疗法　局部封闭疗法是一种可能有效的治疗方法,其有效率尚未有一致结论。Kuniya 等的研究表明,68% 的患者在接受过 1～3 次臀上皮神经阻滞后腰部疼痛减轻超 50%;而 Maigne 和 Doursounian 报道他们研究的 29 名接受臀上皮神经阻滞的患者中仅有 8 名疼痛得到了缓解。

封闭操作时患者取俯卧位,穿刺点位于髂嵴上中线旁开 7 cm,垂直进针,当触碰到骨质时回吸确认后,即可开始注射麻醉药。

3. 手术治疗　Maigne 和 Doursounian 对 19 名臀上皮神经卡压患者进行了减压手术,其中 13 名患者在随访的 3.2 年的时间里获得了良好的手术结果。Morimoto 等报道了 34 名接受臀上皮神经卡压手术的患者(55 侧)的手术疗效,这些患者的 Roland-Morris 功能障碍问卷表(RDQ)分数和日本骨科协会评估治疗分数(JOA 评分)分别从 14.1 下降到 7.3 和从 13.9 提高到 21.1。在 Kuniya 等的一项前瞻性研究中,113 名有腰痛和腿部症状的臀上皮神经卡压患者中有 19 名(17%)进行了手术,术后他们的疼痛视觉模拟评分从 74 下降到 35,他们的 RDQ 分数从 15.0 下降到 7.4,预测良好治疗结果的因素是症状持续时间不超过 3 年,臀上皮神经阻滞效果持续超过 3 天。

　　手术可以在全身麻醉或局部麻醉下进行,患者处于俯卧位,通过压痛点作 5～7 cm 皮肤切口。在小心不要损伤穿过皮下组织的神经分支的同时,打开胸腰筋膜的浅层,向近端解剖,可在髂嵴上方 5 cm 左右发现一个或两个臀上皮神经分支从胸腰筋膜深层外侧缘显露出来。向远端解剖臀上皮神经分支,直到它们穿过臀筋膜进入皮下组织。通常所有通过压痛点附近的分支都需要被减压。部分学者还会使用磨钻去除神经下方的髂嵴,以获得神经的彻底减压;减压后,将神经分支嵌入刚制作的宽骨槽内,并覆以足够的皮下脂肪以提供绝缘作用和作为填充物。

(张　黎　王　琦)

参 考 文 献

[1] 陈孝平,汪建平,赵继宗. 外科学[M]. 9 版. 北京:人民卫生出版社,2018.

[2] 朱家恺,罗永湘,陈统一. 现代周围神经外科学[M]. 上海:上海科学技术出版社,2007.

[3] Vij N,Kiernan H,Bisht R,et al. Surgical and non-surgical treatment options for piriformis syndrome:a literature review[J]. Anesth Pain Med,2021,11(1):e112825.

[4] Martin R,Martin H D,Kivlan B R. Nerve entrapment in the hip region:current concepts review [J]. Int J Sports Phys Ther,2017,12(7):1163-1173.

[5] Tomaszewski K A,Popieluszko P,Henry B M,et al. The surgical anatomy of the lateral femoral cutaneous nerve in the inguinal region:a meta-analysis[J]. Hernia,2016,20(5):649-657.

[6] Isu T,Kim K,Morimoto D,et al. 2018. Superior and middle cluneal nerve entrapment as a cause of low back pain[J]. Neurospine,2018,15(1):25-32.

[7] Kuniya H,Aota Y,Saito T,et al. Anatomical study of superior cluneal nerve entrapment[J]. J Neurosurg Spine,2013,19(1):76-80.

[8] Konno T,Aota Y,Kuniya H,et al. Anatomical etiology of "pseudo-sciatica" from superior cluneal nerve entrapment:a laboratory investigation[J]. J Pain Res,2017,10:2539-2545.

[9] Kuniya H,Aota Y,Kawai T,et al. Prospective study of superior cluneal nerve disorder as a potential cause of low back pain and leg symptoms[J]. J Orthop Surg Res,2014,9:139.

[10] Morimoto D,Isu T,Kim K,et al. Long-term outcome of surgical treatment for superior cluneal nerve entrapment neuropathy[J]. Spine (Phila Pa 1976),2017,42(10):783-788.

[11] Tubbs R S,Levin M R,Loukas M,et al. Anatomy and landmarks for the superior and middle cluneal nerves:application to posterior iliac crest harvest and entrapment syndromes[J]. J Neurosurg Spine,2010,13(3):356-359.

第二十一章　胸廓出口综合征

第一节　概　　述

胸廓出口综合征(thoracic outlet syndrome,TOS)是指因某些原因,导致穿过胸廓出口处的臂丛神经和锁骨下动脉、锁骨下静脉受压而产生的有一系列神经血管症状的综合征。最早见于 1861 年的文献报道,1956 年开始有系统性的描述。其临床表现较丰富,常以颈肩、后背部、上肢或手疼痛为主,伴有上肢、手或手指的麻木、感觉异常,甚至乏力,严重的可有肌萎缩。此外还可有手发冷,桡动脉搏动减弱或消失,皮肤青紫等表现。一般分为三型:神经型、动脉型、静脉型。神经型的占绝大多数,多见于 20~40 岁女性。目前尚缺少特异性的诊断标准,可采用药物治疗和各种手术治疗。

(张文川　樊宝华)

第二节　解剖和生理

胸廓出口是指锁骨和第一肋构成的锁骨上窝,以及腋窝之间的区域。可分成三个区域:斜角肌三角间隙、肋锁间隙、喙突下间隙(胸小肌后间隙)(表 21-1、图 21-1、图 21-2)。

表 21-1　胸廓出口的三个区域

间隙	边界	内容物
斜角肌三角间隙	前:前斜角肌 后:中斜角肌 下:第一肋	臂丛神经(干) 锁骨下动脉
肋锁间隙	前:锁骨或锁骨下肌肉 后内:第一肋 后外:上半肩胛骨	臂丛神经(支/股) 锁骨下动脉 锁骨下静脉
喙突下间隙	前:胸小肌 后:第二至四肋 上:肩胛骨喙突	臂丛神经(束) 腋动脉(第 2 段) 腋静脉

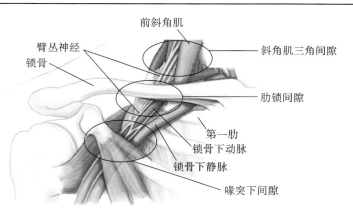

图 21-1　胸廓出口的三个区域

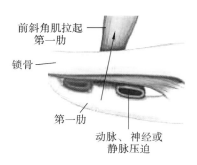

图 21-2　第一肋

斜角肌三角间隙包含了臂丛神经的上、中、下三干和锁骨下动脉,是神经型 TOS 最常见的卡压部位。臂丛神经干穿行于前、中斜角肌之间,斜角肌近端纤维包绕第 5、第 6 颈神经根。若该间隙中的斜角肌变异,出现最小斜角肌,或者出现颈肋,常常造成对臂丛神经的压迫。

肋锁间隙包含了臂丛神经的各股和锁骨下动、静脉,锁骨下动脉位于锁骨下静脉的前方,并被臂丛神经的三个束包绕,是动脉型 TOS 最常见的卡压部位。锁骨下肌肉的变异常导致压迫。

喙突下间隙包含臂丛神经的内侧束、外侧束和后束,以及腋动脉(第 2 段)、腋静脉,腋动脉被三个束所包绕。胸锁筋膜和软骨喙突束可能造成该间隙内的卡压。

TOS 的病因基于该区域解剖结构的异常。该区域自身易受压迫,在颈部急性损伤或反复的慢性损伤情况下,出现了解剖的病理性异常。后者又分为软组织性异常,约占 70%;骨性结构异常,约占 30%。

软组织性异常:斜角肌肥大、起点、止点变异,异常的筋膜束带,局部的肿块,瘢痕的机化增生,最小斜角肌等都可造成该区域的神经血管卡压。近年来多有文献报道最小斜角肌的发现。该肌肉起自第 6、第 7 颈神经根横突前后结节,穿过第一肋、锁骨下动脉和第 1 胸神经根,止于第一肋内侧缘、中斜角肌后内侧。

骨性结构异常:颈肋、颈 7 神经根横突过长、第一肋形态异常以及外伤后锁骨、第一肋、肩锁关节、胸锁关节等畸形愈合。颈肋是 TOS 常见的诱发因素,但并非必然原因。通常巨大颈肋和第一肋融合极易产生 TOS 症状,80% 合并颈肋的 TOS 患者在外伤后症状出现或明显加重。

(张文川　樊宝华)

第三节　临床表现

TOS 的临床表现较多样,缺乏特异性的表现。主要可分为神经型 TOS、静脉型 TOS 和动脉型 TOS。神经型占绝大多数,有 95% 左右,静脉型约占 5%,而动脉型不足 1%。

神经型 TOS 的主要症状是颈背部疼痛,上肢疼痛,以及上肢的麻木、乏力和感觉障碍。其特征性的症状:前臂上举时,疼痛、乏力或感觉障碍加重;上肢长时间工作(如敲击键盘等)或反复牵拉时症状加重;向锁骨上或锁骨下区域有放射痛。

静脉型 TOS 表现为上肢显著肿胀。患者上肢显著肿胀,伴有手和前臂皮肤发绀,上肢甚至胸壁表浅静脉曲张,伴随上肢活动后上肢疼痛感、胸部疼痛感或沉重感加重。这些表现常意味着锁骨下静脉受卡压。在一些需要反复进行上肢运动的运动员中,常常因锁骨下静脉慢性损伤导致腋静脉血栓形成。

动脉型 TOS 很少见,但一旦发生,后果较严重。锁骨下动脉受卡压后患者常出现患肢乏力、湿冷、苍白、感觉异常,以及疼痛和典型的桡动脉搏动减弱等表现。动脉的持续受压将继发血栓形成,继而导致远端血管闭塞,肢体缺血坏死。轻症患者表现为雷诺现象:患侧肢体出现间歇的苍白、红斑以及手部发绀现象。

(张文川　樊宝华)

第四节　诊断方法

TOS 缺少特异性的临床表现,常常与各种颈椎病相混淆。除了需要完整的临床病史和神经系统体格检查外,还需要影像学等检查手段来支持 TOS 的诊断。

1. 诱发试验　早期的主要诊断手段。包括上肢紧张试验(upper limb tension test,ULTT),1 或 3 min 上臂抬举负荷试验(elevated arm stress test,EAST),斜角肌压迫试验(Adson 试验),超外展试验(Wright 试验),上臂缺血试验(Roos 试验),肋锁挤压试验(Eden 试验)。这些诱发试验依赖患者的主观表述,有较高的假阳性率。有学者提出联合多个诱发试验可增加其特异性,降低假阳性率。

2. X 线、CT 可发现颈肋、第 7 颈神经根横突过长以及肩胛骨下沉等骨性结构异常,尤其是近年来应用较多的三维 CT 可有效、直观地显示胸廓出口的先天性异常、骨性的畸形愈合等。

3. B 超 非常适用于血管型 TOS 的诊断。它可提示血管的狭窄、闭塞,在静脉型 TOS 的诊断中具有高达 96% 的特异性和 97% 的敏感性。尤其是在诱发试验状态下行 B 超检查,可以将患者症状和血流情况动态地关联起来。

4. MRI 可更好地识别各肌肉或异常的纤维束带。在神经型 TOS 中显示臂丛神经卡压时,MRI 就是较好的检查方法。高分辨率 MRI 可以显示更精致的解剖细节,更精准地辨别病变部位。近年来新兴的神经纤维追踪成像技术提供了可视化的神经束成像,在诊断周围神经病变方面具有重要意义。

5. 血管造影 数字减影血管造影(DSA)下的动静脉造影是血管型 TOS 诊断的金标准,尤其是在一期可行介入治疗时优势突出。它可准确显示血管受压的部位和程度,可以得到精确的量化。计算机体层血管成像(CTA)或磁共振血管成像(MRA)也被越来越多地应用于血管型 TOS 的诊断中,它们的优势在于可以同时显示病变周围的软组织结构,发现诸如肌肉肥大、筋膜纤维束带异常等变化。

6. 神经电生理技术 电生理监测在神经型 TOS 的诊断中非常重要,可以排除其他系统性的神经病变。神经型 TOS 的电生理有其独有的特征,如臂丛神经元的轴索丢失表现等。近 10 年来的研究表明,神经型 TOS 最敏感的表现是前臂内侧皮神经的感觉神经动作电位波幅下降。

7. 斜角肌注射 这是一种比较传统的方法,它既可以用于定性诊断,同时也可以对手术结果做预判,还可以用来对接受手术的患者做筛选。一般是以 1% 利多卡因做前斜角肌不同部位阻滞,如果患者症状得到临时缓解,即可判断为诊断成立;常预示手术可获得较好疗效。

8. 基因学 虽然目前没有确认与神经型 TOS 相关的特异性基因变异,但国外有一例患者家族中多个成员出现 TOS 症状的报道。此外,在存在颈肋的患者中,常发现同源基因(HOX 基因)的表达变异。将来,基因学可能成为 TOS 诊断的一个重要手段。

(张文川 樊宝华)

第五节 治 疗

目前大多学者认为对于症状性的血管型 TOS 应积极行手术治疗,而神经型 TOS 首选保守治疗,保守治疗 3 个月症状无缓解或进一步加重的,则采取手术治疗。选择合适的神经型 TOS 患者行手术治疗,可以获得良好效果。需要严格排除颈部和周围神经器质性的疾病,如肿瘤。年龄小于 40 岁、病程较短、不吸烟的患者一般手术治疗后预后较佳。

1. 减压手术 第一肋切除和斜角肌切除是应用较多的手术方法。常用的手术入路有经腋窝入路、锁骨上入路和后入路。经腋窝入路应用最广泛,可以充分显露第一肋,不容易造成神经血管回缩,且手术切口较隐蔽。缺点是可能造成医源性臂丛神经损伤,对纤维束带暴露不利,血管重建较困难。锁骨上入路暴露更充分,能同时进行颈肋切除、前斜角肌切除和臂丛神经松解,但可能会造成第一肋切除后神经血管回缩。锁骨后入路可充分暴露臂丛神经的根部,但该入路创伤较大,肌肉剥离会影响肩关节的活动。近年来,随着微创技术不断进步,视频辅助下经胸腔镜、内镜辅助下经腋窝入路、机器人技术越来越多地应用于临床,并取得良好效果。手术的并发症包括切口感染、气胸、肺栓塞、肺炎。

2. 保守治疗 药物、理疗及日常行为的调整仍适用于相当一部分患者。约 1/3 的神经型 TOS 运动员可在理疗后完全恢复。前斜角肌阻滞(注射布比卡因和泼尼松龙)可以作为诊断和判断预后的工具,同时也可作为神经型 TOS 的药物治疗手段,但一般适用于病程较短的患者。一项病程达 6 年的双盲研究表明,前斜角肌肉毒毒素阻滞无效。

(张文川 樊宝华)

参 考 文 献

［1］ Peet R M，Henriksen J D，Anderson T P，et al. Thoracic-outlet syndrome：evaluation of a therapeutic exercise program［J］. Proc Staff Meet Mayo Clin，1956，31（9）：281-287.

［2］ Li N，Dierks G，Vervaeke H E，et al. Thoracic outlet syndrome：a narrative review［J］. J Clin Med，2021，10（5）：962.

［3］ Brantigan C O，Roos D B. Diagnosing thoracic outlet syndrome［J］. Hand Clin，2004，20（1）：27-36.

［4］ Sanders R J，Hammond S L. Management of cervical ribs and anomalous first ribs causing neurogenic thoracic outlet syndrome［J］. J Vasc Surg，2002，36（1）：51-56.

［5］ Fugate M W，Rotellini-Coltvet L，Freischlag J A. Current management of thoracic outlet syndrome ［J］. Curr Treat Options Cardiovasc Med，2009，11（2）：176-183.

［6］ Weaver M L，Lum Y W. New diagnostic and treatment modalities for neurogenic thoracic outlet syndrome［J］. Diagnostics，2017，7（2）：28.

［7］ Gillard J，Pérez-Cousin M，Hachulla É，et al. Diagnosing thoracic outlet syndrome：contribution of provocative tests，ultrasonography，electrophysiology，and helical computed tomography in 48 patients［J］. Joint Bone Spine，2001，68（5）：416-424.

［8］ Di Nisio M，Van Sluis G L，Bossuyt P M，et al. Accuracy of diagnostic tests for clinically suspected upper extremity deep vein thrombosis：a systematic review［J］. J Thromb Haemost，2010，8（4）：684-692.

［9］ Janák D，Novotný K，Roček M，et al. Thoracic outlet syndrome：a significant family genetic phenotypic presentation［J］. Prague Med Rep，2016，117（2-3）：117-123.

［10］ Bots J，Wijnaendts L C D，Delen S，et al. Analysis of cervical ribs in a series of human fetuses［J］. J Anat，2011，219（3）：403-409.

［11］ Likes K C，Orlando M S，Salditch Q，et al. Lessons learned in the surgical treatment of neurogenic thoracic outlet syndrome over 10 years［J］. Vasc Endovasc Surg，2015，49（1-2）：8-11.

［12］ Soukiasian H J，Shouhed D，Serna-Gallgos D，et al. A video-assisted thoracoscopic approach to transaxillary first rib resection［J］. Innovations（Phila），2015，10（1）：21-26.

［13］ Chandra V，Little C，Lee J T. Thoracic outlet syndrome in high-performance athletes［J］. J Vasc Surg，2014，60（4）：1012-1017.

［14］ Finlayson H C，O'Connor R J，Brasher P M A，et al. Botulinum toxin injection for management of thoracic outlet syndrome：a double-blind，randomized，controlled trial［J］. Pain，2011，152（9）：2023-2028.

第六篇

系统性疾病相关多发周围神经疾病

第二十二章 糖尿病相关周围神经疾病

一、概述

　　糖尿病相关周围神经疾病(DPN)是1型和2型糖尿病常见的慢性并发症之一,半数以上的糖尿病患者患有DPN。2021年国际糖尿病协会第9版糖尿病图册数据显示,截至2021年,全球糖尿病成人患者已达5.3亿人,该数字预计在2030年突破6.4亿。随着糖尿病患病人数的急剧增长,DPN患者人群也将随之大幅增长。据报道,DPN的发生发展与糖尿病的病程、血糖控制情况、肥胖、胰岛素抵抗及慢性炎症等因素相关。DPN主要累及患者的四肢,以下肢为主,主要表现为疼痛、麻木等感觉障碍,同时可伴发自主神经系统症状,在疾病进展期可引起运动功能损害,DPN还可导致平衡障碍和步态异常。DPN通常为双侧对称发病,表现为长度依赖性,主要累及走行较长的周围神经,因此足趾成为最早受累的部位;其发病呈隐匿性,早期临床表现通常被忽略,以至于症状显著时病情已达不可逆转的阶段。因此,DPN的早期识别和诊断至关重要。

　　DPN具有较高的致残率,严重影响患者的生活质量,同时显著降低患者的预期寿命。根据WHO披露的数据,下肢截肢的糖尿病患者数量是非糖尿病患者数量的10倍。DPN是糖尿病足溃疡的主要根源,在发达国家,DPN是非创伤性下肢截肢的最主要病因。2010年的调查显示,我国三甲医院中糖尿病所致截肢占全部截肢的27.3%,占非创伤性截肢的56.5%。在美国,每年花费在治疗DPN神经病理性疼痛症状和相关并发症(足部溃疡和下肢截肢)的费用为46亿~137亿美元,DPN的治疗费用占糖尿病直接医疗费用的27%。截肢不仅给患者及其家庭带来沉重的负担,同时也让患者失去劳动能力及独自生活自理的能力而造成社会和经济负担。因此,预防和治疗DPN及其所致的糖尿病足等,不仅有助于降低糖尿病足相关的截肢率及死亡率,更有助于改善个体、家庭的生活质量,以及提高社会的经济发展水平。

二、发病机制

　　虽然越来越多的研究报道提出,DPN的相关症状与脑、脊髓、周围神经等不同水平的神经系统受到糖尿病的损害存在密切关系,但传统上仍认为DPN是周围神经系统受高糖代谢损害所致的一系列感觉、运动、自主神经系统障碍。DPN是一类异质性疾病,而非单一疾病。周围神经遍布全身,均可受到糖尿病异常代谢的损害。根据周围神经受累的范围,DPN的主要分类包括弥漫性神经病变、单(多)发性神经嵌压性病变、单神经病变(多发性单神经病变)、神经根性病变/多发性神经根性病变。目前一般所说的DPN主要指发病率较高的远端对称性多神经病变(distal symmetric polyneuropathy,DSPN)等。具体分类如下。

1.弥漫性神经病变

1)远端对称性多神经病变(DSPN)

(1)以小纤维为主的神经病变。

(2)以大纤维为主的神经病变。

(3)大小纤维混合型神经病变(最常见)。

2)自主神经病变

(1)心脏。

①心率波动。

②静息态心动过速。

③直立性低血压。

④猝死（恶性心律失常）。

（2）胃肠道。

①糖尿病性胃轻瘫（胃病）。

②糖尿病性肠病（腹泻）。

③结肠运动低下（便秘）。

（3）泌尿生殖系统。

①糖尿病性膀胱病（神经源性膀胱）。

②勃起功能障碍。

③女性性功能障碍。

（4）泌汗障碍。

①末梢少汗/无汗。

②味觉性出汗。

（5）低血糖意识障碍。

（6）异常瞳孔。

2. 单（多）发性神经嵌压性病变

（1）单发性神经嵌压性病变：如正中神经、尺神经、桡神经、腓神经、胫神经等。

（2）多发性神经嵌压性病变：较为常见，且常表现为对称性发病。

3. 单神经病变（多发性单神经病变）（不典型形式）

（1）单发的周围神经病变：如动眼神经、尺神经、正中神经、股神经、腓神经。

（2）多发性单神经病变：多发时类似多神经病变。

4. 神经根性病变/多发性神经根性病变（不典型形式）

（1）根性神经丛性病变：如腰骶多神经根性病变，近端运动肌萎缩。

（2）胸段神经根性病变。

关于 DPN 发病机制的学说主要有两种，具体描述如下。

1. 系统性代谢性损害 DPN 发病机制复杂，难以用单一学说解释，目前研究的主要机制包括代谢通路异常及其引发的氧化应激、炎症反应等。早期的研究聚焦于代谢通路，认为高血糖触发的代谢通路异常改变了细胞内葡萄糖代谢通路及氧化还原反应。这些代谢通路异常主要包括多元醇通路异常、己糖胺通路异常、蛋白激酶 C 通路异常及糖基化终末产物堆积，使胞内线粒体稳态被破坏，导致活性氧自由基积聚，大量的氧自由基激活了聚腺苷二磷酸-核糖聚合酶通路，后者与炎症反应及神经元损伤密切相关。另外，近年来有学者提出，脂质代谢异常、生长因子紊乱、胰岛素抵抗及神经营养不足等可与代谢通路相互作用，直接或间接地参与或影响代谢通路。

2. 机械性压迫性损害 除了全身系统性损害之外，周围神经还受其所在局部解剖结构的影响。例如，在多元醇通路中，大量的葡萄糖经醛糖还原酶催化生成山梨醇，后者因难以穿透细胞膜而大量积聚在细胞中，导致胞内高渗状态，引起神经元及周围神经的施万细胞水肿（图 22-1）。另外，氧化应激、糖基化终末产物堆积等均可导致神经元及轴突损伤，引起包括神经肿胀、轴浆运输功能障碍、神经顺应性下降等改变，这些改变导致周围神经在走行于部分狭窄间隙或管道时受到机械性压迫损害。以坐骨神经及其分支为例，其自脊髓发出后需经过数个解剖性狭窄（图 22-2）。

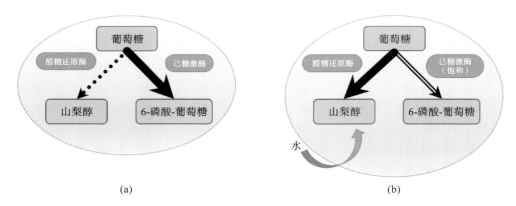

图 22-1   生理和高糖状态下葡萄糖代谢情况

（a）生理状态下，葡萄糖主要经己糖激酶代谢生成 6-磷酸-葡萄糖供能；（b）高糖状态下，该途径饱和，多余的大量葡萄糖经醛糖还原酶转化生成山梨醇，后者为高渗物质，可导致细胞水肿

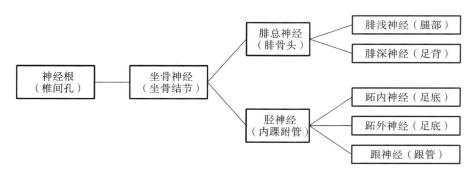

图 22-2   坐骨神经及其分支走行所经过的解剖性狭窄分布

三、临床表现

DPN 起病隐匿，病程呈进行性发展，偶有症状波动。其临床表现主要为受累神经系统功能障碍，包括感觉神经系统、自主神经系统、运动神经系统等。

1. 感觉神经症状   通常自下肢远端开始，主要表现为肢体远端的疼痛、麻木、寒冷感、蚁走感等感觉异常。DPN 疼痛为典型的神经病理性疼痛，包括自发性疼痛和诱发性疼痛，前者可表现为烧灼样、电击样、针刺样、撕裂样、刀割样、爬行样等。诱发性疼痛存在两种典型的表现，分别为痛觉过敏和痛觉超敏，前者表现为非伤害性刺激诱发的疼痛，后者表现为轻度的伤害性刺激诱发的剧烈疼痛。DPN 疼痛是患者就医的最主要症状因素，也是影响患者生活质量的主要症状，夜间较重，常可影响睡眠。

2. 自主神经症状   DPN 患者的自主神经症状较显著，由于血管舒缩功能障碍，患者出现直立性低血压；因神经营养障碍，患者皮肤干燥、菲薄等，严重者出现顽固性溃疡、坏疽，难以愈合。另外，患者还可存在瞳孔反射异常和汗液分泌障碍，无汗症或少汗症。

3. 运动神经症状   DPN 患者出现肌力下降较为罕见，可存在腱反射减弱或消失，一般无明显肌萎缩。

四、辅助检查

1. 实验室检验   包括血糖、尿糖、糖化血红蛋白等检验项目。

2. 神经电生理检查   主要指标包括神经传导速度、复合肌肉动作电位波幅、潜伏期等，从神经功能角度间接提供脱髓鞘病变和神经轴突变性的神经电生理学依据。

3. 神经形态学检查   包括高频神经超声检查和神经磁共振检查。目前高频神经超声检查已广泛应用于周围神经形态学检查，具有分辨率高、简便、经济、可重复性强等优点。利用高频神经超声检查，检查者可观察神经束的走行及测量周围神经横断面积,为神经肿胀和变性提供客观的形态学依据。

4. 自主神经泌汗功能检测　早期应用欧米诺(Neuropad)汗印法评估患者足部泌汗功能,但该方法仅能定性和分类,后期采用 Sudoscan 仪,基于电化学原理对泌汗神经功能进行检测,可定量检测手部和足部的电化学皮肤传导率,后者反映汗腺在电化学刺激下释放氯离子的能力。

另外,近年来一些器械和无创的技术也相继被开发出来,用于筛查和评估 DPN 的病情,包括角膜共聚焦显微镜,其可用于观察和定量分析角膜神经组织结构和形态改变;感觉神经定量检测仪 Neurometer,可进行定量感觉检测;神经测量仪,可检测电流感知阈值,用于评估和检查感觉神经纤维的功能;电流感知阈值检测技术,电流感知阈值变化可早于神经传导速度的改变,且两者存在密切的相关性,有助于早期 DPN 患者的筛查。

五、诊断与鉴别诊断

DPN 的诊断主要依据病史和临床表现,小部分患者在出现临床症状时尚未被确诊为糖尿病,血糖、糖化血红蛋白检验可明确。在 2 型糖尿病确诊时、1 型糖尿病确诊后 5 年,应进行 DPN 的筛查,随后随访频率至少为每年 1 次。DPN 最常见的早期症状为疼痛和感觉异常,但将近半数的 DSPN 患者并无明显症状,这部分患者可通过体格检查进行诊断。《中国 2 型糖尿病防治指南(2020 年版)》推荐,临床工作中可联合应用踝反射、振动觉、压力觉、针刺痛觉和温度觉对 DSPN 进行筛查,前三者及后两者分别反映粗、细神经纤维的病变情况。临床工作中可见的症状以感觉和自主神经症状为主,如临床症状和体征不典型或存疑时,可进一步行神经电生理检查,神经电生理可表现为神经传导速度下降和(或)波幅下降。

作为 DPN 最常见的类型,DSPN 的诊断可分为几类:①确诊的 DSPN:存在 DSPN 的症状或体征,神经传导速度下降。②临床诊断的 DSPN:存在 DSPN 的症状和 1 项阳性体征或存在 2 项及以上的阳性体征,伴或不伴有症状。③疑似 DSPN:存在 DSPN 症状,但无体征或无症状但有 1 项阳性体征。④亚临床DSPN:无症状及体征,仅存在神经传导速度降低。图 22-3 展示了 DSPN 的诊断流程。

另一类较常见的 DPN 为单(多)发性神经嵌压性病变,神经嵌压在糖尿病患者人群的发生率约 33.3%,进展缓慢且隐匿,常见症状为疼痛或麻木。在嵌压部位的体表常可查及 Tinel 征阳性,即叩击神经损伤或压迫的部位,可在该神经支配的皮区出现放电样麻痛感或蚁走感,这是神经损伤或损伤后再生的特征性体征。神经电生理可检出传导速度明显下降,可伴有轴索损害性表现。

DPN 的鉴别诊断主要包括一些周围神经毒性药物、重金属中毒引起的多发周围神经病变;其他如亚急性联合变性、透析治疗相关神经病变、慢性炎性脱髓鞘性多发周围神经疾病、遗传性周围神经疾病等。

单发性神经嵌压性病变应注意与单神经病变鉴别,前者主要因神经受嵌压引起,后者则由血管炎及继发的缺血性改变引起,前者发病缓慢,呈进行性进展;后者常急性起病,症状和病程可有波动,可自行缓解。单发性神经嵌压性病变常需手术治疗,单神经病变通常采取药物对症治疗。

六、诊疗

1. 针对病因的治疗

(1)糖尿病治疗:调整生活方式,积极监测并控制血糖,减少血糖剧烈波动,这是预防和治疗 DPN 最为重要且有效的措施。

(2)营养神经药物治疗:包括甲钴胺、神经营养因子的应用等。

(3)改善神经微循环:神经微循环障碍是 DPN 发生发展的重要环节,相应地,扩张血管、改善周围神经微循环,可有效缓解 DPN 的临床症状,常用药物为前列腺素 E1、西洛他唑、钙拮抗剂等。

2. 针对 DPN 发病机制的药物治疗

(1)抗氧化应激:抑制脂质过氧化,提高神经滋养血管的血流量,可改善血管内皮功能,如硫辛酸。

(2)抑制多元醇通路过度激活:可尝试通过应用醛糖还原酶抑制剂(如依帕司他等)抑制多元醇通路,可能减少神经肿胀及由此减轻氧化应激反应。

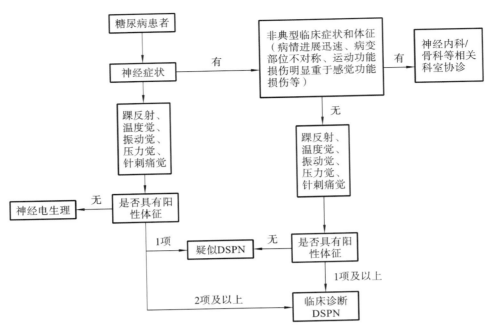

图 22-3　DSPN 的诊断流程图

3. 针对神经病理性疼痛的治疗

(1)三环类药物:如阿米替林等。

(2)选择性 5-羟色胺再摄取抑制剂:如度洛西汀等。

(3)抗惊厥药物:如加巴喷丁等。

(4)其他:如阿片类药物(曲马多等)和局部治疗药物(辣椒素贴和利多卡因贴等)。因具有成瘾性和较高的并发症风险,阿片类药物不作为一、二线用药。另外下肢 DPN 疼痛可考虑采用腰段脊髓电刺激手术治疗,尤其在双足坏疽、严重微循环障碍等糖尿病血管性病变的患者中,脊髓电刺激可有效改善 DPN 神经病理性疼痛,可通过改善微循环障碍促进神经功能的修复。

4. 针对自主神经病的治疗

(1)直立性低血压:首先考虑非药物治疗,药物治疗可采用米多君、屈昔多巴等。

(2)胃轻瘫:调整膳食结构,采用低纤维和低脂肪膳食,避免使用减低胃动力药物,酌情使用短效胃动力药物。

(3)勃起功能障碍:控制血压和血脂,主要治疗药物为 5 型磷酸二酯酶抑制剂。另外,尿道前列腺素海绵体内注射、阴茎假体等可改善患者生活质量。

5. 针对机械性压迫性损害的治疗　可行周围神经显微减压术。美国霍普金斯大学医学院 Dellon 教授于 1992 年提出 DPN 三联减压术式,该术式的提出基于糖尿病状态下周围神经易受到走行过程中纤维管道的机械性压迫损害。该术式包括对内踝处的胫后神经、足背的腓深神经和膝关节外侧的腓总神经进行减压,可有效松解周围神经的机械压迫,缓解因神经嵌压引起的疼痛、麻木等感觉障碍,并有望阻断 DPN 压迫性损害的进一步发展。目前周围神经显微减压术尚无明确的手术适应证,通过病史及临床表现,结合神经电生理及神经影像明确神经嵌压性病变,即可尝试进行手术减压干预。

(张文川　廖陈龙)

参 考 文 献

[1]　Pop-Busui R,Boulton A J,Feldman E L,et al. Diabetic neuropathy:a position statement by the American Diabetes Association[J]. Diabetes care,2017,40(1):136-154.

［2］　中华医学会糖尿病学分会.中国 2 型糖尿病防治指南（2020 年版）［J］.中华内分泌代谢杂志,2021, 37(4):311-398.

［3］　Callaghan B C,Gallagher G,Fridman V,et al. Diabetic neuropathy:what does the future hold? ［J］. Diabetologia,2020,63(5):891-897.

［4］　Feldman E L,Callaghan B C,Pop-Busui R,et al. Diabetic neuropathy［J］. Nat Rev Dis Primers, 2019,5(1):42.

［5］　Morrison S,Colberg S R,Parson H K,et al. Relation between risk of falling and postural sway complexity in diabetes［J］.Gait Posture,2012,35(4):662-668.

［6］　Hoffstad O,Mitra N,Walsh J,et al. Diabetes,lower-extremity amputation,and death［J］. Diabetes care,2015,38(10):1852-1857.

［7］　Singh N,Armstrong D G,Lipsky B A. Preventing foot ulcers in patients with diabetes［J］. Jama, 2005,293(2):217-228.

［8］　Wang A,Xu Z R,Mu Y M,et al. Clinical characteristics and medical costs in patients with diabetic amputation and nondiabetic patients with nonacute amputation in central urban hospitals in China ［J］. Int J Low Extrem Wounds,2014,13(1):17-21.

［9］　Liao C,Nickerson D S,Visocchi M,et al. Mechanical allodynia predicts better outcome of surgical decompression for painful diabetic peripheral neuropathy［J］. Journal of reconstructive microsurgery, 2018,34(6):446-454.

［10］　Gordois A,Scuffham P,Shearer A,et al. The health care costs of diabetic peripheral neuropathy in the US［J］. Diabetes care,2003,26(6):1790-1795.

［11］　Tesfaye S,Selvarajah D,Gandhi R,et al. Diabetic peripheral neuropathy may not be as its name suggests:evidence from magnetic resonance imaging［J］.Pain,2016,157 Suppl 1:S72-S80.

［12］　Vinik A,Mehrabyan A,Colen L,et al. Focal entrapment neuropathies in diabetes［J］. Diabetes Care,2004,27(7):1783-1788.

［13］　Tesfaye S,Watt J,Benbow S J,et al. Electrical spinal-cord stimulation for painful diabetic peripheral neuropathy［J］.Lancet,1996,348(9043):1698-1701.

［14］　Tesfaye S,Vileikyte L,Rayman G,et al. Painful diabetic peripheral neuropathy:consensus recommendations on diagnosis,assessment and management［J］. Diabetes Metab Res Rev,2011, 27(7):629-638.

［15］　Aszmann O,Tassler P L,Dellon A L. Changing the natural history of diabetic neuropathy: incidence of ulcer/amputation in the contralateral limb of patients with a unilateral nerve decompression procedure［J］. Ann Plas Surg,2004,53(6):517-522.

［16］　Dellon A L. Treatment of symptomatic diabetic neuropathy by surgical decompression of multiple peripheral nerves［J］. Plast Reconstr Surg,1992,89(4):689-697.

［17］　张文川,钟文翔,廖陈龙,等.周围神经减压改善 DPN 大鼠神经微循环、促进神经修复的作用机制 ［J］.中国微侵袭神经外科杂志,2019,24(3):130-134.

［18］　张保建,于炎冰,梁剑峰,等.糖尿病周围神经病病变中施万细胞凋亡信号传导通路的研究进展 ［J］.中国微侵袭神经外科杂志,2016(2):91-93.

［19］　杨文强,张斌,于炎冰,等.跗管扩大减压术对大鼠糖尿病性胫神经病变的作用研究［J］.中华显微 外科杂志,2016,39(4):367-370.

［20］　廖陈龙,杨敏,钟文翔,等.疼痛分布在糖尿病性周围神经病变减压术的作用［J］.中国微侵袭神经 外科杂志,2015,20(12):545-548.

第二十三章　血液透析相关周围神经疾病

一、概述

慢性肾功能衰竭(chronic renal failure,CRF)是指各种原因作用于肾脏,导致肾脏结构慢性进行性、不可逆性损伤,随之带来以体内代谢产物和各种排泄毒素在体内潴留、电解质平衡紊乱及酸碱失调为主要特征的临床综合征。随着不同透析方法的应用和透析技术的进步、肾移植技术的进步和器官捐献的推行等,慢性肾功能衰竭患者的存活率大大提高,生存期有所延长。但是各种并发症的发生率也日渐显现,包括甲状旁腺功能亢进、神经系统损害、骨关节系统损害等。

CRF 并发周围神经病变是肾功能衰竭终末期的并发症之一,严重影响患者生活质量及生存率。其中最常见的是 CRF 本身引起的尿毒症性周围神经疾病,这是以肢体远端(尤其是双手、足部)对称性感觉、运动障碍为主要表现的多发周围神经病变。除保守治疗外,肾移植、透析等肾脏替代治疗可能缓解尿毒症性周围神经疾病患者的症状。不同于 CRF 本身引起的尿毒症性周围神经疾病,透析治疗虽然能改善 CRF 的症状,然而长期透析患者,因透析治疗本身直接或间接导致的周围神经并发症也逐渐增多。临床需要仔细鉴别诊断并且采用不同的治疗方案。早期识别 CRF 神经系统并发症并给予积极干预,对于提高患者生存率具有重要意义。中日友好医院神经外科首先提出了血液透析相关周围神经疾病(HDPN)的概念,意指类似于 DPN 的双侧肢体末端对称性多发周围神经病变,有别于透析相关周围神经疾病(dialysis-related peripheral neuropathy,DRPN)属于单一周围神经受累性疾病。HDPN 和 DRPN 不同于 CRF 本身引起的尿毒症性周围神经疾病,它们是与长期透析治疗相关的周围神经并发症,多见于透析 10 年以上的患者,主要临床表现为受累神经支配肢体末端麻木、疼痛、肌肉萎缩等,严重者肢体运动功能完全丧失,并发抑郁、焦虑、失眠等精神症状,严重影响患者的生活质量。

二、流行病学

DRPN 通常累及单一神经,被认为是单一周围神经病变,最常受累的神经为正中神经,其次为尺神经,其他神经受累罕见。据报道,长期透析患者腕管正中神经卡压综合征(carpal tunnel sydrome,CTS)的发病率为 8%～31%。在透析 10 年以上的患者中,20%～50% 患有 CTS。长期透析患者尺神经卡压综合征的发病率为 1%～27.5%,低于 CTS 发病率。此外,胫后神经卡压综合征也被报道过。HDPN 与 DRPN 不同,HDPN 一般是双侧肢体多根神经受累。不论是 HDPN 还是 DRPN,上肢病变都更为多见,其机制尚不明确。透析方式对 DRPN 和 HDPN 发病的影响仍不明确,Vahdatpour 研究表明血液透析患者出现 CTS 及尺神经卡压综合征的概率均要高于腹膜透析患者,但差异无统计学意义。Benz 研究表明,透析相关 CTS 发病率在血液透析和腹膜透析上并无差别。Heekyu 通过神经电生理检查证实透析方式不同不会对 CTS 的发生产生影响。透析相关 CTS 常见于成年人,随年龄增长,发病率随之增高。血液透析人群出现 CTS 的平均年龄为 52 岁,明显低于腹膜透析的平均年龄(65 岁)。透析相关 CTS 患者中,男性较女性发病率更高或者相当,甚至有的报道认为男性与女性发病率接近于 2∶1。DRPN 和 HDPN 与透析病程的关系仍存在争议。已有文献报道,透析病程是透析患者发生 CTS 的独立危险因素,透析 4 年或者 5 年以上的患者具有较高的 CTS 发病率。出现 CTS 的患者平均透析病程为 16.05 年,明显较无 CTS 者透析病程(4.51 年)延长。

三、病因学

DRPN 和 HDPN 的内在具体机制尚不明确,可能为多因素共同作用的结果。

1. 神经易感性因素　CRF患者血液中通常具有较高水平的尿毒素及其他毒性物质,由此导致的中枢及周围神经系统的损害可能长期存在,其病理改变主要是轴索变性及继发的脱髓鞘病变,部分患者可无临床症状,部分可出现症状并发展为尿毒症性周围神经疾病。尿毒症性周围神经疾病患者可通过透析清除毒性物质,从而使症状得到缓解。但CRF的长期神经毒性作用使得本已发生不同程度病变的神经更加脆弱,当患者伴有糖尿病等基础疾病时,更易发生DRPN和HDPN。

2. 体液容量相关性因素　长期透析患者体液容量增加,导致四肢水肿、滑膜水肿、神经水肿等,使腕管局部内容物体积增加,易产生压迫症状。

3. 淀粉样变性　单纯腕横韧带压迫是特发性CTS的常见原因。透析相关淀粉样变性(DRA)被认为是DRPN和HDPN患者发生CTS的原因之一。淀粉样变性沉积物主要侵犯骨、关节组织,造成破坏性关节炎、囊性骨损害、韧带滑膜增厚等。随着透析病程的延长,淀粉样变性也逐渐加重。淀粉样变性物质沉积在关节、滑膜、腱鞘、屈肌肌腱、屈肌韧带,可使肢体生理解剖狭窄位置神经通道空间进一步减少,造成神经卡压,从而产生临床症状,最常见的位置为腕管。因此,CTS也被既往临床认为是DRA的早期特征性表现。CTS在透析5年后即可出现,随着透析病程的进展,其发生率逐年上升。透析20年的患者几乎100%存在CTS。DRA的具体机制并不完全清楚。由于淀粉样变性沉积物主要为β2-微球蛋白,因此CRF患者血浆中高β2-微球蛋白水平被认为是DRA发生的必要条件。但发生DRA的血浆β2-微球蛋白浓度与未发生DRA患者的血浆浓度并无差异,因此临床检测β2-微球蛋白水平对诊断DRA并无意义。β2-微球蛋白水平与DPRN和HDPN的直接发病关系目前仍不明确。Gejyo与Tadashi的研究表明,CTS与血浆β2-微球蛋白水平具有相关性,尤其在β2-微球蛋白>20 mg/L时,CTS发生率更高。但也有一些研究表明CTS发生率与β2-微球蛋白水平并无相关性。

4. 血流动力学相关性因素　透析侧肢体动静脉造瘘对DRPN和HDPN的作用比较复杂。透析用的动静脉瘘管可能会影响瘘管末端肢体的血液灌注,对肢体的血流动力学产生影响。最常见的情况是,供给手部的尺动脉血流分流到桡动脉,可能造成手部血供不足,产生皮肤苍白、麻木、疼痛、感觉减退,甚或缺血性改变,产生类似CTS的症状。动静脉瘘管局部血管扩张也可直接压迫正中神经造成CTS。另外,单侧正中神经、尺神经同时发病,提示CTS可能与透析用动静脉造瘘侧的血管高压、局部组织水肿相关,行血管造影可明确血流方向及动静脉瘘的流量情况。但是血运相关性因素很难解释双侧肢体都有发病的案例(尤其是HDPN),而且有较多研究发现,动静脉瘘所在侧别与CTS并无相关性。由此推断,动静脉瘘的存在不能作为DRPN和HDPN发病的唯一原因,可能仅是部分病例的发病原因。

5. 肿瘤样钙盐沉积　肿瘤样钙盐沉积是一种少见的良性病变,原因较为复杂,且尿毒症患者发生肿瘤样钙盐沉积的机制目前并未完全阐明。肿瘤样钙盐沉积常见于大关节处。临床产生周围神经卡压综合征的案例较多的为腕部的腕尺管压迫尺神经导致的尺神经卡压综合征。此外,由肘管、腕管的肿瘤样钙盐沉积引起的尺神经卡压综合征和CTS也有报道。

四、临床表现及辅助检查

1. 症状及体征　根据DRPN和HDPN受累神经的不同,患者可出现不同的临床表现。正中神经受累者表现为桡侧三个半手指麻木、疼痛等感觉功能障碍或肌无力、大鱼际肌肉萎缩等运动功能障碍。尺神经受累者表现为尺侧一个半手指麻木、疼痛、烧灼感等感觉障碍或肌无力、肌萎缩等,如骨间肌、小鱼际肌肉萎缩,持物无力,严重者可出现爪形手畸形,最终手功能丧失。DRPN和HDPN患者透析时多有症状加重,同时夜间痛也较常见,导致患者失眠及夜间不断活动,严重影响患者的生活质量。临床体征:神经叩击试验(Tinel征)、正中神经Phalen征多有异常。在Sammy的研究中,腕管正中神经Phalen征阳性率可达90.3%,Tinel征的阳性率可达74.2%,与临床症状具有较好的吻合性。

2. 辅助检查

(1)肌电图及神经传导检测:被认为是诊断周围神经疾病的金标准,对尿毒症性周围神经疾病及DRPN和HDPN均有明确的意义。文献报道,尿毒症长期透析治疗患者即使有轻到中度周围神经病变也可无临床症状,需要行神经电生理检查进行诊断。常见的电生理敏感指标为神经传导速度、神经动作电位波幅、潜伏期、F波等。此外,神经传导检查也有助于确定神经受损或卡压的部位。神经电生理检查对诊断及鉴别诊断具有重要的意义。但也有少数病例对电生理刺激无反应,提示患者病情较严重。

(2)超声检查:超声检查为非侵袭性检查,可检查神经形态及变化,具有操作简单、成本低的优势,对于DRPN的诊断作用被逐渐重视,并且在临床得到广泛应用。但常规的7.5 MHz超声设备对于发病早期的神经卡压判断不佳,对于后期伴发明显神经水肿时的判断效果更好,因此可能造成对早期DRPN和HDPN患者的漏诊。高频超声的应用可获得更加清晰的神经影像,对于神经形态、神经卡压的存在具有良好的判断作用。Miyaoto等发现,特发性CTS患者的神经硬度明显高于健康志愿者。

(3)影像学检查:MRI对DRA具有更高的诊断价值,对病变范围的测量更精确,不但可以观察DRA造成的腱鞘增厚,而且可以观察骨破坏情况,有助于DRPN和HDPN的诊断。CT、X线检查对骨、关节病变具有观察作用,但清晰度不如MRI。

五、治疗方案

1. 保守治疗　轻中度DRPN和HDPN患者首选非手术治疗。药物对症治疗包括口服抗炎止痛药物、三环类抗抑郁药、抗癫痫药以及局部注射激素类药物等,这些均可能控制症状。局部肢体制动、夹板固定有助于症状恢复。国内有研究表明手部运动器联合活血化瘀中药等保守治疗对中轻度CTS疗效显著。更换高通量的生物膜有助于减少β2-微球蛋白沉积、减轻淀粉样变性,进而控制症状。肾移植也可以有效延缓淀粉样变性的发生,但对已经发生的淀粉样变性无逆转作用。

2. 外科治疗　保守治疗无效的中到重度DRPN和HDPN患者多数须行外科手术治疗。常用的手术方式是周围神经松解减压术。对CTS患者行腕横韧带切断,正中神经周围结缔组织、滑膜、腱鞘等彻底松解减压,国内外研究均显示效果良好。同时有研究表明,扩大的腕管减压术对透析相关CTS具有更好的疗效。对于尺神经卡压,根据患者具体情况,可行原位松解、皮下转位或者肌下转位前置术。有研究表明:相对于特发性CTS,透析相关CTS手术后效果较差且具有较高的复发率,复发多出现在1年半以后。中日友好医院神经外科针对HDPN,根据受累神经情况创新性采取多根周围神经联合减压术式,一侧上肢最多可以做到五联术,涉及腕管正中神经、肘管尺神经、腕尺管尺神经、前臂桡神经深支和浅支。下肢HDPN甚为少见,其治疗方法类似于DPN,一侧下肢最多可以做到四联术,涉及腓管腓总神经、踝管胫后神经、跗管腓深神经和小腿外侧中下1/3交界处腓浅神经。

六、护理策略

DRPN和HDPN的护理分为常规护理和术后护理两部分。常规护理主要指居家护理、肢体护理,包括避免过度活动、避免过度冷热刺激、注意保暖、避免外伤等。术后护理在这里是指行神经松解减压术后的护理,包括注意观察渗血、出血、感染、伤口愈合情况,避免出现相关并发症和合并症等。

(张　黎)

参 考 文 献

[1]　杨文强,于炎冰,王琦,等.周围神经显微减压术治疗上肢透析相关周围神经病的疗效分析[J].中华神经外科杂志,2020,36(4):365-369.

[2]　杨文强,于炎冰,王琦,等.皮下前置术与肌下前置术治疗透析相关尺神经卡压综合征的对比研究[J].中国微侵袭神经外科杂志,2020,25(1):21-24.

[3]　Kim S J,Shin S J,Kang E S.Endoscopic carpal tunnel release in patients receiving long-term hemodialysis[J].Clin Orthop Relat Res,2000(376):141-148.

[4]　Al-Benna S,Nano P G,El-Enin H.Extended open-carpal tunnel release in renal dialysis patients

[J]. Saudi J Kidney Dis Transpl,2012,23(6):1181-1187.

[5] Baumgaertel M W,Kraemer M,Berlit P. Neurologic complications of acute and chronic renal disease[J]. Handb Clin Neurol,2014,119:383-393.

[6] Bansal V K,Bansal S. Nervous system disorders in dialysis patients[J]. Handb Clin Neurol,2014,119:395-404.

第二十四章　化疗相关周围神经疾病

　　随着医疗技术的进步,肿瘤患者在化疗后生存率得到有效提高。由于化疗药物不良反应较大,部分患者会出现一些与化疗相关的不良反应。最常见的并发症为药物诱导性周围神经疾病及心脏毒性。周围神经疾病的发生率与化疗方案、药物剂量及疗程密切相关。周围神经疾病会影响化疗效果,且因其而放弃化疗的患者达 25％左右。铂类化疗药物作为化疗常用的药物之一,治疗后可引起周围神经毒性病变,其中以感觉神经变化较明显,感觉神经中腓总神经、胫后神经发生异常率较高。综合评价神经异常变化(包括神经传导速度减慢或波幅降低等),从而分析损害性质(脱髓鞘性损害或轴索性损害,或两者同时发生),可为临床决策提供依据。部分肿瘤患者出现周围神经损伤症状,可能与肿瘤患者存在营养障碍,缺乏维生素 E、B 族维生素等有关。目前对于化疗相关周围神经疾病的治疗,以中医中药类为主。中日友好医院神经外科借鉴 DPN 外科治疗的经验,创新性采用上肢二联术-五联术(可能涉及的周围神经包括腕管正中神经、肘管尺神经、腕尺管尺神经、前臂桡神经深支和浅支)和(或)下肢三联术-四联术(可能涉及的周围神经包括腓管腓总神经、踝管胫后神经、跖管腓深神经和小腿外侧中下 1/3 交界处腓浅神经),在部分患者中取得了良好效果,且绝大部分患者术中可以发现类似于 DPN 的周围神经受累的直接证据,包括但不限于神经受压出现压迹、神经肿胀或萎缩、神经外膜下和(或)外膜周围脂肪异常堆积等,但因接受手术的患者数量少,尚得不出具备循证医学证据意义的结论,在目前阶段不宜盲目推广。

(张　黎)

参 考 文 献

[1]　齐新,崔丽英.恶性肿瘤与周围神经病[J].神经损伤与功能重建,2007,2(2):75-78,89.
[2]　史晓芳,董继宏,韩荣,等.肿瘤化疗药物诱导性周围神经病的临床横断面研究[J].中国临床神经科学,2012,20(5):507-514,520.

第七篇

周围神经肿瘤

第二十五章　周围神经肿瘤总论

从希波克拉底时代到 18 世纪,人们普遍认为受伤的神经无法修复,对受伤的神经进行手术会导致疼痛、抽搐,甚至死亡。17 世纪,大多数关于神经肿瘤的报道中有横切段神经末端发生肿胀的描述。日内瓦的奥迪埃创造了"神经瘤"这个词来形容周围神经的扩大。切塞尔登在 1741 年首次提出什么可能是周围神经鞘瘤。在《人体解剖学》的文本中,切塞尔登描述了一个占据了"肘部"神经中心的肿瘤,将神经纤维转移到外围。伍德在 1829 年对神经肿瘤的广泛评论中指出,许多神经束,有时很扁平,可以以完美的连续性状态追踪到下面的神经干。1800 年,亨特对一段含有肿瘤的患者的肌肉皮神经进行了整体切除术。他的助手把标本带到实验室,解剖了肿瘤的神经束。他继续从腋窝神经中切除了一个肿瘤,保护了下面的神经束。不幸的是,患者在术后第 7 天死亡,尸检也没有发现死亡原因。随后,斯旺和伍德都不鼓励从神经中解剖肿瘤,推测神经的炎症会导致患者死亡。

在 19 世纪初,创伤性神经瘤和神经肿瘤的概念存在混淆。1849 年,史密斯阐明了创伤性、盐化与多个神经瘤的关系。然而,史密斯提倡整体切除而不是核切除,他担心核切除会引起神经炎症和患者的死亡。有人将周围神经肿瘤划分为既包含神经纤维和神经鞘元素的真肿瘤,以及只包含神经鞘元素的假肿瘤。到了 19 世纪中期,外科医生开始对建立神经连续性产生兴趣。正如沃克所指出的,米肯在 1889 年与内拉顿在 1863 年分别描述了坐骨神经和中间神经的管理方法,即整体切除,然后对神经末端重新吻合。截肢作为周围神经肿瘤的主要治疗方法越来越不流行,1887 年,克劳斯主张对界限清晰的神经肿瘤进行简单切除,对复发性神经肿瘤患者行保留截肢术。

一、周围神经肿瘤的基本分类

周围神经肿瘤的名称及分类目前仍未统一,最为常用的是 Stout 分类或 Willer 分类。两者简介如下。

1. Stout 分类

(1)非新生性肿瘤:损伤性神经肿瘤。

(2)神经外胚叶肿瘤:单发或多发性神经纤维瘤、神经母细胞瘤、神经节细胞瘤、黑色素细胞神经纤维瘤。

(3)由多种组织组成的肿瘤:球瘤、平滑肌瘤。

(4)中胚层肿瘤。

(5)继发性肿瘤。

2. Willer 分类

(1)非肿瘤的增生:创伤性神经肿瘤。

(2)神经鞘膜细胞的肿瘤:神经鞘瘤、神经纤维瘤、恶性周围神经鞘瘤(MPNST)、颗粒细胞性神经瘤。

(3)神经细胞源性肿瘤:神经母细胞瘤、神经节细胞瘤。

(4)非神经源性肿瘤:嗜铬细胞瘤。

周围神经肿瘤相对罕见,这使得缺乏经验的放射科医生和外科医生对周围神经肿瘤的诊断和管理充满挑战。尽管如此,这些肿瘤的手术切除,是并且需要成为神经外科医生技能的一部分。在一般人群中,这些周围神经肿瘤占良性软组织肿瘤的 $10\%\sim12\%$。

影响周围神经的最常见肿瘤是良性神经鞘瘤,即神经鞘瘤和神经纤维瘤。这些肿瘤可能起源于任何具有施万细胞的周围神经,包括颅神经的远端部分。根据经验,孤立性神经鞘瘤发病率较神经纤维瘤更高。多种神经鞘瘤(神经鞘瘤或神经纤维瘤)的发现可能与以下综合征相关：①神经纤维瘤病 2 型(NF2)相关，这是一种以双侧听神经瘤为特征的综合征。②新形式的神经纤维瘤病，称为神经鞘瘤病，其特征是多个神经鞘瘤更常见于周围而不是颅内，并且通常与听神经瘤无关。③皮下或深部组织中的多发神经纤维瘤可与神经纤维瘤病 1 型(NF1)有关。累及小皮神经的肿瘤可表现为大量皮下结节。如果需要手术干预，它们很容易从周围组织中切除。与牺牲包含神经纤维瘤的感觉神经相关的后遗症很少或没有。当肿瘤累及大神经时，可出现神经瘤象皮病或局部巨人症。

良性周围神经鞘瘤常表现为缓慢生长的肿块，可在自我检查时偶然发现；它还可能伴有轻度至中度的疼痛或神经分布区域的放射性感觉迟钝。体格检查时可发现柔软、可移动的肿块。运动障碍的存在不是良性周围神经鞘瘤的常见特征，因为肿瘤倾向于取代神经束。神经鞘瘤和神经纤维瘤都有可能发展成大肿瘤，其椎内和椎外成分通过椎间孔与狭窄的肿瘤节段相连，可描述为哑铃形肿瘤。这些患者中 60%以上会出现神经系统症状。肿瘤的缓慢生长可导致广泛的骨侵蚀。

还存在其他较少见的良性神经病变，包括神经束膜瘤、神经节囊肿和脂肪病变。它们往往表现为神经功能缺损。根据磁共振成像(MRI)特征，它们通常可以很容易地与传统的良性神经鞘瘤(神经鞘瘤、神经纤维瘤)或恶性周围神经鞘瘤(MPNST)区分开来。

在许多情况下，有经验的放射科医生可以根据这些病变的放射学外观来诊断这些病变，从而无须进行活检。

原发性或继发性恶性神经病变虽然罕见，但也会发生。MPNSN 可能在患者中散发，在接受过放射治疗的患者中可能发生，在 NF1 患者中发生率更高；据估计，8%～13%的 NF1 神经鞘瘤患者发生丛状神经纤维瘤向 MPNST 的转化，无论是孤立性还是综合征性，基本上没有恶性转化的风险。继发性恶性肿瘤可通过直接转移、血行转移或神经周围扩散影响周围神经。

当患者出现药物控制不佳的新发剧烈疼痛、无法移动的快速增大的肿块和进行性神经功能缺损时，必须怀疑恶性病变的可能性。影像学研究可以提供有关大小、范围、解剖位置以及肿瘤与周围结构关系的信息。高分辨率 MRI 可以提供有关肿瘤类型、性质的一些有用信息，但不能可靠地区分神经鞘瘤与神经纤维瘤，或良性与恶性周围神经鞘瘤。正电子发射断层成像(PET)可以成为恶性病变患者的有用的辅助诊断手段。

良性神经鞘瘤手术的最新进展表明，通过适当使用显微外科技术，大多数病变可以安全切除，很少或没有神经系统后遗症。

二、周围神经肿瘤的手术治疗

1. 适应证　肿瘤手术的主要指征是存在疼痛、任何类型的神经系统症状(如感觉异常、感觉迟钝和虚弱)，或来自邻近组织的压迫症状，也可以出于美容方面的考虑进行手术。在仔细考虑风险和益处后，可以切除引起无症状或轻度症状的病变，因为肿瘤越大，出现的症状越多，暂时或永久性神经系统后遗症的发生率越高。

有时，为了明确诊断或怀疑为恶性肿瘤时，包括有进行性神经功能缺损或在影像学随访期间显示为显著生长的肿瘤时，也可进行肿瘤切除手术。

2. 优点　手术的主要优点是可以切除肿瘤、减轻疼痛并改善症状。在极少数的情况下，良性病变也会导致邻近束支或邻近结构受压，切除这种病变可以帮助改善运动无力的症状和恢复功能，获得明确的组织诊断。如果进行了肿瘤的全切除，未受累的纤维束会被保留下来，并且通常不需要长期的影像学随访，因为良性病变的复发概率可以忽略不计。切除肿瘤可避免肿瘤进一步生长。在神经纤维瘤中，手术切除可以防止肿瘤恶变。

3. 缺点　手术切除的主要缺点是它会损伤未受累的筋膜，从而产生意外的神经系统并发症，可能导致神经性疼痛、感觉障碍和运动无力。

4. 处理　良性神经鞘瘤生长缓慢。对于症状性病变，可采用手术切除治疗。一般来说，没有增长的无症状病变不需要切除。除非肿瘤很大，或者之前已经进行手术，否则可以在对载瘤神经很少或没有损伤的情况下完成手术切除。取出肿瘤后很少复发。

患有 NF 相关综合征的患者可能有数百个肿瘤；因此，特定病灶的处理必须考虑与其相关的症状的严重程度、病灶的大小和可疑的病理。常见的是球状神经鞘瘤或神经纤维瘤，这些肿瘤常缓慢增大，为无痛性肿块。

通常，传统的球状病变涉及小的感觉束，可以在不产生有意义的神经功能缺损的情况下被切除。即使球状肿瘤累及主要神经，通常也只累及一两个束。在这些情况下，所涉及的神经束的牺牲与神经功能的进一步丧失无关。当神经鞘瘤累及神经的比例较大时，在极少数情况下应考虑神经移植修复。

丛状病变的情况则大不相同。丛状神经纤维瘤常见于 NF1 患者，但丛状神经鞘瘤发生在 NF2 或神经鞘瘤病患者中。这些病变通常无症状，但有时会出现明显的疼痛，尤其是在病变被困在隔室中时。这些病变延伸到相当长的神经，形成多个分支。不同大小的独立肿瘤倾向于在多个分支上发展；在无数较小的肿瘤中偶尔会出现占主导地位的肿块。肿瘤可以累及相同或不同的神经束。肿瘤沿神经走行的多个点生长，形成珍珠串样外观。如果只有一个或几个分支与肿瘤有关，则可以切除这个特定的病变。

然而，从主要混合神经中完全切除所有肿瘤将导致神经功能缺损。切除相当大的肿瘤可能会改善症状，同时保留功能。在极少数情况下，可以通过对神经进行外部松解并扩大周围区域（如行椎间孔切开术）来改善症状。

在计划切除椎管内神经鞘瘤之前，必须评估是否存在哑铃形肿瘤。MRI 对于区分神经根鞘瘤和椎间孔内/椎间盘脱垂尤为重要。计算机断层扫描（CT）或脊髓造影能够描绘骨骼解剖结构及其与神经元的关系。若肿瘤位于胸下段，可行脊髓动脉造影以确定脊髓的血供。此外，可以栓塞非常大的肿瘤以方便手术切除。如果存在肿瘤近端受累的证据，则进行术前脊柱检查以描绘肿瘤的椎管内扩展。

如果对 MPNST 的临床和放射学特征存在担忧，那么应在手术切除前进行经皮图像引导活检。在这些特定情况下，术前明确诊断并做出正确的管理决策可减少活检相关的风险（神经损伤引起的疼痛或缺陷、组织取样错误或肿瘤种植）。疑似或确诊 MPNST 的患者应接受胸部 CT 检查，在放射肿瘤学家以及肿瘤外科医生一起审查治疗计划之前，患者还应行腹部、骨盆 CT 或 PET 检查。在没有转移性疾病的患者中，广泛的手术切除通常与单独放射治疗或化学药物治疗（简称化疗）联合进行。

三、良性神经鞘瘤的手术切除

1. 麻醉和定位 可以使用全身、区域或局部麻醉；然而，只有全身或局部麻醉时才能使用止血带。避免使用肌肉松弛剂，因为它减弱了神经刺激。患者应取可最大限度地暴露肿瘤的体位。在考虑神经移植的情况下，定位要兼顾供体神经采集处。

2. 切口和解剖 作皮肤切口，使神经肿瘤安全暴露，并识别正常解剖结构。对于较小病变的手术切除，可以通过较短的切口来完成。对于较大的病变，则需要采用更多的方法。切口应以病变为中心，可通过成像技术（MRI 或超声）或触诊来定位。

对皮下组织进行解剖时，应密切注意止血。当接近神经时，先暴露正常解剖结构区域，再延伸至肿瘤形成区域。手术显微镜等的使用对于识别穿过肿瘤的神经束是必不可少的。电神经刺激也用于区分肿瘤和正常组织。可通过从肿瘤表面轻轻分离和提升束状结构来建立解剖平面。可能需要打开一个薄囊（外膜）以促进肿瘤与神经的分离。可能存在第二个更深的组织平面，只有进入该平面才能从神经中分离出肿瘤。在许多情况下，肿瘤被束状包裹，其外观可能显示肿瘤无法切除。但仔细分离神经束的内部神经并行神经松解术可将肿瘤与神经束分离。为了便于解剖或操作，可以打开胶囊，从内部切除肿瘤并零碎移除肿瘤。对于非常大的肿瘤，可能需要借助超声波吸引器进行减瘤。

大多数传统的球状肿瘤可以整块切除。虽然其神经束经常张开和变薄，但未受累的分束仍在发挥作用，必须予以保留。可以使用神经刺激器绘制肿瘤表面，以确定功能分支的位置。利用肌电图（EMG）监测受神经支配的肌肉的活动，可以获得有关肌束的积极反馈。当肿瘤被移动时，可能会看到一个单束进出肿瘤。

如果肿瘤为丛状神经纤维瘤,则手术可能不能完全切除肿瘤。一旦含有主要结节的神经区域暴露出来,就应使用放大镜。如果在神经表面看不到肿瘤,则需要进行内部神经松解术。当神经外膜被打开时,可以识别肿瘤。通常,有一个假包膜包裹着需要打开的肿瘤。一旦进入正确的平面,外科医生通常能够将肿瘤与神经分离以保留绝大多数的神经束。如果有一个或多个分束进出肿瘤,这些神经束必须切除。然后可以轻轻地将肿瘤从剩余的神经束中切开。

对于哑铃形肿瘤,可能需要不止一种方法来切除肿瘤。具体操作方法应该因人而异。在许多情况下,应首先移除硬膜内和椎管内组件。一旦椎管内组件被移除,椎旁入路也就通畅了。在某些情况下,特别是当椎间孔在多年的病变发展过程中因骨侵蚀而扩大时,单独从前路入路就可以安全地切除肿瘤。不需要切除小的椎管内或椎外残留成分,可以监测它的生长情况。一旦肿瘤切除完成,硬膜就会被密封(通常需要移植)。胸椎小关节的单侧缺失很容易耐受。在颈椎或腰椎,哑铃形肿瘤切除术通常需要利用骨融合技术稳定脊柱。

检查肿瘤标本和肿瘤床是否有分束的证据。如果发现分裂的肌束,可以电刺激远端以确定它是否是运动肌束以及哪些肌肉受该肌束支配。任何时候都应考虑牺牲一个重要的神经束进行神经移植。是否需要进行神经移植修复取决于分割神经束的预期缺陷程度。由经验丰富的外科医生切除神经鞘瘤或神经纤维瘤后需要进行神经移植修复的情况很少见。根据临床情况,外科医生将确定是否需要牺牲神经束进行神经移植修复。与进入神经鞘瘤的神经纤维束不同,进入神经纤维瘤的神经纤维束可能仍在起作用。如果担心神经系统后遗症,则应进行神经移植修复。可以使用神经束技术移植单个束;如果整个神经横断面都受损,则进行神经外膜修复。不可吸收的长丝缝合线或纤维蛋白胶可用于固定移植物。腓肠神经通常用作供体神经,也可使用局部皮神经作为供体神经。在这些情况下,一些外科医生可能会选择使用神经管而不是神经移植物。

不需要去除剩余的肿瘤包膜,因为肿瘤包膜的存在与肿瘤复发无关。获得肿瘤的冷冻切片以确定是否存在 MPNST。伤口闭合是分层进行的,注意不要将神经卡压在紧密的隔室中。如果需要神经移植,应使用夹板固定3周。

(张文川　李　轶)

参 考 文 献

[1] de los Reyes R A,Chason J L,Rogers J S,et al. Hypertrophic neurofibrosis with onion bulb formation in an isolated element of the brachial plexus[J]. Neurosurgery,1981,8(3):397-399.

[2] deSouza F M,Smith P E,Molony T J. Management of brachial plexus tumors[J]. J Otolaryngol,1979,8(6):537-540.

[3] Donner T R,Voorhies R M,Kline D G. Neural sheath tumors of major nerves[J]. J Neurosurg,1994,81(3):362-373.

[4] Dubuisson A S,Kline D G,Weinshel S S. Posterior subscapular approach to the brachial plexus. Report of 102 patients[J]. J Neurosurg,1993,79(3):319-330.

[5] Gaposchkin C G,Bilsky M H,Ginsberg R,et al. Function-sparing surgery for desmoid tumors and other low-grade fibrosarcomas involving the brachial plexus[J]. Neurosurgery,1998,42(6):1297-1301.

[6] Giannini C,Scheithauer B W,Hellbusch L C,et al. Peripheral nerve hemangioblastoma[J]. Mod Pathol,1998,11(10):999-1004.

[7] Gruen J P,Mitchell W,Kline D G. Resection and graft repair for localized hypertrophic neuropathy[J]. Neurosurgery,1998,43(1):78-83.

［8］　Gunderson L L，Nagorney D M，McIlrath D C，et al. External beam and intraoperative electron irradiation for locally advanced soft tissue sarcomas［J］. Int J Radiat Oncol Biol Phys，1993，25(4)：647-656.

［9］　Johnson P C，Kline D G. Localized hypertrophic neuropathy：possible focal perineurial barrier defect［J］. Acta Neuropathol，1989，77(5)：514-518.

［10］　Karakousis C P，Mayordomo J，Zografos G C，et al. Desmoid tumors of the trunk and extremity ［J］. Cancer，1993，72(5)：1637-1641.

第二十六章　周围神经良性肿瘤

当存在广泛的周围神经问题时,一些涉及神经的肿瘤处理起来很具有挑战性和令人烦恼。外科医生需要在术中使用放大技术、使用术中记录,以及大体和显微病理知识对肿瘤进行切除。了解肿瘤的位置,并识别可能被保留的神经束,可以提高外科医生切除良性神经鞘瘤的能力。

切除前的磁共振成像(MRI)可在手术规划中发挥重要作用。通常可以应用垂直和平行于神经元素的磁共振神经学影像,以确定神经丛的哪些元素与肿瘤有关。垂直系列神经图像通常可以显示受累神经的主要束元素相对于大部分肿块的位置。神经鞘瘤在 T2 加权成像上通常是高强度的,但给予胃线状造影剂通常可提供有关异质性和肿瘤内囊肿衬里性质的有用信息。

两类肿瘤涉及周围神经:神经鞘起源的肿瘤和非神经鞘起源的肿瘤。各类别均可进一步细分为良性、恶性。本章讨论了周围神经良性肿瘤的类别,并描述了每种良性肿瘤类型的特点及手术管理。

周围神经鞘瘤(PNST)在神经内生长,包括神经鞘瘤和神经纤维瘤,其分化已通过电子显微镜和免疫组织化学技术得到阐明。这些技术导致人们广泛认为这些肿瘤的主要起源细胞是施万细胞。良性周围非神经鞘瘤(PNNST)可能具有侵袭性,包括脂肪瘤、硬纤维瘤、神经节囊肿、血管瘤、成肌细胞瘤或颗粒细胞瘤、淋巴管瘤和罕见的血管母细胞瘤或脑膜瘤等。

一、神经鞘起源的良性肿瘤

(一)神经鞘瘤

神经鞘瘤是最常见的周围神经良性肿瘤,但它们占所有软组织肿瘤的比例不到 8%。累及周围神经的良性神经鞘瘤的发病率在女性中往往高于男性。这些肿瘤可能发生在神经纤维瘤病 1 型(NF1)患者。

良性周围神经鞘瘤的特征是无痛的、偏心的、椭圆形肿块,在神经或神经丛成分的深部存在一段时间。触诊时,它可以横向移动,但不能纵向移动。敲击肿块可能会产生 Tinel 征,即受累神经分布区域有感觉异常。

由于周围神经鞘瘤的生长通常经历多年,大的病变会缓慢拉伸和拉长神经束。因此,这些肿瘤的神经功能往往是完整的。较小的良性周围神经鞘瘤的功能丧失也很少见,除非先前的活检已损伤受累神经或未成功切除肿瘤。在这种情况下,残留的肿块可能会导致剧痛,受累神经分布的区域运动功能损失可能很严重,感觉功能也会明显受损或缺失。基于受累肢体可达到的收缩或运动水平的六分等级系统可用于评估周围神经肿瘤的症状。

神经鞘瘤的起源细胞是施万细胞,其具有基底层,并且比神经周围成纤维细胞分化程度更高。肿瘤细胞以不同比例的细胞阵列排列,称为安东尼(Antoni)A 型和安东尼 B 型组织。一方面,神经鞘瘤的安东尼 A 型组织细胞非常丰富,具有紧密排列的纺锤形细胞。这些细胞中的一些可能会呈栅栏状排列(Verocay 小体)。另一方面,在一些神经鞘瘤中看到的安东尼 B 型模式不太紧凑并且具有松散的基质。当使用阿尔辛蓝、黏多糖染色或网状染色处理神经鞘瘤时,不如神经纤维瘤的阳性结果明显。在神经纤维瘤中,结缔组织纤维,尤其是胶原蛋白,是主要的成分。此外,与神经鞘瘤相比,神经纤维瘤内的神经纤维在显微镜下更多且更明显。

1. 手术方法　去除神经鞘瘤很简单。然而,如果解剖时不小心或保存受累的丛成分或神经,可能会引起严重的并发症。必须显露病变近端和远端的起源神经。其他神经或丛神经元和血管被切除并留做检验。然后以纵向方式打开胶囊圆周中神经束很少或没有神经束的区域。被包裹的肿瘤沿神经束扩散生长或呈"篮子状"。这些神经束可能附着在肿瘤的包膜外表面,尽管它们很少并入包膜中。

包膜和伴随的"篮子状"分束被轻轻切开并移至一侧以暴露肿瘤。这是使用细尖、双头或 Rhoton 解剖刀或 Metzenbaum 剪刀的末端进行的。然后在肿瘤的近端和远端进行束间解剖。可以看到一个或两个小束进入和离开肿瘤,这些小束暴露并被血管环包围。然后对进入和离开被包裹的肿瘤的每个极的束进行刺激和记录。刺激进入肿瘤的肌束通常不会产生远端肌肉活动,这些肌束也不会将神经动作电位(NAP)通过肿瘤传导至远端元件或神经。这些大部分无功能的近端或远端束被切开,肿瘤作为单个肿块被切除。一种方法是切开一个无功能的进出分束,在该极处提起肿瘤,然后将其从下方解剖,并保留侧方的神经分束。然后对另一极的非功能性分束进行切片以完成移除。

有时用于大肿瘤的另一种方法是纵向打开包膜并使用抽吸器、镊子和剪刀或 Cavitron 超声手术吸引器(CUSA)摘除同质的或囊性的肿瘤内容物。然后切除肿瘤包膜。肿瘤包膜被完全移除可以减少复发的机会,但有一些外科医生不同意这个观点。

一些神经鞘瘤变得非常大并延伸到神经的直接区域之外。这些病变更难去除,这增加了剩余肿瘤或包膜复发的可能性。

2. 手术结果　根据我们治疗神经鞘瘤的 30 年经验,我们发现神经鞘瘤在臂丛神经和盆腔神经丛中均不如神经纤维瘤常见,而且臂丛神经区域的大多数神经鞘瘤位于锁骨上。

我们还发现,在 76 名神经鞘瘤患者的代表性样本中,89% 的时间基线功能得到保留或改善。比较术前和术后等级(0 至 6 级)可以确定手术治疗的有效性。

(二)神经纤维瘤

神经纤维瘤一般分为两类。第一类包括孤立性神经纤维瘤或非 NF1 神经纤维瘤。这类肿瘤在外观上最有可能是梭形的。第二类神经纤维瘤为丛状神经纤维瘤,几乎只见于 NF1 患者中。丛状神经纤维瘤表现出沿着主要神经干的长段呈多个结节性生长的态势,并且生长延伸到神经分支中。它们导致在大体检查和横断面成像中出现"蠕虫袋"的表现。然而,与丛状神经纤维瘤相比,NF1 患者更可能出现梭形病变。

孤立性神经纤维瘤在女性中比在男性中更常见,并且好发于身体的右侧。NF1 相关的神经纤维瘤在两性之间的分布更均匀,并且在身体两侧也同样可见。NF1 相关的神经纤维瘤往往比孤立性神经纤维瘤更早出现。

神经纤维瘤是神经内肿块,比神经鞘瘤更容易引起疼痛。敲击神经纤维瘤通常会产生明显的 Tinel 征。与神经鞘瘤一样,这些肿瘤及其起源神经可以左右移位,但不能纵向移位。如果之前进行过活检或尝试过切除,疼痛可能会成为一个非常严重的问题。

NF1 相关的神经纤维瘤见于具有该病其他特征的患者,包括牛奶咖啡斑、多个小皮肤变色点、皮赘或较小的皮下肿瘤、虹膜 Lisch 结节和中枢神经系统肿瘤(如听神经瘤)。有时,较大的神经纤维瘤,尤其是与 NF1 相关的神经纤维瘤,会发生恶变。恶变是否由于细胞有丝分裂潜力的变化,还是由于从一开始就存在具有这种潜力的细胞尚不清楚。NF1 患者发生恶变的风险为 15%,因此,当出现症状时应切除这些肿瘤。

一种称为区域性或节段性 NF1 的 NF1 形式可能发生,它指多个肿瘤影响一个肢体或一个解剖区域,而其他地方不存在肿瘤。多发性肿瘤通常发生于一定区域的一根或多根神经,并且在神经横断面上显示出不同水平的不同象限神经受累的现象。除了受累区域外,NF1 患者通常不存在全身受累表现。

神经纤维瘤具有黏液瘤样基质并表现出明显的黏多糖染色征象。神经纤维瘤的网状染色显著是由于其黏液胶原背景中有大量胶原纤维,而神经鞘瘤缺乏这些胶原纤维,因此染色效果不佳。

神经纤维瘤的施万细胞比神经鞘瘤少,这些细胞存在于扭曲的轴突复合物中,具有有髓和无髓轴圆柱体。神经纤维瘤中的脉管系统与神经鞘瘤相比,不那么突出,也不太可能增厚、透明化或形成血栓。肿瘤在组织学上不如神经鞘瘤中的安东尼 B 型组织紧凑。

1. 手术方法　直到 1994 年,几乎所有涉及神经纤维瘤的文献的作者都认为神经纤维瘤不能在没有缺陷的情况下切除。1994 年发表的文献表明,通常的孤立性非丛状神经纤维瘤可以在很少或没有缺陷的情况下被移除。

去除梭形孤立性神经纤维瘤的必要步骤与去除神经鞘瘤的步骤相似。打开包膜,对肿瘤进行包膜下解剖。解剖出肿瘤两极的束状结构。

神经纤维瘤通常有两个或更多的进出束,它们比神经鞘瘤大,并且包膜比神经鞘瘤更贴附于肿瘤的中央肿块。有时可以从肿瘤近端或远端的位于肿瘤下方的分束上方或位于肿瘤上方的分束下方接近大的神经纤维瘤。然后将进入或离开的分束游离、切片并用于抬高肿瘤。这种分离束状结构的操作需要从肿瘤的一端开始进行,直到相反的极点。

与神经鞘瘤一样,如果 NAP 平稳,则可以牺牲进入和离开的分束,并且可以将肿瘤作为孤立肿块移除。如果这些分束的 NAP 不稳定,则需要将这些分束追踪清楚并予以保留。有时,甚至需要牺牲这些分束来实现肿瘤的完全切除。在这些情况下,束状缺损可以用部分束状移植物修复。大的梭形病灶可能与多个较小的神经纤维瘤病灶或病灶上下神经的神经纤维瘤变化有关,也需要类似的移植修复。

NF1 患者的神经纤维瘤切除类似于孤立性神经纤维瘤的切除。通常,在肿瘤被摘除细胞核之前必须将其周围结构,比如束和肿瘤之间的细小囊解剖清楚。与神经鞘瘤一样,还有一种方法是首先打开并排出肿瘤内容物,然后解剖掉束。然而,这种方法的效果很少像整体去除那样令人满意。区域性或节段性 NF1 中有多个肿瘤分布的特点使得这种神经纤维瘤切除术后的效果难以让人满意,特别是当肿瘤呈丛状,而不是球状时。

2. 手术结果　有调查发现,30 年间的神经纤维瘤患者中 63% 是散发性孤立性神经纤维瘤,37% 是与 NF1 相关的神经纤维瘤。与 NF1 相关的肿瘤在 56% 的病例中被完全切除,在 44% 的病例中被部分切除。

研究显示,NF1 相关的神经纤维瘤在大多数情况下被切除而没有产生严重的缺陷,即使它们涉及主要神经。由于 NF1 患者的神经纤维瘤的解剖更困难,症状的解决往往不如没有 NF1 的患者好。尽管如此,在切除神经纤维瘤的 NF1 患者中,83% 的患者运动功能稳定或有所改善。由于 NF1 患者的神经纤维瘤更可能是丛状的,与孤立性神经纤维瘤患者的神经纤维瘤相比,全切除后的复发率为 76%。

丛状神经纤维瘤的手术治疗往往比较困难,但当有良好的指征时也是可行的,例如累及感觉神经或感觉神经分支的有症状的丛状神经纤维瘤患者可行手术治疗。根据我们的经验,在不丧失神经功能的情况下,完全切除通常是不可能的。在某些情况下,即使是次全切除丛状神经纤维瘤也会导致一些神经功能丧失。病变近端和远端的神经切片,在随后修复中通常留有很长的间隙,通常不能恢复功能。在肿瘤体积较大或严重疼痛是主要症状的情况下,切除部分肿瘤可减压。

在选定的病例中,可以通过利用神经松解术对肿瘤所涉及的神经进行减压来减轻疼痛,特别是当神经位于狭窄的区域,如肘部或膝盖后面或腕管或 Guyon 管时。涉及不太重要的感觉神经或分支的肿瘤,如前臂皮神经、桡神经感觉支、腓肠神经或隐神经,可以与起源神经一起完全切除。

丛状神经纤维瘤可能是孤立的非 NF1 相关病变,但它们更可能与 NF1 相关。孤立的丛状肿瘤也可能伴有数百个较小的神经纤维瘤,累及大病灶的起源神经。这些相关的肿瘤涉及大病变近端和远端的神经,偶尔还涉及同一肢体中的其他神经,称为区域化 NF1。在这种情况下只能进行姑息性外科手术。如果丛状肿瘤又大又硬,可以考虑切除以确保不存在恶变,5% 的丛状神经纤维瘤存在恶变,恶变通常以明显的疼痛和快速生长为特征。需要修复的神经鞘瘤的第二次手术时需要对神经或起源部位进行冰冻切片活检,以确保修复中不包含残留的肿瘤。

二、非神经鞘起源的良性肿瘤

在腹部肌肉组织中,硬纤维瘤可以起源于颈部、肩部以及上下肢。硬纤维瘤来源于间充质。这些肿瘤由胶原化良好、均匀的成纤维细胞组成,进行罕见的有丝分裂。肿瘤有苍白的嗜酸性成纤维细胞和成肌细胞,它们具有可变的锥形外观或呈束状排列的丰满囊泡状细胞核。这些肌束渗入周围残留的肌纤维。单个细胞被胶原蛋白很好地分开。

手术治疗包括广泛暴露病灶和识别所涉及的神经和神经丛成分。受累的神经外膜需要切除。

对于硬纤维瘤尽管行大体切除，但复发依然很常见，特别是当连续的重要神经或血管结构受累而难以广泛切除时。根据我们的经验，神经丛区域的肿瘤难以完全消除，并且往往会复发。

手术切除是这些肿瘤的首选治疗方法。据报道，显微镜下切缘为阴性的完全切除术可有 5%～50% 的复发率，而那些证明显微镜下切缘呈阳性的手术会产生高达 90% 的复发率。放射治疗可控制低度生长，并且外照射(55 Gy)有助于控制切缘阳性患者的复发率。不幸的是，一些系列研究表明，对臂丛神经区域肿瘤行低至 40 Gy 的外照射时，患者的臂丛神经也会受到显著损伤。他莫昔芬已被用作肿瘤化疗辅助药物，但在非神经鞘起源的良性周围神经肿瘤化疗中并不常用。在过去 3 年的文献中，每种类型的非神经鞘起源的良性周围神经肿瘤病例报道很少。但有一个例外是腓神经节囊肿，研究人员已经发表了许多关于它的报道。

良性周围非神经鞘继发性累及神经，患者往往由于神经受压而不是神经本身病变而产生症状。然而，也有例外，包括硬纤维瘤、成肌细胞瘤、淋巴管瘤和罕见的脊髓外脑膜瘤等，所有这些都可以与神经外膜粘连，难以去除，复发率高。一些神经节位于神经外，可以压迫神经，而其他神经节则来源于神经内。因此，这些病变的去除可能不完整或伴有缺陷。血管瘤或血管外皮细胞瘤可包绕神经或神经成分，但极为罕见的血管母细胞瘤可出现在神经中，罕见的先天性肿瘤(如神经丛的 Triton 肿瘤)也可出现在神经中。

(一)硬纤维瘤

累及神经或神经丛的硬纤维瘤不常见。虽然硬纤维瘤是良性的，但它们往往会侵犯软组织，如果靠近神经，它们可以包裹并黏附在神经和其他与肌肉相连的结构上。长春新碱、放线菌素 D 和环磷酰胺的细胞毒性治疗已知有效，而类固醇激素很少被证明有导致肿瘤消退的作用。

这种病变起源于间充质，通常出现在肌肉或与肌肉相连的筋膜结构中。有报道显示切除的大多数硬纤维瘤(55%)涉及臂丛神经。

(二)骨软骨瘤

骨软骨瘤是具有钙化作用的肿瘤。显微图像上可显示出软骨覆盖的骨投影。腔隙中有双核软骨细胞。肿块上覆盖着一层薄薄的骨膜。

有报道描述了 40 例骨软骨瘤患者。38 例发生于下肢，其中有 2 例患者进行腓神经上骨软骨瘤切除手术。1 例患者的椎旁区域大骨软骨瘤延伸至臂丛神经。该病变自发出现并与胸廓出口综合征有关。后肩胛下入路用于切除肿瘤和肋骨后部，然后进行臂丛神经松解术。1 例患者肿瘤累及肱骨，术前出现严重的桡骨分布缺陷。在切除肿瘤和进行桡神经松解术后，患者的肱骨功能在 2 年内慢慢恢复。

(三)骨化性肌炎

骨化性肌炎是与先前外伤或手术相关的肿块。骨化性肌炎内部有大量钙化，通常会产生大量硬组织，围绕相邻的神经、血管、肌肉、肌腱，偶尔也会有骨骼。由于神经受累，骨化性肌炎可能是有症状的，若有血管受累，也可间接导致症状。

骨化性肌炎的组织学外观由未成熟的骨骼、增殖细胞等组成。不同的成纤维细胞增殖的中心区在细胞结构、多形性特征和有丝分裂阶段方面可能有显著差异。增殖的梭形细胞中胶原和类骨质沉积的中间区显示出骨化区域的早期小梁化现象。外周区由成骨细胞环绕的类骨质小梁组成，骨骼被松散的纤维组织和萎缩的脂肪包围。

去除这些物质在技术上是困难的。使神经远离肿块并进行神经松解术通常会显著改善患者的症状。

有文献报道了 4 例骨化性肌炎病例，1 例累及臂丛神经的骨化性肌炎患者接受了大面积腋窝纤维肌炎的部分切除术，并进行了重复手术切除残留肿瘤。1 例患者在上臂外侧部挫伤后出现累及桡神经的肿瘤，表现为大的钙化肿块并被切除。它起源于肱三头肌，当它在桡骨沟中绕过肱骨时压缩了神经，并附着在神经上，尽管它没有侵入神经。

(四)神经节囊肿

大多数神经节囊肿发生在关节附近,易发生在覆盖肌腱鞘或关节囊的韧带中的小撕裂部位。神经节囊肿往往存在于不涉及神经的区域,如手背或腕部。

然而,许多神经节涉及周围神经。在肘部和前臂水平的神经节囊肿易发现骨间后神经综合征(PIN)。神经节囊肿也可发生在腕部,压迫正中神经或其鱼际感觉支、尺神经或尺神经在 Guyon 管的浅支和深支,以及桡神经感觉支。有时会发现神经节囊肿在髋部引起股骨或坐骨神经压迫,而踝部的神经节囊肿则很少见。

神经节囊肿通常表现为有压痛的肿块,受累神经或其分支的分布区域伴有疼痛和感觉异常。在肩胛上区域,神经节囊肿压迫的表现通常类似于自发性肩胛上神经卡压综合征。该区域的神经节囊肿偶尔会在肩部举重或创伤后出现。

囊肿中含有黏液物质。神经节囊肿的囊壁由压缩的胶原纤维和少量的扁平细胞组成。周围纤维组织伴有黏液样变性。神经节囊肿中没有炎症细胞,缺乏有丝分裂活动,并且没有单房或多房囊肿的滑膜或上皮衬里。

涉及周围神经的神经节囊肿被认为是由相邻的滑膜关节产生,然后沿着一个小的关节神经分支向后走,到达它在一个小关节内的最终位置。更难以解释起源的是肩胛上切迹处的神经节囊肿,它压迫肩胛上神经。根据我们的经验,该区域的神经节囊肿似乎不是来自肩关节。

然而,还有第三种类型的神经节囊肿,它可能在神经内从头出现,并且似乎与关节没有明显的连接,或者能够从关节出现并长入神经。这种类型的囊肿最常发生在腓骨头后面的腓神经,但也可能发生在手腕或脚踝水平,很少发生在臀部水平。

对于导致神经受压的外部神经节囊肿,在切除囊肿的同时应保护相关神经,然后在囊肿周围进行解剖。大多数神经外的神经节可以通过识别并结扎囊肿的颈部和关节囊肿的起源的方式切除囊肿,同时保留神经功能。

然而,神经节内的神经节切除需要采用束间入路的方式。通常解剖出神经节囊肿,并在此过程中对所涉及的神经行内部神经松解术。与外在神经节一样,入口点应被隔离并结扎以减少复发。对于较大的神经节囊肿,应将囊肿的滑膜样内容物排出,然后将囊肿从减压和分裂的神经束中切开。较大的病灶有时需要多次手术才能消除。

根据我们的经验,大多数神经节囊肿(61%)发生在下肢,而12%发生在臂丛神经区域。

(五)成肌细胞瘤或颗粒细胞瘤

成肌细胞瘤很少累及神经。不累及神经的成肌细胞瘤的常见发生部位包括皮肤、乳房、舌、喉、支气管和胃肠道的黏膜下层。虽然这种肿瘤被归类为良性,但成肌细胞瘤偶尔会呈现恶性特征。

这些肿瘤由丰满的角状细胞和含有嗜酸性颗粒的细胞质组成。这些细胞具有小的、规则的、深染的细胞核,并且有丝分裂的数量很少。细胞往往排列得相当紧凑。淋巴细胞群出现在大多数病变的外围。

当这些肿瘤累及神经时,它们一般具有黏附性,需要仔细解剖才能去除。治疗涉及广泛的手术暴露,以确定病变远端和近端的正常解剖结构,然后将相关神经骨架化并将其从病变处移开。

(六)淋巴管瘤

累及神经的淋巴管瘤具有许多与成肌细胞瘤相同的特征。淋巴管瘤细胞倾向于扩散成为一层包裹其他结构的肿瘤组织,而不是形成真正的肿块病变。淋巴管瘤是分化良好的淋巴组织局灶性增生所致,表现为多囊性积聚。它们被细分为三类:一类是毛细血管瘤,在薄壁淋巴管上表现为小的、界限清楚的皮肤病变。另一类是海绵状淋巴管瘤,也称为薄壁淋巴管瘤,这些肿瘤有相关的基质。第三类是囊性淋巴管瘤,它具有大的、边界清楚的、多房的囊性空间,内衬内皮,其中含有重要的结缔组织成分。海绵状和囊性淋巴管瘤可在同一病灶内共存。这些肿瘤的手术切除方式与成肌细胞瘤相同。

(七)脂肪瘤

有四种脂肪瘤可以影响神经:①孤立性脂肪瘤;②"脂肪瘤巨营养不良",会导致手或手指过度生长,并可能导致神经压迫;③包裹性脂肪瘤;④脂肪纤维性错构瘤。后两种脂肪瘤都可以在神经内生长。脂肪瘤有一个细小囊,完全由脂肪组织组成。脂肪纤维性错构瘤表现为神经内有显著的脂肪纤维团块。

常见的脂肪瘤是良性的、皮下的、球状或卵形的,它们通常不涉及神经。当大的皮下脂肪瘤包裹或压迫神经或起源于肢体更深的水平并夹住和压迫神经时,会发生例外情况,会产生特定于受累神经的症状。

去除大脂肪瘤并不容易,可能会导致神经损伤。这些脂肪瘤可以长得非常大,可以位于神经顶部或附近,有时会围绕神经。如果脂肪瘤发生在神经丛水平,则很难去除,特别是当之前曾尝试手术切除但失败并导致瘢痕组织存在时。

去除脂肪纤维性错构瘤的通常处理方法是切开腕横韧带并减压,而不是尝试去除脂肪瘤组织,这往往涉及手掌甚至手腕水平的正中神经。当正中神经功能严重丧失时,需要进行更广泛的手术。可以进行内部神经松解术,减少单个分束周围的肿瘤,或者是在脂肪纤维性错构瘤更局限的情况下,进行切除和修复。

(八)脑膜瘤

脑膜瘤分为两类。第一类是典型的脑膜瘤,由脑膜上皮型、纤维型和过渡型组成。该类还包括世界卫生组织分类中的砂粒状、血管瘤状、微囊性、分泌性、透明细胞性、脊索样和富含淋巴浆细胞的类型。第二类由非典型脑膜瘤和恶性脑膜瘤组成。

三、血管起源的肿瘤——静脉血管瘤

静脉血管瘤的血管有平滑肌和弹性组织,但含量低于正常动脉壁。血管壁的透明化和增厚很常见。研究者在这种畸形的血管成分中发现了神经组织。

假性动脉瘤凝块,尤其是与创伤相关的凝块,或抗凝剂作用较弱的凝块,可压迫神经并导致严重的神经功能缺损。

主要血管和神经附近的穿透性损伤和肿块扩大后延迟发作的疼痛和感觉异常,伴或不伴听诊时可触及的震颤或杂音,提示假性动脉瘤的可能性。神经损伤可能是进行性的,除非及时切除病变,否则缺陷可能会成为永久性的。因此,这种损伤是在原始损伤后导致神经功能逐渐丧失的少数机制之一。

(一)动静脉瘘或畸形

动静脉(AV)瘘或动静脉畸形可能发生在足够靠近神经的位置,从而直接累及神经。有时,瘘管仅在受损伤神经附近,但患者也会出现进行性神经症状。神经穿透性损伤通常不会导致进行性神经功能丧失,但瘘管的额外存在通常会导致。在将动脉栓塞凝固或结扎到瘘管后,对受损神经可行神经松解术。

最近的一项研究表明,有 12 种血管起源的肿瘤。这 12 种血管起源的肿瘤的亚组包括 4 种静脉血管瘤、3 种血管瘤、2 种血管外皮细胞瘤、2 种血管球状肿瘤和 1 种血管母细胞瘤。

(二)血管瘤

血管瘤是血管起源的肿瘤,可以压迫或包裹神经,或者在较少情况下出现在神经内。血管瘤由许多大小不一、内皮衬里的血管通道组成,其中一些充满血液。肿瘤的各种微观表现可能包括无管腔的毛细血管增生、管腔从外周开始开放、间质纤维化增加和血管血栓形成。

血管瘤的手术技术包括隔离和结扎病变周围的血管(如果它们不是四肢的主要供应血管)和从病变处解剖神经。有时,血管瘤直接累及神经或似乎起源于神经;仔细地行束间解剖是必要的,以去除包含异常血管组织的每一束神经或一组束神经。

(三)血管母细胞瘤

血管母细胞瘤在中枢神经系统中比在周围神经系统中更为常见。最近的文献报道只有两种周围神经血管母细胞瘤,一种位于大腿中部的坐骨神经,另一种位于桡神经。

周围神经血管母细胞瘤的组织学变化与中枢神经系统相似。肿瘤呈细胞性和多结节状,具有微囊变区。神经血管母细胞瘤主要累及神经外膜,但常可见肿瘤细胞(称为“基质细胞”)侵袭神经束。基质细胞具有圆形细胞核和呈空泡状、富含脂质的细胞质。这些细胞填充了无数毛细血管之间的空隙。

(四)血管外皮细胞瘤

血管外皮细胞瘤可出现在纵隔并生长得更好以包裹或附着于臂丛神经。这些肿瘤有时会以恶性方式表现并转移到其他部位,甚至是大脑。

组织学上,血管外皮细胞瘤由嗜碱性纺锤形单核细胞组成,看起来类似于平滑肌细胞。有大小不一的不规则血管以通常被描述为鹿角图案的方式排列。常出现血管周围透明化。

血管外皮细胞瘤通常不能从神经丛中完全切除。即使不累及神经丛,也很难完全切除。

(五)球状肿瘤

这些不寻常的肿瘤被认为起源于肾小球,其中小动脉通过微小的小管系统连接到相邻的静脉。这些微观结构可能与血流、灌注压和热交换调节的局部变化有关。血管球状肿瘤组织学显示内皮衬里的血管空间被呈小管样排列的所谓球细胞簇包围。球细胞为圆形或多角形细胞,细胞核丰满,胞质稍嗜酸性。

根据我们的经验,血管球状肿瘤通常需要广泛的切除以尽量减少复发。局部肥大性神经病是一种不常见的疾病,会导致周围神经增厚。周围神经的局部肥大性神经病(LHN)是由施万细胞或更可能是由神经束周围细胞增生引起的,导致束状增大。在肢体中的一根,有时是两根主要周围神经中,有中等长度的局部圆柱形或梭形肿胀。病变不会扩散到其他神经或身体的其他部位。但不幸的是,这种疾病所涉及的神经功能的丧失通常是进行性的。LHN可影响儿童或成人。

文献中使用LHN一词来表示两种不同的不相关病变:一种是罕见的非遗传性局部施万细胞增殖,其特征是"洋葱球"形成,现在仅称为LHN;另一种是更常见的神经内肿瘤,由具有"假洋葱球"形状的神经束膜细胞组成,现在称为神经束膜瘤。

Johnson和Kline观察到LHN患者的束状神经束周围膜(如现在定义的)有缺陷、衰减、纤维化或透明化,灌注屏障的破坏是病变发生的主要原因。然而,Gruen及其同事,在相对较多的系列病例中,发现大多数LHN病例没有明显的创伤史。他们提出,LHN的病理生理增殖反应可能是对未知化学、毒性或压迫性机械损伤或肿瘤发生过程的反应。

在组织学上,在每个轴突周围的轮状形成中存在显著的神经周围细胞增殖,具有显著的神经内膜纤维化和神经膜的纤维化替代。髓鞘丢失减少或厚度大大减小。

诊断血管球状肿瘤时应注意与神经内肿瘤和其他非肿瘤性和非创伤性神经肿大原因进行鉴别。它们包括淀粉样变性、汉森病、进行性神经性腓骨肌萎缩症(Charcot-Marie-Tooth disease)和德热里纳-索塔斯(Dejerine-Sottas)综合征。

过去通常对LHN病变单独进行外部神经松解术或将外部神经松解术与额外的内部神经松解术一起进行。单独的神经溶解既不能逆转也不能减缓神经功能的丧失。此外,对病变的处理,特别是进行内部神经溶解,有时会导致额外的甚至完全的神经功能丧失。

对所有接受手术的LHN病例中都进行术中NAP记录。如果在整个病灶上没有记录到NAP或NAP上显示有大量放大的不良振幅,则需要切除病灶。在切除神经的任何部分之前,应进行冰冻切片分析以确认LHN的洋葱球状纹路的存在。然后获得病变近端和远端未受累边缘的信息。若神经中为冗长病变则不建议切除神经,例如,进行近端尺神经或腓神经病变的切除和冗长的移植修复很少能产生显著的回报。

在最近的病例回顾中,16例LHN病变被切除,6例来自坐骨复合体,7例来自上肢,3例来自臂丛神经。

(六)辐射诱发的臂丛神经病变(光化性神经丛炎)

确定辐射诱发的臂丛神经病变的性质是受相关神经丛或周围神经支配的肌肉出现功能丧失的患者的常见困境。例如,在先前接受过乳房切除术以切除原发性乳腺癌的患者中,导致肌肉功能丧失的臂丛神经病变可能是由于放射性纤维化、复发性癌侵犯神经丛,或两者兼而有之。以下特征可用于区分复发性癌和放射丛炎。

一些标准提示癌性压迫或浸润,包括:①特定神经丛成分分布范围中运动或感觉功能快速丧失,尤其是下躯干、内侧脊髓或其流出部分,伴有特定神经丛分布范围剧烈疼痛;②发病于最初诊断为乳腺癌后的数月至数年,但有一些例外;③在计算机断层扫描(CT)或 MRI 上可看到局部肿块;④有其他地方转移的证据;⑤针刺活检获得肿瘤组织;⑥肌电图显示无震颤或有肌束震颤。在少数病例中,在患者被认为治愈的多年后,神经丛中发生了神经内乳腺癌。不太确定但也可提示存在癌症的症状是剧烈疼痛,尤其是在特定神经丛元素的分布范围内出现剧烈疼痛,并且没有淋巴水肿。

有利于提示为放射丛炎的证据包括:①运动或感觉功能丧失进展缓慢,伴有疼痛,通常是主要症状;②往往在乳腺癌诊断后数年发病;③神经影像学检查显示丛增厚,无离散肿块;④没有身体其他部位转移的证据;⑤针刺活检组织学上未见肿瘤组织和明显程度的瘢痕;⑥肌电图显示有肌束震颤或肌无力。在少数病例中,放射治疗完成后仅几个月内就会出现放射丛炎症状。因此,放射丛炎的发病时间不是很确定,最早可在放射治疗后 6 个月开始。

可能同时存在癌性侵袭和放射丛炎,在这种情况下,上述两种病变的二分法变得模糊不清。

支持臂丛神经癌而不是放射纤维化的标准包括:有放射史,放射剂量低于 6000 cGy,以及存在霍纳综合征。

后入路用于臂丛神经手术,专门用于:①椎间孔内水平的脊神经受累;②C7、C8 和 T1 神经根;③下臂丛神经干;④接受肿瘤切除术或放射治疗后在神经丛前留下了大量瘢痕的患者。后肩胛下入路也可用于暴露哑铃形神经鞘瘤的椎间孔内和椎间孔外部分。

(张文川　杨晓笙)

参 考 文 献

[1] de los Reyes R A, Chason J L, Rogers J S, et al. Hypertrophic neurofibrosis with onion bulb formation in an isolated element of the brachial plexus[J]. Neurosurgery,1981,8(3):397-399.

[2] deSouza F M, Smith P E, Molony T J. Management of brachial plexus tumors[J]. J Otolaryngol,1979,8(6):537-540.

[3] Donner T R, Voorhies R M, Kline D G. Neural sheath tumors of major nerves[J]. J Neurosurg,1994,81(3):362-373.

[4] Dubuisson A S, Kline D G, Weinshel S S. Posterior subscapular approach to the brachial plexus. Report of 102 patients[J]. J Neurosurg,1993,79(3):319-330.

[5] Gaposchkin C G, Bilsky M H, Ginsberg R, et al. Function-sparing surgery for desmoid tumors and other low-grade fibrosarcomas involving the brachial plexus[J]. Neurosurgery,1998,42(6):1297-1301.

[6] Giannini C, Scheithauer B W, Hellbusch L C, et al. Peripheral nerve hemangioblastoma[J]. Mod Pathol,1998,11(10):999-1004.

[7] Gruen J P, Mitchell W, Kline D G. Resection and graft repair for localized hypertrophic neuropathy[J]. Neurosurgery,1998,43(1):78-83.

[8] Gunderson L L, Nagorney D M, McIlrath D C, et al. External beam and intraoperative electron irradiation for locally advanced soft tissue sarcomas[J]. Int J Radiat Oncol Biol Phys,1993,25(4):647-656.

[9] Johnson P C, Kline D G. Localized hypertrophic neuropathy: possible focal perineurial barrier defect[J]. Acta Neuropathol,1989,77(5):514-518.

[10] Karakousis C P, Mayordomo J, Zografos G C, et al. Desmoid tumors of the trunk and extremity[J]. Cancer,1993,72(5):1637-1641.

第二十七章　周围神经恶性肿瘤

恶性周围神经鞘瘤(MPNST)是一种罕见的外间充质来源的软组织肉瘤。世界卫生组织(WHO)创造了术语 MPNST 来取代以前经常混淆的术语,如恶性神经鞘瘤、神经源性肉瘤和神经纤维肉瘤。尽管 MPNST 现在用于称呼任何起源于周围神经或其伴随鞘的恶性肿瘤,但它并不指起源于神经外膜或周围神经脉管系统的肿瘤。

MPNST 源自主要或次要的周围神经分支或周围神经纤维的鞘,并且源自神经嵴起源的施万细胞或多能细胞。

Arthur Purdy Stout (1885—1967)将施万细胞作为鉴定神经鞘良性和恶性肿瘤形成的主要依据,这对我们理解周围神经鞘瘤的发病机制有帮助作用,但 MPNST 的起源细胞仍然难以捉摸,尚未最终确定。一些人认为这些肿瘤可能有多个细胞系起源。

一、流行病学和危险因素

据估计,在美国每年诊断出的 6000 例软组织肉瘤中,有 5%～10% 是 MPNST,在普通人群中的发生率为 0.001%。男性和女性中这些肿瘤的发生率相等,没有种族关联。大多数研究表明,一般人群中 MPNST 的发病高峰在 70 岁,但在 NF1 患者中则是 30～40 岁。

大多数 MPNST 发生在 NF1 患者中,累积终生风险高达 10%。尽管如此,也有报道认为孤立的 MPNST 发生与神经纤维瘤病或其他偏好(如辐射)可能无关。患有 NF1 和内部丛状神经纤维瘤的个体发生 MPNST 的可能性是没有 NF1 和内部丛状神经纤维瘤患者的 18 倍。在一般人群中,丛状神经纤维瘤可以恶变为 MPNST,估计终生风险为 3%～5%,而在 NF1 患者中,它可以达 15%～20%。若 NF1 发生在真皮上,虽然肿瘤数量可能更多,美容问题更棘手,但不会发生恶变。MPNST 很少由神经鞘瘤、神经节囊肿或嗜铬细胞瘤的恶变引起。这些肿瘤中有 10% 发生在因其他疾病接受过放射治疗(简称放疗)的患者身上,并且平均发生在治疗后 15 年。

Bergstrom 和 Cavanagh 最初在动物实验工作中描述了辐射对周围神经的影响。一项大型研究报道认为辐射诱导的 MPNST 的发生率为 5.5%～11%。Ducatman 及其同事描述了 12 名 MPNST 患者,其中 7 名患有 NF1。7 名患者中有 2 名在 5 年和 17 年前接受过视路胶质瘤放疗。Loree 及其同事描述了 4 名 NF1 患者中的 2 名在头颈部放疗后出现 MPNST,而 Baehring 则报道了肾母细胞瘤(又称为维尔姆斯瘤)和霍奇金病在放疗后也发生了这种情况。

二、诊断

这些肿瘤的诊断仍然存在问题,因为它主要基于临床怀疑。与其他疾病一样,首先要进行病史询问和体格检查。在病史询问中,应特别注意何时发现肿块(如果可触及),以及疼痛和运动或感觉障碍等症状的发作情况。肿块快速增大或症状快速发作应考虑恶性肿瘤的可能性。已知患有 NF1、NF2 或有神经鞘瘤病史的患者,如果出现肿瘤近期快速增大、新的或进行性神经功能缺损或疼痛,应怀疑恶变。检查者应询问并记录疼痛的部位、性质和放射情况。应该询问和记录运动无力的位置和程度(如果存在)以及感觉缺陷的位置和程度。应密切询问周围神经问题或任何其他遗传疾病的家族史,并讨论既往放疗史。对于系统性疾病或任何可能导致周围神经问题的先前存在的因素(如糖尿病、癌症),也应该注意询问。任何最近的疾病,即使是那些看起来像感冒一样轻微的疾病,都应该被质疑和记录。由于许多处方药可引起周围神经疾病,因此还应记录用药史。

体格检查时,应特别注意牛奶咖啡斑、腋窝雀斑、腹股沟雀斑和 Lisch 结节(色素性虹膜错构瘤)的存在,这些可能表明存在神经纤维瘤病等遗传性疾病。还应注意脊柱侧凸等,因为其可能表明椎间孔内肿瘤扭曲了脊柱。所有四肢都应进行完整的运动检查,并进行标准运动强度分级以及感觉检查。应检查反射,并检查患者肿块或疑似肿瘤区域是否存在 Tinel 征。还应注意 Tinel 征的分布和范围,因为它会提供有关哪根神经受累的线索。如果可触及肿块,应注意其大小、质量和活动度。传统观点认为,神经肿瘤可以左右移动,但不能沿神经长度向近端和远端移动。若肿瘤进行性增大、难以触诊或触诊一致性较差、固定在周围软组织上,则恶性肿瘤的可能性较低。

周围神经肿瘤成像的"金标准"为磁共振成像(MRI)。如果患者在临床上发现孤立的可触及肿块并且怀疑周围神经肿瘤,则需要对受累肢体进行平扫和对比检查。如果有多个可触及的肿瘤,或者检查时发现有神经纤维瘤病或神经鞘瘤病的迹象,则影像学检查应该更全面,包括完整的脊柱系列以诊断任何脊柱或椎间孔肿块。应始终对比图像以评估肿块的增强质量。关于肿块增强质量的信息,结合其在 T1 和 T2 加权图像上的外观,可以为可能遇到的组织病理学病变提供有价值的线索。

在对周围神经肿瘤进行的任何对比增强图像上,应使用脂肪抑制序列来更好地定义相关神经。使用磁共振神经成像(MRN)的新技术有可能提供增强的周围神经肿块病变的可视化信息,并产生更高分辨率的神经图像,与周围软组织的分离度更大。

放射科医生需要熟悉短时反转恢复序列(STIR)图像。MRI 可以提供有关疑似病理的重要信息。这些信息是非常有用的术前信息,但仅凭图像无法明确辨别肿瘤是良性还是恶性。出血或坏死区域、异质性增强和囊性区域可能提示恶性肿瘤,但不能确定,因为这些表现在良性肿瘤中也可以见到。

应仔细评估周围血管和附近的重要结构,以及这些周围结构是否存在任何浸润。

使用葡萄糖类似物 18FDG 的正电子发射断层成像(PET)是一种动态成像技术,它能可视化和量化细胞中的葡萄糖代谢,并反映恶性肿瘤中代谢的增加情况。18FDG-PET 是检测丛状神经纤维瘤恶变的一种潜在、有用的非侵入性方法。然而,在所有病例中,低级别 MPNST 和良性丛状神经纤维瘤之间的区别并不明确。检测 DNA 转换的新示踪剂 18F-胸苷可能有助于诊断来自活动性良性丛状神经纤维瘤的低级别 MPNST。

在 MPNST 的术前评估中通常不需要进行神经传导和肌电图(EMG)检查,因为它们没有诊断意义,也不影响管理。然而,它们可能有助于记录基线神经功能。

三、治疗

当怀疑为 MPNST 时,手术是治疗的主要手段。可切除性很大程度上取决于位置,可切除性范围从椎旁 MPNST 的 20% 到四肢肿瘤的 95%。手术的最终目的是完全切除病灶,边缘无肿瘤。

这些肿瘤有许多不同的治疗方法,其中一些是有争议的。可以考虑全切、次全减积和活检。若要手术切缘干净,可能需要牺牲重要的神经和软组织结构,因此一些外科医生主张在确定性手术之前先进行细针活检。但也有一些外科医生认为,细针活检可能会漏掉恶性细胞残留并导致随后的误诊或导致致瘤细胞扩散,因此应避免使用这种方法。这种方法的修改使用是对肿瘤进行多个(至少四个)象限的开放活检。还有一些人提倡分阶段的方法,首先对肿瘤进行大体全切,不要破坏肿瘤包膜。随后对整个肿瘤组织进行全面的病理检查,如果永久性切片的组织学检查证实为恶性肿瘤,患者需及时返回手术室,进行最终的肿瘤手术。然后探索切除部位的边缘和周围组织,将取样的组织进行冷冻切片做病理检查。随着该手术方法的进步,其可用于最终手术,以在所有方向上将边缘清洁至少 2 cm。

在我们看来,上述最后一种方法允许对初始肿瘤组织进行彻底的病理检查,因此应该不会忽略任何病变。但是如果只采集较小的活检样本,就不能保证能检查出所有病变。因此,外科医生可以在两次手术间隔时间内与患者讨论更准确的预期以及手术后由于病变神经和软组织被移除而出现神经功能缺损的更大可能性。

不幸的是,对于累及臂丛神经或盆腔神经丛或手臂近端部分的 MPNST,若要实现广泛切除以使边缘清洁,则需要牺牲血管供应,但这会导致瘫痪甚至肢体丧失。因此,广泛切除似乎更适用于涉及肢体较远端部分的 MPNST。对于更近端的病变,患者可能需要截肢,鉴于截肢导致的外观畸形和总体预后不良,许多患者经常拒绝此类建议。

据报道,大体全切除 MPNST 的局部复发率为 32%～65%,中位间隔时间为 5～32.2 个月。假设已经进行了仔细的显微镜下无肿瘤切缘尝试,则游离切缘可能是高度侵袭性肿瘤的迹象,而不是手术技术不足的反应。局部积极切除和控制可以减少全身转移的风险,并有助于改善总体预后。

不提倡在去除恶性臂丛和腰骶丛神经病变的手术后重建神经。所需的辅助放疗和化疗会损害轴突前进并向下生长到靶器官的能力,因此重建的尝试被认为是徒劳的。此外,MPNST 的自然病程通常不足以进行有效的神经再支配。对于肿瘤广泛分布和充分切除后复发的 MPNST 患者,可能需要截肢。

放疗和化疗的价值有限。然而,它们被常规应用,因为我们对抗这些肿瘤的武器非常有限。迄今为止,只有在肿瘤转移前进行手术全切才有可能获得良好的预后。

四、分类、病理诊断和分级

染色体 17q11.2 上的 NF1 基因被定位克隆鉴定,其蛋白产物神经纤维蛋白具有抑癌作用。神经纤维蛋白的功能之一是通过加速原细胞的失活来减少细胞增殖。致癌基因 p21-ras,在促有丝分裂的细胞内信号通路中起关键作用。MPNST 患者有 17q11.2-22 的畸变,并有 NF1 基因表达的丧失。Ras 基因增加的 MPNST 的分类方式可用于更常见的软组织肉瘤的分类中,其分为 1 级到 3 级,具体取决于每个高倍视野中有丝分裂象的数量以及核和细胞异型性的程度。

对于肿瘤,也根据总体大小进行分类。手术时的肿瘤大小以 5 cm 为界进行分类。这是基于之前的报告,其中大于 5 cm 的软组织肉瘤与较差的预后相关。肿瘤大小以多种方式影响治疗和结果。首先,与 5 cm 或更小的 MPNST 患者相比,大于 5 cm 的 MPNST 患者出现神经运动或感觉障碍的频率是其两倍。其次,肿瘤大小与病理分级相关,病理分级是生存和全身扩散的重要预测指标。最具侵袭性的 3 级肿瘤见于大于 5 cm 的 MPNST 患者。第三,MPNST 的大小影响在第一次整块切除中获得无肿瘤边缘的概率。第四,与其他肉瘤一样,MPNST 的大小似乎对存活率有影响,肿瘤越大,患者存活率越低。

五、病理

MPNST 的大体检查显示出呈梭形、肉质、棕褐色的肿块,有变性和继发性出血区域。由于肿瘤沿神经外膜和神经束膜扩散,肿瘤近端和远端的神经可能会增厚。起源细胞是施万细胞,由于去分化,在大约 50% 的病例中可能不存在成熟的施万细胞标志物 S-100 蛋白。

最低限度的组织学检查应包括用常规染色剂对切片进行染色,包括苏木精和伊红染色以及网状蛋白染色。在组织学分析中,MPNST 是无包膜的浸润性肿瘤,由呈螺旋状排列的梭形细胞组成,核不规则,有囊肿形成和核栅栏。有丝分裂象很容易看到,每个高倍视野有 1 个以上。50%～90% 的病例对 S-100 蛋白染色有免疫反应。也可能发现坏死、假性囊变或出血。恶性肿瘤的病理标准包括肿瘤细胞侵犯周围组织,侵犯血管,具有明显的核多形性,存在坏死和有丝分裂。

使用苏木精和伊红染色切片,将肿瘤分级为 1～3 级,根据细胞结构、核多形性、间变性、有丝分裂率(10 个高倍视野中的有丝分裂象)、微血管增殖情况制订软组织肉瘤治疗方案。此外,还需要对 S-100 蛋白、骨骼肌标志物结蛋白和肌细胞生成素以及增殖标志物(MIB-1)进行免疫组织化学染色。

其他梭形细胞肿瘤可以用适当的免疫组织化学标志物排除。仅通过检查苏木精和伊红染色切片不能可靠地诊断 MPNST,因为源自成纤维细胞或平滑肌细胞的其他软组织肉瘤可能具有相似的外观。三种免疫组织化学标志物(S-100 蛋白、Leu-7 蛋白和髓鞘碱性蛋白)虽然由于较高的假阳性和假阴性率而不能单独诊断,但可用于 MPNST 的辅助诊断。

根据每个高倍视野有丝分裂象少于 5 个、5～10 个和超过 10 个,有丝分裂率分别被评估为 0、1 和 2。每 10 个高倍视野有超过 5 个有丝分裂象被认为是高级别肿瘤,因为有丝分裂象个数在细胞过多和核异型的肿瘤中可能很重要。增殖标志物（MIB-1）超过 5% 被认为是高级别肿瘤。

　　电子显微镜检查显示，神经源性肿瘤的超微结构具有正常施万细胞的特征。这些特征包括波浪状、弯曲状或逗号状的细胞核，排列成广泛的束状，在神经周围和神经内广泛扩散。还可看到血管内皮下区肿瘤的增殖，以致肿瘤细胞似乎突出到管腔中。同样重要的是，神经源性肿瘤缺乏或相对缺乏表明其他软组织肉瘤起源的超微结构特征，如肌原纤维。

　　由于这些肿瘤的细胞起源和组织病理学与其他梭形细胞肉瘤（如单相型滑膜肉瘤、平滑肌肉瘤和纤维肉瘤）的相似性，这些肿瘤通常会产生诊断问题。这种肿瘤的另一个有趣的临床特征是多灶性和相同组织学的第二原发肿瘤的发展。然而，并不总是能够证明肿瘤起源于神经，尤其是当它起源于一个小的周围分支神经时。在 Nambisan 及其同事的一系列研究中，61% 的 MPNST 病例无法识别起源神经，在 Bilge 及其同事的系列研究中，仅 45%～56% 的病例可以识别神经起源。尽管如此，仍有几个明显的特征可辅助诊断 MPNST，如血管内皮下区域的肿瘤增殖，肿瘤细胞突出进入血管腔，以及大血管壁中小血管的增殖。

六、放疗

　　放疗可提供局部控制，可能会延迟复发，但对患者长期生存率几乎没有影响。有文献报道，常规术后放疗可作为治疗 MPNST 的一种方式。目前，肿瘤学共识组推荐术后放疗作为 MPNST 统一治疗策略的一部分，就像其他高级别的软组织肉瘤一样，即使 MPNST 手术时获得了清晰的手术切缘。对于中至高级别病变和边缘切除后的低级别肿瘤，应尽可能给予辅助放疗。

　　多伦多大学的小组正在积极研究照射的时间（手术前或手术后）以及相关的利弊。术后放疗包括对整个术野进行照射，射野边缘为 5 cm。术前放疗包括仅对明显肿瘤进行照射，同样应具有 5 cm 的射野边缘。如果肿瘤的位置、大小和分布使得在切除后提供最佳放疗在技术上更加困难，则建议在手术前进行剂量为 6000～7000 cGy 的放疗。

七、化疗

　　与大多数软组织肉瘤一样，MPNST 传统上对化疗不敏感。成人软组织肉瘤的化疗通常仅限于治疗转移性疾病。全身性扩散，尤其是肺转移，是终末事件，尽管化疗效果有限，但在这种情况下仍需要化疗。由于 MPNST 的发病率较低，因此不可能对 MPNST 中化疗的有效性进行大规模试验，而且大多数当前数据是基于病例报告或小型病例系列或其他软组织肉瘤化疗有效的方案。

　　很少有药物被证明是有效的，治疗包括单药多柔比星治疗或多柔比星与异环磷酰胺的组合治疗。使用多柔比星，对生存率几乎没有影响。后来发现达卡巴嗪对这些肿瘤具有活性，并在 CYVADIC 方案中与多柔比星联合使用。在 20 世纪 80 年代后期，许多 Ⅱ 期试验证明了异环磷酰胺在软组织肉瘤中的优越性。欧洲癌症研究与治疗组织（EORTC）报告了一项 Ⅲ 期研究，将多柔比星、多柔比星＋异环磷酰胺、CYVADIC 进行比较，结果表明联合治疗的反应率没有显著增高，但代价是多柔比星的毒性增加，加上化疗不能治愈，因此它的使用是有争议的。一项荟萃分析显示，联合治疗对局部和远处复发的 10 年无进展生存期有益。然而，任何治疗下，总生存期获益的幅度均很小（4%，无统计学意义）。

八、预后

　　应让 NF1 患者（或患儿的父母）意识到 MPNST 的发生风险相对较高。如果出现肿块快速增大、疼痛或神经功能缺损，应指导他们尽早联系医生。MPNST 的预后很差，并且在大多数研究中，NF1.13 患者的预后似乎更差。从广义上讲，MPNST 可以被认为是致命的疾病，最坏的结果始终与不完整的肿瘤切除有关。肉瘤细胞在筋膜平面内广泛扩散，导致高复发率并最终全身扩散。MPNST 的预后较差，常转移到肺、肝、脑、软组织、骨骼、区域淋巴结、皮肤和腹膜后。不良预后因素包括大尺寸（>5 cm）、更高的肿瘤等级、先进的组织学分型、肿瘤手术切缘不干净。

使用术前放疗或间质放疗的其他研究表明,只有肿瘤切缘不干净的患者最终发展为局部复发或远处转移。血行转移扩散最常见转移于肺。据报道,大型系列研究中,患者的 5 年生存率介于 16％和 52％之间。据报道,无 NF1 的 MPNST 患者的 5 年生存率高达 50％。NF1.30 的 MPNST 患者 5 年生存率低至 10％。

(张文川　杨晓笙)

参 考 文 献

[1] Angelov L，Davis A，O'Sullivan B，et al. Neurogenic sarcomas：experience at the University of Toronto[J]. Neurosurgery,1998,43(1):56-65.

[2] Baehring J M，Betensky R A，Batchelor T T. Malignant peripheral nerve sheath tumor：the clinical spectrum and outcome of treatment[J]. Neurology,2003,61(5):696-698.

[3] Bhattacharyya A K，Perrin R，Guha A. Peripheral nerve tumors：management strategies and molecular insights[J]. J Neurooncol,2004,69(1-3):335-349.

[4] Bilge B，Ates L E，Demiryont M，et al. Malignant peripheral nerve sheath tumors associated with neurofibromatosis type 1[J]. Pathol Oncol Res,2000,9(3):201-205.

[5] Cashen D V，Parisien R C，Raskin K，et al. Survival data for patients with malignant schwannoma[J]. Clin Orthop Relat Res,2004(426):69-73.

[6] Evans D G，Baser M E，McGaughran J，et al. Malignant peripheral nerve sheath tumours in neurofibromatosis 1[J]. J Med Genet,2002,39(5):311-314.

[7] Ferner R E，Gutmann D H. International consensus statement on malignant peripheral nerve sheath tumors in neurofibromatosis[J]. Cancer Res,2002,62(5):1573-1577.

[8] Loree T R，North J H Jr，Werness B A，et al. Malignant peripheral nerve sheath tumors of the head and neck：analysis of prognostic factors[J]. Otolaryngol Head Neck Surg,2000,122(5):667-672.

[9] Tucker T，Wolkenstein P，Revuz J，et al. Association between benign and malignant peripheral nerve sheath tumors in NF1[J]. Neurology,2005,65(2):205-211.

[10] Wong W W，Hirose T，Scheithauer B W，et al. Malignant peripheral nerve sheath tumor：analysis of treatment outcome[J]. Int J Radiat Oncol Biol Phys,1998,42(2):351-360.

[11] Yamaguchi U，Hasegawa T，Hirose T，et al. Low grade malignant peripheral nerve sheath tumour：varied cytological and histological patterns[J]. J Clin Pathol,2003,56(11):826-830.

第二十八章　神经纤维瘤病

第一节　疾病概述

神经纤维瘤病(neurofibromatosis)是一类疾病的统称,该名称目前包含了三种具有相似特性的遗传性疾病,即1型神经纤维瘤病、2型神经纤维瘤病和神经鞘瘤病。1987年,美国国立卫生研究院组织专家制定共识,周围性神经纤维瘤病(冯·雷克林豪森病),被定义为1型神经纤维瘤病;中心型神经纤维瘤病(双侧前庭神经鞘瘤病),被定义为2型神经纤维瘤病。同时制定了诊断标准和管理方针,并在1990年、1997年和2021年分别进行了更新。2005年至今,神经鞘瘤病(Schwannomatosis)这一亚型及诊断标准也被确定并进行了更新。神经纤维瘤病临床表现复杂,可累及全身不同部位、多个系统的不同脏器,故患者应接受专业化多学科合作团队共同诊治,以期获得较好的预后和生存质量。

（张文川　程志华　赵　赋）

第二节　1型神经纤维瘤病

1型神经纤维瘤病(neurofibromatosis type 1,NF1)又称冯·雷克林豪森病,是一种常染色体显性遗传病,发病率约为1/3000。本病与抑癌基因NF1基因突变密切相关,该基因位于染色体17q11.2,编码蛋白称为神经纤维瘤蛋白(neurofibromin)。神经纤维瘤蛋白可负性调节体内Ras信号转导通路。当该物质生成减少时Ras系统活性增高,最终导致异常的细胞增殖并形成肿瘤。

1型神经纤维瘤病通常引起来源于外胚层的神经系统和皮肤发生病变,患者主要临床表现为神经系统肿瘤(神经纤维瘤、视路胶质瘤、恶性周围神经鞘瘤等)、非神经系统肿瘤,以及其他病变(骨骼系统改变、内分泌系统改变等)。1型神经纤维瘤病临床表现多样,在不同年龄阶段表现都有不同,需要从多方面进行诊断和病情评估,包括影像学检查、眼科检查、皮肤科检查、实验室检测和基因检测。治疗上,对于引起症状的病变,以手术切除为主,并辅以放、化疗和其他疗法。

一、临床表现

(一)神经系统肿瘤

1. 神经纤维瘤(neurofibroma)　神经纤维瘤是良性肿瘤,根据肿瘤的位置和形态分为皮肤型、皮下型、丛状型和脊髓型。皮肤神经纤维瘤常出现在学龄期和青春前期,表现为皮肤表面或皮下肿块,可引起局部瘙痒。不同患者皮肤神经纤维瘤的数量差异很大,某些患者可能出现数百个肿瘤并造成严重不适甚至毁容(图28-1)。部分患者肿瘤位置深在,可造成疼痛和神经功能缺损。

有30%~50%的1型神经纤维瘤病患者罹患丛状神经纤维瘤(plexus neurofibroma,PN),该肿瘤起源于多个神经束膜,可沿神经长轴生长并侵袭周围结构(图28-1)。丛状神经纤维瘤终生有恶变风险,进展为恶性周围神经鞘瘤(MPNST)的概率为15%~30%。

2. 神经胶质瘤(glioma)　有15%~20%的1型神经纤维瘤病患者出现低分化胶质瘤。其中80%发生于视觉传导通路,即为视路胶质瘤(optic pathway glioma,OPG),另15%的胶质瘤发生于脑干。视路胶质瘤常见于7岁以下的1型神经纤维瘤病患儿(图28-2)。以WHO I级毛细胞型星形细胞瘤为主,约有半数肿瘤可引起视力下降等临床表现,若肿瘤压迫下丘脑和垂体,可出现性早熟。

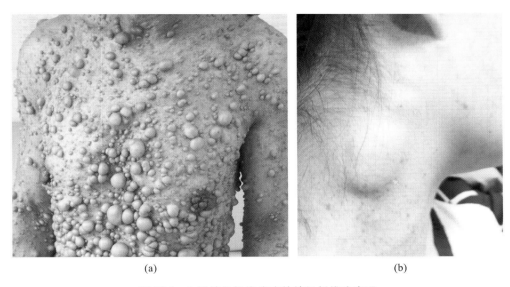

(a)   (b)

图 28-1　1 型神经纤维瘤病的神经纤维瘤表现

（a）1 例中年男性患者，前胸、腹部及四肢均出现多发的皮肤神经纤维瘤，柔软，边界清，数量＞1 000 个；（b）1 例年轻女性患者，右侧颈部存在丛状神经纤维瘤

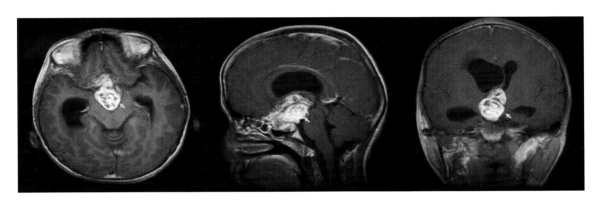

图 28-2　1 例 1 型神经纤维瘤病患儿头部增强磁共振表现
可见鞍区及上方巨大占位，为视路胶质瘤

3. 恶性周围神经鞘瘤（MPNST）　恶性周围神经鞘瘤可发生于身体各个部位，特别是存在丛状神经纤维瘤的部位。恶性周围神经鞘瘤的首发症状常为常规治疗手段难以控制的剧痛，或现有丛状神经纤维瘤体积迅速增大，发生质地改变或引起新的神经功能缺损。

（二）非神经系统肿瘤

1. 胃肠道间质瘤（gastrointestinal stromal tumor）　胃肠道间质瘤起源于间充质细胞，可见于胃肠道任何部位。与普通人群相比，1 型神经纤维瘤病相关的胃肠道间质瘤患者发病更早，出现多发性肿瘤的概率更高。本病常见的症状为腹痛、胃肠道出血、吞咽困难、肠穿孔和肠梗阻。其中胃肠道出血最常见。本病早期常无明显症状，可在影像学检查、手术切除其他肿瘤时偶然被发现。

2. 乳腺癌（breast carcinoma）　1 型神经纤维瘤病患者罹患乳腺癌的风险较普通人群增加了 5 倍，发病平均年龄为 50 岁。更重要的是，患有乳腺癌的 1 型神经纤维瘤病患者的死亡率，明显高于无 1 型神经纤维瘤病的乳腺癌患者。

3. 白血病（leukemia）　1 型神经纤维瘤病患儿罹患髓性白血病的风险与普通儿童相比至少增加 7 倍，而他们患慢性粒-单核细胞白血病、急性淋巴细胞白血病和非霍奇金淋巴瘤的风险亦增加。

4. 嗜铬细胞瘤（pheochromocytoma）　嗜铬细胞瘤起源于神经外胚层嗜铬组织，该肿瘤可分泌儿茶酚胺。高血压为本病特征性表现，患者高血压常阵发性发作，表现为血压突然升高，伴有剧烈头痛、大汗、心悸、心动过速、疼痛和濒死感。患者还可出现胸腹疼痛、恶心呕吐、视力模糊等表现。除血压增高外患者可能出现低血压或高血压-低血压交替现象。

（三）其他病变

1. 皮肤表现

（1）牛奶咖啡斑：此病的早期临床表现，亦是重要体征之一。在婴幼儿时期就可以观察到，主要表现为皮肤浅棕色斑块（斑块颜色类似于加入牛奶的咖啡，因而得名）。斑块大小、形状不一，与周围皮肤界限清楚，不隆起于皮肤表面，无脱屑和皮肤感觉异常（图28-3）。除手掌、脚底和头皮外，其他部位皮肤均可受累。

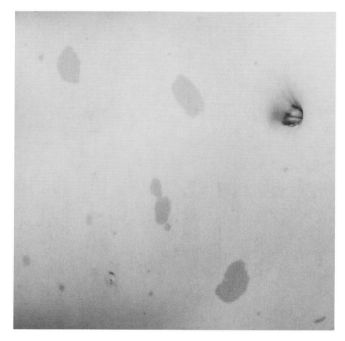

图 28-3　1 例 1 型神经纤维瘤病患儿腹部皮肤照片
可见多发的牛奶咖啡斑（直径 >5 mm）

（2）腋窝和腹股沟区雀斑：本病的另一个特征性表现，多在患者 5～8 岁时出现，表现为类似于面部雀斑的浅棕色斑，直径多为 1～3 mm，成簇出现，数量很多。亦可出现于其他皮褶部位（颈部或乳房下方）。

（3）Lisch 结节：虹膜良性黑色素细胞错构瘤，亦是 1 型神经纤维瘤病的特征性表现之一。该结节常呈圆形或卵圆形，部分呈环状融合，凸起于虹膜表面。

2. 骨骼畸形

（1）脊柱侧凸：可见于 10％～60％ 的患者，脊柱侧凸分为营养不良型和非营养不良型。脊柱侧凸的常见症状为椎板和椎弓根解剖结构异常，骨密度下降、血管异常（动静脉瘘和丛状静脉增生），并出现脊髓损伤和假关节形成。

（2）蝶骨翼发育不良：蝶骨翼发育不良常表现为单侧骨缺损，该缺损累及眶板和额骨。蝶骨翼变薄或缺如，体格检查可见患者双眼不对称、眼球突出或凹陷。

（3）长骨分离：长骨中最常见的分离部位是胫骨，长骨分离亦可见于锁骨、股骨、尺骨、桡骨。先天性胫骨发育不良常表现为小腿向前外侧弯曲，X 线平片上骨皮质变薄。若骨折反复发作且治疗失败，可引起长骨假关节形成。

3. 心血管系统异常　患者可有心血管系统的多种异常表现，如先天性心脏病、血管病变和高血压。超声心动图研究显示，27％ 患者存在心脏病，其中肺动脉狭窄占 50％。1 型神经纤维瘤病相关的血管病变包括肾动脉和脑动脉狭窄、主动脉缩窄和动静脉畸形。

4. 认知功能障碍　1型神经纤维瘤病患儿中发生认知功能障碍的比例很高,包括智力损害(IQ 值较平均水平低)、学习能力差以及视觉空间感知、言语、行为和运动功能障碍。

二、病史体征采集和辅助检查

(一)病史体征采集

需要详细地采集 1 型神经纤维瘤病患者病史和家族史,并对其进行全面的体格检查。特别是应询问疑似患者的直系亲属是否有相关病情,这是临床诊断的重要依据。重要的体格检查项目包括:身高、体重、头围、血压的测量,皮肤科检查、眼科检查、脊柱四肢检查等。

(二)辅助检查

1. 实验室检查和影像学检查　主要针对疑似患者及可能存在肿瘤相关并发症的患者,主要包括超声、增强磁共振检查等。对于怀疑有全身多发丛状神经纤维瘤的患者,进行全身增强磁共振检查,可以明确全身病变位置、数量、大小及性质等,以便于长期随访观察。

2. 基因测序　对于 1 型神经纤维瘤病疑似患者,NF1 基因测序可作为辅助诊断的重要依据。特别是对 6 岁以下无症状儿童,进行临床前诊断具有非常重要的意义。此外,对于有生育要求的患者家庭,也可在产前进行 NF1 基因测序和胚胎植入前遗传学诊断(pre-implantation genetic diagnosis,PGD),以确定胚胎 NF1 基因突变情况。

三、临床诊断

1 型神经纤维瘤病临床表现复杂,最早的诊断标准由美国国立卫生研究院在 20 世纪 80 年代提出,主要建立在临床表现和相关检查的基础上。而在 2021 年 Legius 等修正了部分诊断标准。

患者至少有以下两种表现:

(1)双侧 6 个(或以上)的牛奶咖啡斑,青春期前直径≥5 mm,青春期后直径≥15 mm。

(2)任何类型神经纤维瘤≥2 个,或至少有 1 个丛状神经纤维瘤。

(3)双侧腋窝或腹股沟雀斑。

(4)视路胶质瘤。

(5)Lisch 结节(虹膜黑色素错构瘤)≥2 个,或脉络膜异常。

(6)特征性骨损害:①蝶骨发育不良;②假关节形成。

(7)一级亲属患有 1 型神经纤维瘤病。

(8)发现 NF1 基因变异。

四、临床治疗

(一)治疗原则

1 型神经纤维瘤病是全身性疾病,累及全身多个系统,由于绝大多数引起症状的病变为神经纤维瘤,特别是丛状神经纤维瘤,多需要接受手术治疗。术前患者需接受相关科室会诊以全面评估病情,根据评估结果,医生应确定手术的先后顺序、手术风险和手术并发症。对于丛状神经纤维瘤的手术者而言,术前应明确手术的目的是缓解功能障碍还是矫正畸形,术后是否会形成新的畸形和功能障碍等。此外,对于皮肤较小的病变,包括神经纤维瘤和咖啡斑等,一般不需要临床处理。如患者自觉影响外观、行动,可考虑采用液氮冷冻或激光祛斑等治疗方法。对于 1 型神经纤维瘤病患者存在的其他肿瘤,如乳腺癌、胃肠间质瘤、白血病等,临床治疗原则同一般人群。

(二)丛状神经纤维瘤的治疗

丛状神经纤维瘤沿神经干及其分支生长,可累及多根神经干、神经分支和神经丛,并侵及周围软组织或骨骼,常导致畸形。肿瘤生长速度无法预测,一些肿瘤在快速生长后处于相对静止期。肿瘤的体积和部位与预后密切相关,手术是治疗丛状神经纤维瘤的最佳手段,手术时机的把握和手术方法的选择是治疗关键。对于不侵犯主要神经的浅表肿瘤,可以全切或近全切;对于小面积的浅表丛状神经纤维瘤,因其存在进展或侵袭周围组织的可能性,推荐早期全切。而部分深部丛状神经纤维瘤侵犯周围组织、神经以及血管,手术完整切除较为困难,可结合具体情况来决定治疗方案。

除手术治疗外,靶向药物治疗丛状神经纤维瘤获得重要突破。2016 年,《新英格兰医学杂志》报道,采用 MEK 激酶抑制剂(Selumetinib)治疗 24 例 1 型神经纤维瘤病患者(Clinical Trials. gov number,NCT01362803),71%的患者出现肿瘤体积明显缩小(>20%),提示该抑制剂可以有效治疗 1 型神经纤维瘤病合并丛状神经纤维瘤。2020 年,《新英格兰医学杂志》后续报道了 MEK 激酶抑制剂(Selumetinib)的长期治疗效果,68%的患者获得了明确的治疗效果,生存质量得到显著提高。目前,Selumetinib 也成为首个获得美国食品药品监督管理局批准治疗 1 型神经纤维瘤病合并丛状神经纤维瘤的临床药物,进入 3 期临床试验,目前全球多个临床试验正在开展中。

(三)恶性周围神经鞘瘤(MPNST)的治疗

目前 MPNST 首选的治疗方法是手术切除。由于该肿瘤为恶性肿瘤,为了提高治疗效果,延长患者的生存时间,需要进行肿瘤全切并扩大切除范围以降低复发率。手术治疗无法保留患者的神经功能,且外科治疗往往难以根除肿瘤细胞,故患者的预后差。

术后放疗有一定的疗效,可降低 MPNST 的复发率。术后放疗可消灭手术无法根除的残余肿瘤细胞,在一定程度上可延长患者的生存时间,但还需要进一步证实疗效。化疗适用于肿瘤较大,位置深在,高度恶性,以及肿瘤存在转移或具有转移可能的患者。可针对患者全身进行治疗,并可能增加患者对放疗的敏感性。在 MPNST 化疗药物的选择上目前已有多项研究,但提示不同化疗方案的治疗效果无显著差别。

(张文川　程志华　赵　赋)

第三节　2 型神经纤维瘤病

2 型神经纤维瘤病(neurofibromatosis type 2,NF2)是由 NF2 基因突变引起的常染色体遗传综合征,在人群中的发病率约为 1/25000。主要表现为神经系统肿瘤、周围神经病变、眼部病变以及皮肤病变。2 型神经纤维瘤病的病变绝大多数为良性,极少发生恶变。但肿瘤可压迫神经引起严重症状,造成患者预后不佳。目前 2 型神经纤维瘤病的治疗包括手术治疗、放疗和药物治疗等。治疗 2 型神经纤维瘤病时不能仅考虑对局部病变进行诊治,而忽视疾病的整体发展,从而延误病情。在条件允许的情况下,患者应接受专业化多学科合作团队共同诊治,该团队往往需包括神经外科医生、耳鼻喉科医生、眼科医生、放射科医生等。

一、临床表现

1. 前庭神经鞘瘤　双侧前庭神经鞘瘤是 2 型神经纤维瘤病的特征性表现,90%~95%的患者会发生(图 28-4)。由于患者的个体差异,肿瘤生长的速度、大小和质地均不同。该肿瘤发生在脑桥小脑三角区域,毗邻脑干、面神经、舌咽神经和迷走神经等,肿瘤的生长往往压迫这些重要的组织、神经结构,造成严重的症状。

2. 其他部位的神经鞘瘤

(1)其他颅神经鞘瘤:主要包括三叉神经鞘瘤、面神经鞘瘤及后组颅神经鞘瘤。其中三叉神经鞘瘤是最常见的鞘瘤类型。因肿瘤的起源不同,患者会出现不同的临床表现,包括面瘫、咬肌萎缩、伸舌偏斜、喝水呛咳、构音困难等,需要进一步鉴别。

(2)脊神经鞘瘤:脊神经鞘瘤是 2 型神经纤维瘤病最常见的脊髓肿瘤,占髓外肿瘤的 90%。一般肿瘤体积较小,呈现类圆形。部分位于脊髓颈段和胸段的神经鞘瘤,可呈哑铃形。

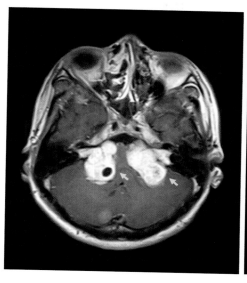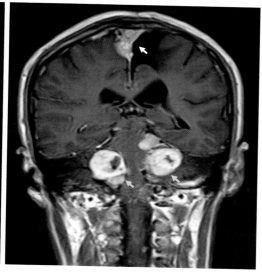

图 28-4 2 型神经纤维瘤病患者头部增强磁共振(轴位和冠状位)表现

可见典型的双侧前庭神经鞘瘤(黄色箭头)和镰旁脑膜瘤(白色箭头)

(3)周围神经鞘瘤:周围神经鞘瘤可发生于任何部位的周围神经上,导致间断的周围神经运动、感觉异常。皮下神经鞘瘤呈结节状。

3. 脑膜瘤 脑膜瘤见于 45%～58% 的患者,肿瘤常为多发,且发病年龄较散发性脑膜瘤患者更早。脑膜瘤引发的临床症状与其大小及解剖位置相关。髓外脊膜瘤发生率相对较低,约见于 20% 的患者。

4. 室管膜瘤 室管膜瘤多发于脊髓中央管及脑室内,可见于 18%～53% 的 2 型神经纤维瘤病患者,但是只有少数会引起临床症状。髓内病变患者的典型临床症状为平卧背部疼痛(56%)、无力(28%)、感觉障碍(16%)。沿脊髓中央管生长的多发性肿瘤增强后呈串珠样。脊髓室管膜瘤产生的临床症状取决于它们沿脊髓长轴的大小和位置。

5. 星形细胞瘤 星形细胞瘤起源于胶质细胞,多发于颅内,正如其他脑肿瘤一样,星形细胞瘤和室管膜瘤会造成颅内压增高,从而造成包括头痛、呕吐和视力改变等症状。

6. 周围神经病变 虽然一些周围神经病变的病因是肿瘤压迫,但有很大一部分与肿瘤无关。66% 以上的 2 型神经纤维瘤病患者周围神经功能障碍并非由肿瘤压迫造成,症状包括局限性肌萎缩、对称性末梢感觉运动神经病变、多发性单神经病变等。

7. 眼部症状

(1)白内障:白内障是 2 型神经纤维瘤病患者最常见也是最典型的眼部疾病,表现为晶状体混浊。可造成渐进性和无痛性视力下降。2 型神经纤维瘤病患者中最常见的白内障是青少年后囊下白内障,表现为后囊下浅层皮质出现棕黄色混浊,由许多致密小点组成,中有小空泡和结晶样颗粒。

(2)视网膜异常:视网膜前膜和视网膜的错构瘤是视觉系统除白内障外的常见疾病。视网膜前膜是由多种原因引起视网膜胶质细胞等迁徙至视网膜交界面,并增殖形成的纤维细胞膜。该膜以突起的灰色边缘为界,呈透明、半透明或灰白色,通常不引起视力下降。

二、病史体征采集和辅助检查

(一)病史体征采集

2 型神经纤维瘤病患者起病复杂,很多患者在出现首发症状和确诊之间往往间隔很长时间,所以应重点关注早期症状及开始的时间。患者发病早期以前庭神经鞘瘤相关症状为主要表现,因此回顾疑似病例的病史时,需要特别注意如听力下降和平衡能力障碍等典型症状的描述。此外,也需要详细地采集家族史,特别是询问疑似患者的两代以内直系亲属是否有相关病情,这是临床诊断的重要标准。

体格检查主要需要观察患者前庭蜗神经、面神经、三叉神经及后组颅神经功能,所有高度疑似患者建议进行眼科检查,确定是否有白内障,或颅内高压引起的视力视野异常和视乳头水肿等。同时,四肢活动和感觉功能检查有助于确定髓内外肿瘤。此外,也要进行全身肿块、斑块检查,有助于临床诊断。

（二）辅助检查

1.增强磁共振检查　通过头部和全脊髓磁共振检查,基本能够确定 2 型神经纤维瘤病患者存在肿瘤的部位、性质、大小、数量、与周围组织结构毗邻关系等。特别是针对前庭神经鞘瘤,增强头部磁共振能够直观地对肿瘤进行影像学上的分级（表 28-1）,以便制订下一步治疗策略。

表 28-1　前庭神经鞘瘤的 Koos 分级

分级	标准
1 级	肿瘤局限于内听道
2 级	肿瘤侵犯脑桥小脑三角,直径不大于 2 cm
3 级	肿瘤占据了脑桥小脑三角池,不伴有脑干移位,直径不大于 3 cm
4 级	巨大肿瘤,直径大于 3 cm,伴有脑干移位

2.听力检查　2 型神经纤维瘤病患者的听力检查包括纯音测听、听性脑干反应、言语识别率、畸变产物耳声发射等。听力检查属于无创检查,可以发现患者早期听力下降的情况。同时,目前常用的美国头颈外科学会听力分级标准（AAO-HNS）,有助于医生和患者进一步确定双侧前庭神经鞘瘤治疗方案和治疗时机（表 28-2）。

表 28-2　AAO-HNS 听力分级

听力分级	听力情况	评估指标
A 级	听力良好	PTA≤30 dB,SDS≥70％
B 级	有实用听力	PTA≤50 dB,SDS≥50％
C 级	有可测听力	PTA>50 dB,SDS≥50％
D 级	无可测听力	SDS<50％

PTA,纯音听阈均值;SDS,言语辨别得分

3.基因学检测　尽管 2 型神经纤维瘤病临床表现足以作为临床诊断标准,但基因学检测为诊断 2 型神经纤维瘤病的金标准,包括 DNA 分析、基因测序、突变位点及方式检查等,可通过采集外周血及切除肿瘤标本进行检查。

三、临床诊断

2 型神经纤维瘤病的诊断以临床表现作为主要依据。目前广泛应用的是曼彻斯特诊断标准（表 28-3）,包括了对无家族史和双侧前庭神经鞘瘤伴有多种相关病变患者的诊断标准,同时也将周围神经病变纳入了临床诊断方案。

表 28-3　2 型神经纤维瘤病的曼彻斯特标准

临床表现	伴随病变
双侧前庭神经鞘瘤	无
家族史	一侧前庭神经鞘瘤,或两种 2 型神经纤维瘤病相关病变（脑膜瘤、胶质瘤、神经纤维瘤、神经鞘瘤、白内障）
单侧前庭神经鞘瘤	两种 2 型神经纤维瘤病相关病变（脑膜瘤、胶质瘤、神经纤维瘤、神经鞘瘤、白内障）
多发脑膜瘤	两种 2 型神经纤维瘤病相关病变（脑膜瘤、胶质瘤、神经纤维瘤、神经鞘瘤、白内障）

四、临床治疗

(一)治疗原则

2 型神经纤维瘤病表现为全身多发性肿瘤综合征,累及全身多个系统,其中以中枢神经系统多发性肿瘤为主要特点,也是患者死亡或者残疾的主要原因。因此,临床治疗时需要由神经外科、耳鼻喉科、眼科、皮肤科等多学科共同合作,合理地采用手术治疗、放射治疗(简称放疗)和药物治疗等方法。同时,所有患者应进行终生随访观察,以延长患者的生存期和提高患者的生存质量。

(二)前庭神经鞘瘤的治疗

1. 随访观察 保守观察是 2 型神经纤维瘤病前庭神经鞘瘤最常见的处理手段,适用于双侧均有有效听力的患者,另外,当肿瘤过大(直径>2 cm)且确定术后听力极难保留,或仅存听力的一侧出现肿瘤生长但肿瘤未压迫脑干时,可选择随访观察。

2. 保存听力的肿瘤全切术 术前听力较好者(PTA≤50 dB,SDS≥50%)手术后听力才有可能保留。前庭神经鞘瘤体积较小时手术后保留听力的概率更大。当肿瘤直径<1.5 cm 时,可向患者推荐保存听力的肿瘤全切术。当肿瘤直径大于 2 cm 时,手术后保留听力的可能性明显降低,此时应让患者充分知情,谨慎地尝试保留听力的肿瘤全切术。

3. 保存听力的肿瘤部分切除术 该手术适用于存在单侧有效听力且肿瘤出现压迫症状的患者。该手术可以缓解患者的症状并暂时提高听力水平,但并不能起到长期保存听力的作用。术中保留部分肿瘤组织以免损伤面神经和耳蜗神经,但由于耳蜗神经纤维与肿瘤组织交织,且耳蜗的供血动脉经常遭到破坏,所以保存听力的难度很大。当绝大部分肿瘤被保留时它们有很大概率继续生长。

4. 内听道减压手术 该手术适用于保守治疗患者听力下降时,特别是当患者仅存听力的一侧出现听力损害时。术中仅移除内听道周围的骨性结构,打开硬脑膜并将其反折,但不处理肿瘤,以免进一步损害听力或刺激肿瘤生长。

5. 立体定向放射治疗 立体定向放射治疗在控制前庭神经鞘瘤生长和面神经功能保护上,有较好的效果。但放射治疗对长期听力保留存在局限,特别是对于发病早且肿瘤体积大的病例。同时,照射后肿瘤更容易发生粘连,增加了手术分离肿瘤和神经的难度。因此,建议以下 2 型神经纤维瘤病患者:①一侧肿瘤切除且保存有用听力的患者;②肿瘤最大直径<2 cm 且听力已丧失的中老年患者,可选择立体定向放射治疗。

6. 人工听觉设备的选择 2 型神经纤维瘤病患者人工听觉设备的选择决策过程十分复杂,需要综合考虑肿瘤的大小、生长速度,听力水平,听神经功能,面神经功能,患者自身选择等各方面因素。如果患者前庭神经鞘瘤切除术后蜗神经功能能够保留,无论双耳听力术前如何,人工耳蜗植入都可能使患者受益。当双侧听力重度丧失、前庭神经鞘瘤较小且稳定时,也可以考虑人工耳蜗植入。但如果术后蜗神经功能不能保留,且对侧存在前庭神经鞘瘤,或对侧前庭神经鞘瘤切除且无有用听力,应该考虑在术中进行听觉脑干植入(auditory brainstem implant,ABI),以帮助患者进行听力重建(图 28-5)。

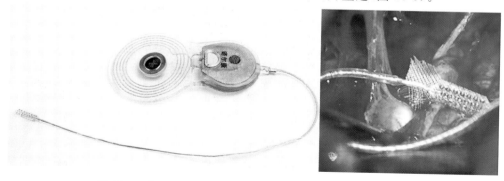

图 28-5 我国自行研发的听觉脑干植入设备及其术中的应用

(a)听觉脑干植入设备;(b)听觉脑干植入设备在术中的应用

（三）其他颅/脊神经鞘瘤的治疗

这些神经鞘瘤的治疗原则总体参照同一部位散发性神经鞘瘤。如果肿瘤体积小,生长速度缓慢,大多无症状,一般只需密切监测即可。对于引起症状的神经鞘瘤,可考虑行手术或者放射治疗。需要注意的是,后组颅神经鞘瘤的手术治疗风险一般较高,术后吞咽障碍等症状可进一步加重。因此,除非肿瘤明显压迫脑干,患者存在生命危险,一般不建议行手术治疗。对于产生症状的后组颅神经鞘瘤,也可考虑行立体定向放射治疗来控制肿瘤生长。

大多数脊神经鞘瘤体积小且无须手术治疗,约 30% 的患者,特别是哑铃形的脊神经鞘瘤患者,出现疼痛等症状时才需要进行手术切除。

（四）脑/脊膜瘤的治疗

手术切除是有症状脑膜瘤的首选治疗方法,大多数的患者通过手术可有效地缓解临床症状,且全切肿瘤后有望获得治愈。不伴有脑水肿和神经功能障碍的偶发脑/脊膜瘤,可在神经外科医生的指导下,进行严密的临床观察、随访,直至影像学检查发现肿瘤迅速增大或出现肿瘤相关的临床症状,再予以手术干预。

（五）室管膜瘤的治疗

2 型神经纤维瘤病的室管膜瘤主要为髓内型,通常由多个结节和囊肿组成,与散发的室管膜瘤相比手术全切的难度大,当患者病情恶化时,应该予以积极干预。多数髓内室管膜瘤属于 WHO Ⅱ 级,手术应尽可能完整切除病变,保留神经功能。对与神经组织粘连紧密的室管膜瘤,可行部分切除或次全切除,术后进行放射治疗。

（六）靶向药物治疗

药物治疗方法将有效改善 2 型神经纤维瘤病患者的症状,减少治疗带来的并发症,提高 2 型神经纤维瘤病患者的生活质量。在研的热点靶向药物与 NF2 基因编码的 Merlin 蛋白的调控位点密切相关,包括:Ras/Raf/Mek 细胞外信号调节激酶、mTORC1/2、Rac/p21 激酶、c-Jun 激酶、PI3K/ART 等。这些由 Merlin 蛋白调控的位点都是肿瘤化疗潜在的靶点。另外,Merlin 蛋白可调控细胞内 Hippo-YAP 通路,Hippo-YAP 通路也是潜在的治疗靶点。

然而,目前仍未有美国食品药品监督管理局批准可用于治疗 2 型神经纤维瘤病的药物。尽管 Plotkin 等提出:采用抗血管内皮生长因子抑制剂(如贝伐单抗)可以控制双侧前庭神经鞘瘤生长,恢复部分听力。但由于机制并未被完全阐明,且具有较明显的副作用,所以目前尚无最佳用药方案的共识。其他药物如小分子酪氨酸激酶抑制剂(厄洛替尼、拉帕替尼等)和 mTOR 抑制剂(依维莫司)治疗前庭神经鞘瘤仅处于临床试验阶段,尚未正式投入临床使用。

（张文川　程志华　赵　赋）

第四节　多发神经鞘瘤病

多发神经鞘瘤病的发病率较低,据报道,年发病率仅为 0.58/1000000。多发神经鞘瘤病是特征性表现为颅内、椎管内、周围神经多发的鞘瘤,但不累及双侧听神经。目前认为,*SMARCB1* 和 *LZTR1* 是多发神经鞘瘤相关的致病基因。

一、临床表现

（一）神经鞘瘤

神经鞘瘤可发生于中枢神经系统或周围神经系统,但不累及双侧听神经。周围神经鞘瘤最常见(89%),各部位发生率由高到低依次为:上肢(46%)、下肢(45%)、头颈部(29%)、胸部(16%)、盆腔

(15%)和腹部(9%),内脏神经鞘瘤少见。中枢神经系统以椎管内鞘瘤最常见(74%),颅内神经鞘瘤的发生率很低。

(二)其他表现

部分多发神经鞘瘤病患者可有一些合并症,其中囊肿(如肝囊肿、肾囊肿、胰腺囊肿、卵巢囊肿、上颌窦囊肿等)发生率较高,据报道可达 60%。23%的患者可发生皮肤牛奶咖啡斑,但一般少于 4 个。部分患者还可发生脑膜瘤、脂肪瘤、血管脂肪瘤、皮肤神经纤维瘤等其他病变。

极少数患者还可合并恶性病变,如皮肤癌、甲状腺癌、乳腺癌、肺癌等。这些合并症的发生与多发神经鞘瘤病的相关性及机制目前尚不明确。

二、病史体征采集和辅助检查

(一)病史体征采集

对多发神经鞘瘤病疑似患者,在问诊时应详细询问患者的首发症状,特别是疼痛情况。包括疼痛发作时间、发作频率、部位、转移或缓解规律,以及诱发疼痛的因素。由于疼痛原因复杂,需要区别其他疾病和损伤造成的疼痛。医生应重点询问与 1 型和 2 型神经纤维瘤病有关的症状,进行相应的鉴别诊断。多发神经鞘瘤病与遗传因素密切相关,在问诊时需要详细询问患者的家族史。

体格检查应该关注患者表现疼痛的区域。神经鞘瘤是一种包于囊中的肿瘤,在体表有时是不明显的,尤其当它们位于一些不重要的神经上的时候,仔细触诊十分必要。对于椎管和颅内神经鞘瘤,应仔细检查相应的神经功能有无异常,如肢体感觉、肌肉运动等。

(二)辅助检查

神经鞘瘤的诊断主要依据影像学和组织学检查。神经鞘瘤病理诊断的确定需要依据显微镜下精确的组织检查结果,其应与神经纤维瘤进行仔细鉴别。神经鞘瘤为同质性肿瘤,主要由施万细胞形成,而神经纤维瘤的组织成分更为复杂,是由多种类型的混合细胞形成的。

由于椎管肿瘤在多发神经鞘瘤病患者中的发生率较高,对多发神经鞘瘤病患者应常规行脊髓增强磁共振检查。头颅增强磁共振检查是与 2 型神经纤维瘤病进行鉴别的必要检查。

三、诊断标准

多发神经鞘瘤病诊断标准在 2006 年进行了修订,更强调多发神经鞘瘤病与 2 型神经纤维瘤病的鉴别。

多发神经鞘瘤病患者首先需排除任何符合 2 型神经纤维瘤病的诊断标准,包括:

(1)在高分辨率的颅脑磁共振检查中未见前庭神经鞘瘤。

(2)1 级亲属中不能存在 2 型神经纤维瘤病患者。

(3)不能存在体细胞的 NF2 基因突变。

多发神经鞘瘤病的具体诊断方法如下。

1.确诊多发神经鞘瘤病

(1)年龄>30 岁,有两个或以上的非皮肤神经鞘瘤,至少 1 个肿瘤得到病理证实。

(2)存在病理证实的神经鞘瘤,1 级亲属中有符合确诊标准者。

2.疑似多发神经鞘瘤病

(1)年龄<30 岁,有两个以上的非皮肤神经鞘瘤,至少 1 个肿瘤得到病理证实。

(2)年龄>45 岁,有两个以上的非皮肤神经鞘瘤,至少 1 个肿瘤得到病理证实。

(3)影像学检查存在神经鞘瘤,1 级亲属中有满足确诊标准者。

3.节段性多发神经鞘瘤病　符合确诊或疑似诊断标准,肿瘤局限于某一肢体或连续 5 个以下的脊髓节段。

四、临床治疗

(一)随访观察

神经鞘瘤一般生长比较缓慢,患者可长期无明显不适症状,因此部分患者尤其是年龄较大的患者可选择临床观察而无须立即治疗。医生应告知患者肿瘤进展时可能出现的早期症状,以便患者了解病情变化,及时就诊。对多发神经鞘瘤病患者,应对全身肿瘤进行综合评估,以了解可能最早需要接受手术的部位。

(二)手术治疗

手术是多发神经鞘瘤病最主要的治疗手段,通过切除肿瘤可缓解其造成的神经压迫、疼痛症状。椎管肿瘤在多发神经鞘瘤病患者中较为常见,患者的临床表现不一:部分肿瘤生长缓慢,患者可长期无明显不适症状;而部分肿瘤生长迅速,短期内可造成明显神经功能损害症状。手术过程中应注意保护正常的神经结构,避免造成神经功能的进一步损害。

(三)药物治疗

慢性疼痛是多发神经鞘瘤病患者最常见的症状,而疼痛的发生机制目前尚不明确。据报道,患者疼痛的严重程度与肿瘤发生的数目、大小、部位并无明确相关性。部分患者肿瘤切除后,疼痛症状仍无明显缓解。这可能与手术过程中将一些循环因子释放到血液中造成疼痛刺激有关。常见的解热镇痛抗炎药NSAIDs,如对乙酰氨基酚等可有效缓解患者疼痛症状。

(张文川　程志华　赵　赋)

参 考 文 献

[1]　中国抗癌协会神经肿瘤专业委员会.2 型神经纤维瘤病神经系统肿瘤多学科协作诊疗策略中国专家共识[J].中华神经外科杂志,2021,37(7):663-668.

[2]　赵赋,王博,李仕维,等.应用国产化多通道听觉脑干植入设备重建 2 型神经纤维瘤病患者听觉功能的临床试验分析[J].中华神经外科杂志,2021,37(4):369-374.

[3]　赵赋,王博,杨智君,等.2 型神经纤维瘤病前庭神经鞘瘤的显微外科治疗[J].2014,30(11):1153-1156.

[4]　赵赋,李朋,张晶,等.遗传性 2 型神经纤维瘤病家系基因突变及临床特点分析[J].中华神经外科杂志,2016,32(1):3-7.

[5]　赵赋,武丽,王博,等.听性脑干反应和纯音听阈在听神经瘤早期诊断中的应用[J].中华神经外科杂志,2015,31(7):672-675.

[6]　赵赋,张晶,汪颖,等.2 型神经纤维瘤病患者临床各因素与预后相关性分析[J].中华神经外科杂志,2013,29(10):980-983.

[7]　Acosta M T,Kardel P G,Walsh K S,et al. Lovastatin as treatment for neurocognitive deficits in neurofibromatosis type 1:phase I study[J]. Pediatr Neurol,2011,45(4):241-245.

[8]　Ammoun S,Flaiz C,Ristic N,et al. Dissecting and targeting the growth factor-dependent and growth factor-independent extracellular signal-regulated kinase pathway in human schwannoma[J]. Cancer Res,2008,68(13):5236-5245.

[9]　Ammoun S,Schmid M C,Triner J,et al. Nilotinib alone or in combination with selumetinib is a drug candidate for neurofibromatosis type 2[J]. Neuro Oncol,2011,13(7):759-766.

[10]　Bhola P,Banerjee S,Mukherjee J,et al. Preclinical in vivo evaluation of rapamycin in human malignant peripheral nerve sheath explant xenograft[J]. Int J Cancer,2010,126(2):563-571.

［11］ Behr R，Müller J，Shehata-Dieler W，et al. The high rate CIS auditory brainstem implant for restoration of hearing in NF-2 patients［J］. Skull Base，2007，17(2)：91-107.

［12］ Blakeley J. Development of drug treatments for neurofibromatosis type 2-associated vestibular schwannoma［J］. Curr Opin Otolaryngol Head Neck Surg，2012，20(5)：372-379.

［13］ Bush M L，Oblinger J，Brendel V，et al. AR42，a novel histone deacetylase inhibitor，as a potential therapy for vestibular schwannomas and meningiomas［J］. Neuro Oncol，2011，13(9)：983-999.

［14］ Chen S L，Liu C，Liu B，et al. Schwannomatosis：a new member of neurofibromatosis family［J］. Chin Med J (Engl)，2013，126(14)：2656-2660.

［15］ Colletti L，Shannon R，Colletti V. Auditory brainstem implants for neurofibromatosis type 2［J］. Curr Opin Otolaryngol Head Neck Surg，2012，20(5)：353-357.

［16］ Diggs-Andrews K A，Gutmann D H. Modeling cognitive dysfunction in neurofibromatosis-1［J］. Trends Neurosci，2013，36(4)：237-247.

［17］ Dombi E，Baldwin A，Marcus L J，et al. Activity of Selumetinib in neurofibromatosis type 1-related plexiform neurofibromas［J］. N Engl J Med，2016，375(26)：2550-2560.

［18］ Endo M，Yamamoto H，Setsu N，et al. Prognostic significance of AKT/mTOR and MAPK pathways and antitumor effect of mTOR inhibitor in NF1-related and sporadic malignant peripheral nerve sheath tumors［J］. Clin Cancer Res，2013，19(2)：450-461.

［19］ Evans D G，Birch J M，Ramsden R T，et al. Malignant transformation and new primary tumours after therapeutic radiation for benign disease：substantial risks in certain tumour prone syndromes［J］. J Med Genet，2006，43(4)：289-294.

［20］ Evans G R，Lloyd S K W，Ramsden R T. Neurofibromatosis type 2［J］. Adv Otorhinolaryngol，2011，70：91-98.

［21］ Ferner R E，Gutmann D H. Neurofibromatosis type 1 (NF1)：diagnosis and management［J］. Handb Clin Neurol，2013，115：939-955.

［22］ Friedrich R E，Hartmann M，Mautner V F. Malignant peripheral nerve sheath tumors (MPNST) in NF1-affected children［J］. Anticancer Res，2007，27(4A)：1957-1960.

［23］ Friedman R A，Goddard J C，Wilkinson E P，et al. Hearing preservation with the middle cranial fossa approach for neurofibromatosis type 2［J］. Otol Neurotol，2011，32(9)：1530-1537.

［24］ Friedman R A，Brackmann D E，Hitselberger W E，et al. Surgical salvage after failed irradiation for vestibular schwannoma［J］. Laryngoscope，2005，115(10)：1827-1832.

［25］ Zhao F，Wang B，Yang Z J，et al. Surgical treatment of large vestibular schwannomas in patients with neurofibromatosis type 2：outcomes on facial nerve function and hearing preservation［J］. J Neuro oncol，2018，138(2)：417-424.

［26］ Zhao F，Yang Z J，Chen Y，et al. Deregulation of the Hippo pathway promotes tumor cell proliferation through YAP activity in human sporadic vestibular schwannoma［J］. World Neurosurg，2018，117：e269-e279.

［27］ Gonzalvo A，Fowler A，Cook R J，et al. Schwannomatosis，sporadic schwannomatosis，and familial schwannomatosis：a surgical series with long-term follow-up. Clinical article［J］. J Neurosurg，2011，114(3)：756-762.

［28］ Gross A M，Wolters P L，Dombi E，et al. Selumetinib in children with inoperable plexiform neurofibromas［J］. N Engl J Med，2020，382(15)：1430-1442.

［29］ Hulsebos T J，Plomp A S，Wolterman R A，et al. Germline mutation of INI1/SMARCB1 in familial schwannomatosis［J］. Am J Hum Genet，2007，80(4)：805-810.

［30］ Jett K,Friedman J M. Clinical and genetic aspects of neurofibromatosis 1［J］. Genet Med,2010,12
(1):1-11.

［31］ Jessen W J,Miller S J,Jousma E,et al. MEK inhibition exhibits efficacy in human and mouse
neurofibromatosis tumors［J］. J Clin Invest,2013,123(1):340-347.

［32］ Jouhilahti E M,Peltonen S,Heape A M,et al. The pathoetiology of neurofibromatosis 1［J］. Am J
Pathol,2011,178(5):1932-1939.

［33］ Karajannis M A,Legault G,Hagiwara M,et al. Phase Ⅱ study of everolimus in children and
adults with neurofibromatosis type 2 and progressive vestibular schwannomas［J］. Neuro Oncol,
2014,16(2):292-297.

［34］ Karajannis M A,Legault G,Hagiwara M,et al. Phase Ⅱ trial of lapatinib in adult and pediatric
patients with neurofibromatosis type 2 and progressive vestibular schwannomas［J］. Neuro
Oncol,2012,14(9):1163-1170.

［35］ Katz D,Lazar A,Lev D. Malignant peripheral nerve sheath tumour (MPNST): the clinical
implications of cellular signalling pathways［J］. Expert Rev Mol Med,2009,11:e30.

［36］ Kim A,Dombi E,Tepas K,et al. Phase Ⅰ trial and pharmacokinetic study of sorafenib in children
with neurofibromatosis type Ⅰ and plexiform neurofibromas［J］. Pediatr Blood Cancer,2013,60
(3):396-401.

［37］ Krab L C,de Goede-Bolder A,Aarsen F K,et al. Effect of simvastatin on cognitive functioning in
children with neurofibromatosis type 1:a randomized controlled trial［J］. JAMA,2008,300(3):
287-294.

［38］ Legius E,Messiaen L,Wolkenstein P,et al. Revised diagnostic criteria for neurofibromatosis type
1 and Legius syndrome:an international consensus recommendation［J］. Genet Med,2021,23(8):
1506-1513.

［39］ Li W D,Cui Y J,Kushner S A,et al. The HMG-CoA reductase inhibitor lovastatin reverses the
learning and attention deficits in a mouse model of neurofibromatosis type 1［J］. Curr Biol,2005,
15(21):1961-1967.

［40］ Mautner V F,Asuagbor F A,Dombi E,et al. Assessment of benign tumor burden by whole-body
MRI in patients with neurofibromatosis 1［J］. Neuro Oncol,2008,10(4):593-598.

［41］ Neary W J,Hillier V F,Flute T,et al. Use of a closed set questionnaire to measure primary and
secondary effects of neurofibromatosis type 2［J］. J Laryngol Otol,2010,124(7):720-728.

［42］ Nunes F P,Merker V L,Jennings D,et al. Bevacizumab treatment for meningiomas in NF2:a
retrospective analysis of 15 patients［J］. PLoS One,2013,8(3):e59941.

［43］ Odat H A,Piccirillo E,Sequino G,et al. Management strategy of vestibular schwannoma in
neurofibromatosis type 2［J］. Otol Neurotol,2011,32(7):1163-1170.

［44］ Li P,Zhao F,Zhang J,et al. Clinical features of spinal schwannomas in 65 patients with
schwannomatosis compared with 831 with solitary schwannomas and 102 with neurofibromatosis
type 2:a retrospective study at a single institution［J］. J Neurosurg Spine,2016,24(1):145-154.

［45］ Piotrowski A,Xie J,Liu Y F,et al. Germline loss-of-function mutations in LZTR1 predispose to
an inherited disorder of multiple schwannomas［J］. Nat Genet,2014,46(2):182-187.

［46］ Plotkin S R,Merker V L,Halpin C,et al. Bevacizumab for progressive vestibular schwannoma in
neurofibromatosis type 2:a retrospective review of 31 patients［J］. Otol Neurotol,2012,33(6):
1046-1052.

［47］ Plotkin S R,Halpin C,McKenna M J,et al. Erlotinib for progressive vestibular schwannoma in neurofibromatosis 2 patients[J]. Otol Neurotol,2010,31(7):1135-1143.

[48] Plotkin S R,Blakeley J O,Evans D G,et al. Update from the 2011 International Schwannomatosis Workshop:from genetics to diagnostic criteria[J]. Am J Med Genet A,2013,161A(3):405-416.

[49] Smith M J,Walker J A,Shen Y,et al. Expression of SMARCB1 (INI1) mutations in familial schwannomatosis[J]. Hum Mol Genet,2012,21(24):5239-5245.

[50] Szudek J,Briggs R,Leung R. Surgery for neurofibromatosis 2[J]. Curr Opin Otolaryngol Head Neck Surg,2012,20(5):347-352.

[51] Tanaka K, Eskin A, Chareyre F, et al. Therapeutic potential of HSP90 inhibition for neurofibromatosis type 2[J]. Clin Cancer Res,2013,19(14):3856-3870.

[52] Vincenti V,Pasanisi E,Guida M,et al. Hearing rehabilitation in neurofibromatosis type 2 patients:cochlear versus auditory brainstem implantation[J]. Audiol Neurootol,2008,13(4):273-280.

[53] Wang Y,Kim E,Wang X J,et al. ERK inhibition rescues defects in fate specification of Nf1-deficient neural progenitors and brain abnormalities[J]. Cell,2012,150(4):816-830.

[54] Widemann B C,Dombi E,Gillespie A,et al. Phase 2 randomized,flexible crossover,double-blinded,placebo-controlled trial of the farnesyltransferase inhibitor tipifarnib in children and young adults with neurofibromatosis type 1 and progressive plexiform neurofibromas[J]. Neuro Oncol,2014,16(5):707-718.

[55] Wong H K,Lahdenranta J,Kamoun W S,et al. Anti-vascular endothelial growth factor therapies as a novel therapeutic approach to treating neurofibromatosis-related tumors[J]. Cancer Res,2010,70(9):3483-3493.

[56] Zhou Q Y,Yang Z J,Wang Z M,et al. Awake craniotomy for assisting placement of auditory brainstem implant in NF2 patients[J]. Acta Otolaryngol,2018,138(6):548-553.

[57] Zhao Y C,Liu P N,Zhang N,et al. Targeting the cMET pathway augments radiation response without adverse effect on hearing in NF2 schwannoma models[J]. Proc Natl Acad Sci U S A,2018,115(9):E2077-E2084.

第八篇

头面部周围神经疾病

第二十九章　面神经损伤与修复

　　面神经是人类第Ⅶ对颅神经,属于混合神经,直接支配着面部表情肌。由于面神经解剖关系的复杂性、特殊性,面神经易出现不同部位、不同程度的损伤。面神经损伤又叫面瘫,分为中枢性面瘫和周围性面瘫,是以面部表情肌群运动障碍为主要特征的疾病,是常见病、多发病,不受年龄限制。面神经损伤患者生活质量明显下降。

　　除自发性面神经麻痹外,面神经损伤常见于外伤、炎症、手术操作、占位性病变等。对各种原因引起的面神经损伤,修复仍是一个很棘手的问题。除创伤部位和类型外,还需考虑面神经损伤的病理改变、临床症状、受损的严重程度以及手术时机等。要达到面神经修复的目的尤其是使其恢复到损伤前的水平是比较困难的。

一、面神经解剖

　　面神经(facial nerve)是第Ⅶ对颅神经(CN Ⅶ),控制面部表情的肌肉及舌前三分之二味觉。面神经从脑桥发出后穿过颞骨的面神经管,在茎乳孔处离开颅骨。它从脑干发出,位于外展神经(CN Ⅵ)的后部和前庭耳蜗神经(CN Ⅷ)的前部。它包含运动、感觉和副交感(分泌)神经纤维,为头颈部的许多组织提供神经支配。

　　面神经走行共分为 6 段。

　　第一段是脑池段。这段神经由脑桥发出的两个神经根组成。运动根和中间神经在脑桥小脑三角与前庭蜗神经一起通过颅后窝,最后进入颞骨内听道。

　　第二段是管内段。这部分面神经出现在内耳道的上象限。

　　第三部分是迷路段。位于面神经穿过内耳道后。面神经的运动根和中间神经穿过内耳道后进入面神经管,在耳蜗和前庭之间通过,然后在膝状神经节处向后弯曲,运动根和中间神经在此连接。迷路段有三个分支:岩浅大神经(含泪腺副交感神经纤维和上腭味觉纤维)、岩浅小神经和岩外神经。

　　第四段是鼓室段。鼓室段始于膝状神经节处的面神经,向后走行。该节段位于中耳腔的内侧壁,外侧半规管的正下方。

　　第五段是乳突段。该节段始于鼓室节段,向下移行,远离中耳腔锥体隆起。乳突段通过面神经管到达茎乳孔。这一节发出三个分支:分支支配镫骨肌、鼓膜(含副交感神经纤维到舌下和颌下腺,味觉纤维至舌前三分之二),与感觉支和迷走神经耳支融合。

　　第六段是颞外段。始于面神经通过茎乳孔离开颅骨。面神经沿途发出两条分支:耳后神经(供应耳后肌、耳上肌和枕额肌的枕腹)和二腹肌神经(供应二腹肌后腹和茎突肌)。随后,该段面神经进入腮腺。在腮腺内,面神经发出两条主干:颞面上干和颈面下干。这两条干形成腮腺丛,从这个丛中发出五个分支,分别为颞(或额)支、颧支、颊支、下颌支和颈支,通过运动纤维支配面部肌肉。

　　面瘫是由神经损伤导致的面部运动的丧失。面部肌肉可能会出现下垂或变得虚弱。它可以发生在面部的一侧或两侧。

二、面神经损伤的病因、部位划分及病理改变

　　面神经损伤的病因有多种。外伤、炎症、手术操作、占位性病变以及自发性面神经麻痹等均可引起面神经损伤。根据损伤部位划分,面神经损伤可分为颅内段、颞骨内段、颞骨外段损伤。颅内段面神经损伤常见原因是颅内疾病,如大脑发育不全、神经血管畸形、颅脑创伤及颅内肿瘤等。颅外段面神经损伤常见

原因是炎症(病毒及细菌)、外伤、肿瘤及医源性因素等。面神经损伤的病理改变直接影响面神经损伤所引起的临床症状。面神经干由神经束组成,神经束由轴突聚集而成。而轴突是周围神经的基本单位,其由髓鞘包围,髓鞘由施万细胞产生。神经外膜位于神经干的最外层,神经束膜在神经束的周围,神经内膜在轴突周围。当神经受到损伤时,神经元胞体和轴突的联系中断,产生一系列病理变化。

三、面神经损伤的功能评价

House-Brackmann(H-B)系统最早由 House 提出,是目前为止唯一一个在面神经外科领域被认可和接受的评价系统,其将面神经功能分为如下 6 级。

Ⅰ级,正常　两侧对称,面部所有区域功能正常。

Ⅱ级,轻度功能障碍　注意观察才能发现的面瘫,轻闭眼可使眼睑完全闭合,用力抬额可见轻度额纹不对称,轻微连带运动,无面肌痉挛。

Ⅲ级,中度功能障碍　明显但不觉难看的面部不对称,皱额不能,眼睑可完全闭合,口周肌肉运动有力但用力时不对称,连带运动、痉挛均可见,但不影响面容。

Ⅳ级,中重度功能障碍　面容难看,皱额不能。眼睑不能完全闭合,用力时口周运动不对称,明显连带运动、痉挛。

Ⅴ级,重度功能障碍　轻微的面肌运动,眼睑不能闭合,口周轻度运动,连带运动、痉挛消失。

Ⅵ级,面全瘫　无面肌运动,缺乏张力,无连带运动,无痉挛。

四、面神经损伤的临床表现

面神经损伤的症状主要为面部表情肌瘫痪。面瘫分为中枢性面瘫和周围性面瘫。中枢性面瘫是由面神经核上行通路任何部位受损引起的。临床表现为面上部的肌肉不出现瘫痪,而对侧面下部的肌肉,特别是口周围的肌肉出现瘫痪,即颊肌、口轮匝肌等麻痹。患者于静止位时鼻唇沟变浅,口角下垂,露齿时口角歪向健侧。周围性面瘫又称 Bell 麻痹或周围面神经炎,为面神经管内面神经的非特异性炎症引起的周围性面肌瘫痪。患侧面部额纹消失,睑裂变大,鼻唇沟变浅变平,患侧口角低垂,露齿时口角歪向对侧,做鼓腮和吹口哨动作时,患侧漏气。不能抬额、皱眉,眼睑闭合无力或闭合不全。闭目时眼球向上外方转动,显露白色巩膜。根据面神经各段损伤位置不同,还可有其他临床表现,如舌前 2/3 味觉缺损,泪液分泌缺失,听觉过敏,唾液分泌减少,神经性耳聋、耳痛、眩晕,相邻颅神经(CN Ⅳ、Ⅸ、Ⅹ、Ⅺ、Ⅻ)症状和颅内高压等。

五、面神经损伤的辅助检查

影像学检查对于面神经损伤非常重要,临床医生除要了解面神经损伤的影像学表现外,还要了解损伤病变所在的具体位置和相邻的解剖结构。目前主要的影像学检查包括计算机断层扫描(CT)和磁共振成像(MRI)。CT 可以显示面神经骨管,MRI 可以显示面神经的软组织结构。两种检查缺一不可。颞骨中的面神经管可在 CT 特别是高分辨率 CT 中显示清楚。例如,若高分辨率 CT 表现为患侧面神经管走行区骨皮质断裂或伴发游离小骨片,中耳腔及乳突蜂房积血或积液等,则表明颞骨骨折波及面神经管。正常情况下,MRI 中的面神经信号比较微弱。因此,在行 MRI 面神经检查时,主要依靠面神经相关解剖及其相邻的组织结构信号来确定面神经有无损伤。T2 像中,可以用脑脊液和面听神经束的信号高低来鉴别面神经,一般脑脊液为高信号,面听神经束为低信号。增强 MRI 中,面神经损伤时面神经呈神经增粗、高度强化现象,正常面神经轻中度强化。面神经也可出现多部位(如膝状神经节、鼓室段、乳突段等)的损伤。对于面神经损伤的诊治、预后,神经电生理检查尤其是神经电图和肌电图具有一定的参考意义。神经电生理检查是神经系统体格检查的补充,可进一步发现神经系统体格检查未能发现的病灶且辅助制订下一步的治疗方案。同时可于术中监测自发性电活动,杜绝医源性损伤。术后序贯性神经电生理检查可以评估术后患者恢复情况。例如,若患者发生半侧完全面瘫,可在损伤后 3～4 天进行神经电图检查,因为沃勒变性在伤后 48~72 h 已变得明显。肌电图是记录骨骼肌电活动的技术。Sanus 等认为肌电图主要用于面瘫患者的长期疗效评估,可在 3 个月内间断行肌电图检查以确认部分运动功能的恢复。因此,神经电生理检查对于面神经损伤的诊断与治疗至关重要。高频超声已成为周围神经外科必不可少的辅助检查,但在面神经损伤中应用较少。

六、面神经损伤的修复

面神经损伤后的修复是一个复杂的过程,其治疗包括保守治疗和手术治疗。保守治疗主要针对各种原因导致的连续性、完整的面神经充血水肿、供血不足的情况。多数情况下面神经具有连续的面神经鞘膜及自行再生的神经轴突。治疗方法包括药物治疗,如使用皮质激素、B 族维生素、抗病毒药物,护眼,针灸,电刺激和康复锻炼等。

若损伤导致面神经可能存在连续性中断、瘢痕压迫或者粘连,需要通过手术探查及各种修复方式来修复受损的神经,恢复面部表情的静态与动态下的对称性和协调性。面神经修复时需清创至健康的神经组织,且使神经断端无创、稳固,神经束端端对齐且无张力。面神经损伤后的外科修复大致包括以下几种。

1. 神经松解术　主要包括松解神经外膜,切除神经外膜及瘢痕组织,解除神经的压迫,恢复血供。松解之前,需充分暴露受损神经节段及其近端、远端,这点非常重要。适用于外伤、不同原因引起的血肿压迫、瘢痕导致的面神经损伤。

2. 直接修复术　包括神经端端吻合修复术、端侧吻合修复术。端端吻合修复术适用于神经损伤两断端间隙小、可以无张力吻合的患者。端侧吻合修复术是指被切断面神经的远端残端连接到完整的相邻或邻近神经的一侧的神经吻合修复方法。

3. 神经移植术　适用于神经断端两侧过度紧张、缺损较大时,包括自体神经移植和同种异体移植。自体神经移植的供体神经移植物有腓肠神经,肘上、肘下前臂内侧皮神经,肘下前臂外侧皮神经,桡神经感觉支,尺神经背皮支,股外侧皮神经。其中腓肠神经最常用。同种异体移植的供体神经移植物主要来源于尸体供体,最重要的是要防止排异反应的发生。

4. 神经套管修复术　包括自体神经套管和人工神经套管。其工作原理是将远端和近端包裹住,促进轴突再生。

5. 组织工程学修复术　例如:利用生物支架辅助干细胞移植、3D 贴片移植系统、3D 打印技术修复面神经损伤,以此来代替自体神经移植。这是未来面神经修复的发展方向。

6. 阔筋膜悬吊术、带蒂肌瓣转移术　适用于陈旧性重度面瘫及曾行面神经重建但疗效不佳者。必要时可采取联合术式。

面神经手术修复的时机可依靠神经电生理检查指标(面神经电图、肌电图)来判断。一般认为经过 3~6 个月临床观察后,2 年内的面神经损伤手术修复可获得良好疗效。对病程超过 2 年的面瘫患者,需要参考肌电图检查结果,评价神经损伤的程度,有可能恢复一定的面肌功能。距面瘫的时间越长,手术修复后恢复速度越慢,但面肌功能改善在术后 2~3 年仍存在一定的可能性。术后需要进行科学的肌肉康复锻炼,肌肉康复锻炼对恢复面部表情和静态对称性、减轻术后并发症有促进作用。

(张文川　王秉玉　马富凯)

参 考 文 献

[1]　Wolfla C E,Resnick D K. 神经外科手术图谱:脊柱与周围神经[M]. 范涛,阚志生,译. 北京:科学出版社,2018.

[2]　李晓辉,黄权. 面神经损伤修复研究进展[J]. 中华神经外科疾病研究杂志,2011,10(3):284-286.

[3]　刘鹏飞,张文川. 舌下-面神经直接侧端吻合治疗周围性面瘫[J]. 中国微侵袭神经外科杂志,2017,

22(9):422-425.

[4] 廖陈龙,张文川.创伤性周围性面瘫的诊断与手术治疗[J].中国微侵袭神经外科杂志,2013,18(2):90-92.

[5] 李健东,王燕楣,李学佩,等.F 波和面神经电图对早期周围性面瘫预后诊断的价值[J].中国耳鼻咽喉头颈外科,2003,10(6):339-341.

[6] Mariano Socolovsky,Lukas Rasulic,Rajiv Midha,et al.周围神经外科手册——从基础知识到复杂手术[M].韩林,译.济南:山东科学技术出版社,2020.

[7] 芮德源,梁庆成,杨春晓.周围神经系统疾病定位诊断图解[M].北京:人民卫生出版社,2017.

[8] 宋丛笑,王静,张辉,等.面神经损伤和修复现状[J].中国临床康复,2002,6(8):1155.

[9] 王忠诚.王忠诚神经外科学[M].武汉:湖北科学技术出版社,2015.

[10] 徐启武.脊髓脊柱外科学[M].上海:上海科学技术出版社,2009.

[11] 赵芸芸,宁文德,董季平,等.HRCT 和增强 MRI 诊断面神经损伤[J].中国介入影像与治疗学,2018,15(4):230-233.

[12] Biglioli F,Colombo V,Rabbiosi D,et al. Masseteric-facial nerve neurorrhaphy:results of a case series[J]. J Neurosurg,2017,126(1):312-318.

[13] Coombs C J,Ek E W,Wu T,et al. Masseteric-facial nerve coaptation—an alternative technique for facial nerve reinnervation[J]. J Plast Reconstr Aesthet Surg,2009,62(12):1580-1588.

[14] Guntinas-Lichius O,Straesser A,Streppel M. Quality of life after facial nerve repair[J]. Laryngoscope,2007,117(3):421-426.

[15] Jowett N,Hadlockt T A. A contemporary approach to facial reanimation[J]. JAMA Facial Plast Surg,2015,17:293-300.

[16] Sharma N,Cunningham K,Porter R G Sr,et al. Comparison of extratemporal and intratemporal facial nerve injury models[J]. Laryngoscope,2009,119(12):2324-2330.

[17] Sanus G Z,Tanriverdi T,Tanriover N,et al. Hearing preserved traumatic delayed facial nerve paralysis without temporal bone fracture:neurosurgical perspective and experience in the management of 25 cases[J]. Surg Neurol,2009,71(3):304-310.

[18] Vlastou C. Facial paralysis[J]. Microsurgery,2006,26(4):278-287.

[19] Yetiser S,Karapinar U. Hypoglossal-facial nerve anastomosis:a meta-analytic study[J]. Ann Otol Rhinol Laryngol,2007,116(7):542-549.

第三十章　头面痛性周围神经疾病

一、概述

最早关于头痛、偏头痛和神经痛的古代文献大约出现在公元前 1200 年。希波克拉底在公元前 400 年描述了头痛相关的视觉症状,公元 1 世纪阿雷泰厄斯提出了头痛最早的分类。

头痛几乎伴随了人类有记载的历史。它是患者常见的症状之一。头痛给社会造成的直接或间接经济损失可达到每年约 140 亿美元。有的头痛我们可以发现如实质性占位、血管畸形等较为明确的病变。但生活中更多的头痛,并没有发现明确的病因,我们称为原发性头痛。以偏头痛为例,它是世界上第三常见的神经系统疾病,但大多数人,包括医生,很难准确定义偏头痛到底是什么。许多没有偏头痛的人认为偏头痛是一种与血管有关的特殊头痛。但它实际上不仅仅是头痛这么简单,也不单纯是由血管引起的。下意识中,我们将头痛简单地划归于内科疾病,从而忽略医学是一门探究的学科,只有不断地怀疑才能找到真理。头痛手术是目前外科治疗中的新方法,或许它将成为一个里程碑。只有摒弃传统的、既定的思维,我们才能从多种视角来审视头痛。

二、流行病学

头痛的终生患病率为 96%,女性居多。全球活跃的紧张性头痛的发病率约为 40%,偏头痛的发病率为 10%。偏头痛最常发生在 25 岁到 55 岁之间,女性发病率是男性的 3 倍。尽管偏头痛会导致严重的残疾,但它仍然没有得到充分的诊断和治疗。

与偏头痛和紧张性头痛相比,三叉神经自主神经性头痛比较少见。最常见的三叉神经自主神经性头痛为丛集性头痛,患病率为 0.1%,男女比例为(3.5~7):1。持续的每日头痛并不少见,但《国际头痛分类》中并没有非常准确的定义。长期慢性每日头痛包括慢性偏头痛、慢性紧张性头痛、持续性偏头痛和新发每日持续性头痛。世界范围内慢性每日头痛的发病率一直保持在 3%~5%,其中大多数可能是慢性偏头痛。

三、解剖学机制

在已研究的头痛病理生理理论中,学者试图将产生头痛的原因归结为一个方面。这些观点认为血管、神经元或神经是罪魁祸首。对于不同类型头痛的机制,学术界已讨论多时。在这里我们仅仅对手术产生作用的潜在机制进行简要阐述。Guyuron 开创性地使用神经减压方式治疗偏头痛并取得良好效果,筋膜组织在头痛发作中的作用得到了有力的证实。该方法被认为是"触发部位失活手术",并且按潜在的触发区域进行了解剖位置分类。周围神经的手术减压只是治疗的一个起点。简单来讲,手术的目的是调节传入的信号。

触发因素是暴露后导致急性头痛发作的任何因素。头痛患者经常寻找患有这种疾病的原因。例如,在有先兆发作的偏头痛患者中,大部分患者会有意避免自身敏感的触发因素,从而获得对疼痛的一种人为控制。然而,即使确定了明确的触发因素,偏头痛最终还是会继续发作。没有一个诱因是偏头痛的特定诱因;它们中的大多数也经常会导致非偏头痛患者头痛。因此,头痛可以被视为多重因素的末端表现。手术并非简单地解除卡压,而是更类似于一种"脱敏"治疗。

除了可供参考的头痛、偏头痛等手术的临床数据外,近年来还发表了许多关于触发部位的解剖学研究的报道。这些研究极大地加深了人们对解剖细节、局部变异和神经分支的认识。不断的基础研究,为外科手术方案的制订和执行提供了理论基础。它允许临床医生根据患者的特点,将疼痛定位与解剖关系组合在一起。同时,外科医生熟悉解剖结构是安全手术的基础。

额部、颞部和枕部的手术主要是为了松解传入神经以及它们穿过的肌肉组织、骨槽和孔,以及它们靠近的动脉,从而获得疼痛缓解。它强调了颅周神经在引发偏头痛中的作用。

然而,所有关于头痛解剖的研究都认为,偏头痛是由某种神经压迫引起的压迫性神经病变。但偏头痛患者的临床症状与压迫性神经病变的典型症状很难匹配。虽然感觉缺陷确实出现在偏头痛患者中,但它们通常与受压神经支配的区域不一致。偏头痛发作时疼痛往往迅速加重,在不同程度上趋于平缓,然后在不同的时间之后逐渐消退。在两次发作之间,患者通常是完全没有疼痛的。这些不一致暗示了一个更复杂的机制。

疼痛可以按照不同的维度进行分类,一种分类方法是按引起疼痛的原因分类,疼痛可分为两类,即痛觉性疼痛和神经性疼痛。这种分类有助于加深对疼痛本质的理解。然而,在临床实际中,发病机制往往是相互交织的。例如,偏头痛是一种混合类别的疼痛。

痛觉性疼痛始于非神经组织损伤或病变,如骨折、烧伤或淤伤。痛觉感受器能感觉到组织的刺激和实际的伤害,并将疼痛信号传递给大脑。痛觉性疼痛通常是有时间限制的,这意味着当组织损伤愈合时,疼痛通常会消失。相反,神经性疼痛是由神经的原发损伤或功能障碍引起的,包括周围神经系统和中枢神经系统。疼痛的持续性意味着它可以独立于原始刺激。痛觉性疼痛是一种由刺激物产生的警报,而神经性疼痛则代表警报系统本身的故障。

神经性疼痛反映周围和中枢的致敏机制。异位痛可被视为中枢神经系统对来自周围的痛觉传入信号的继发性神经病变反应。关键是神经性和痛觉机制的合作,它可以导致微不足道的,但来自颅周组织的非伤害性刺激,从而导致局部神经源性炎症。这些低度刺激、神经刺激或压迫、肌肉紧张性改变等都可以作为触发因素,因为敏感化会把无关紧要的信号变成一连串传入神经交通。因此,相关研究中所描述的许多潜在的压迫或刺激部位并不一定会对全面的神经压迫产生影响。它们的作用可能是提供一个持续的传入信号来源。

现有的发现几乎来自对没有任何已知偏头痛病史的尸体的研究。如果偏头痛仅仅是由于神经受压而受到刺激的结构性问题,那么所有具有交织的动脉/神经关系和颅周神经通过紧张的肌肉的个体都应该遭受某种形式的偏头痛。然而,事实显然并非如此。因此,关键是要比较偏头痛和非偏头痛受试者的明显压迫部位是否有显著差异。但到目前为止,在大多数的解剖学研究中还没有考虑到这一特殊方面。解决这个问题要么阐明过去研究中被解剖的个体的任何头痛史,要么进行前瞻性研究,利用CT、MRI和超声检查进行比较。迄今为止,只有为数不多的研究比较了偏头痛患者和对照组的解剖异常,且偏头痛患者与对照组的解剖异常对偏头痛的发病率没有显著影响。

偏头痛患者和非偏头痛患者的解剖结构很可能没有区别。在这种情况下,决定性的特征不是特定的解剖结构,但它可以作为一种对功能性问题(即现有的偏头痛)的处置依据。因此,在某些易感人群中解剖变异可能是或至少是一个触发因素。

额神经是三叉神经眼支最大的分支。无论是从大小还是从方向上看,都可以看作是眼神经的延续。它通过眶上裂进入眶内,在眶上裂分为两支:较大的眶上神经和较小的滑车上神经。眶上缘在眶上神经和滑车上神经从眼眶到前额的通路中起着支点的作用。当穿过眼眶骨嵴时,这两根神经剧烈地改变了方向。这是它们最容易受伤的部位。神经可以通过切迹或骨孔,穿过突出的部位。孔、槽、孔通常由筋膜所覆盖。任何一种形态选择都必须考虑到神经的轻微滑动。经过眶上缘后,两种神经都穿过肌筋膜层,传递前额和头皮的感觉。受压迫或受刺激的传入感觉神经,可能对其间肌肉、骨结构、筋膜和血管都造成压迫。眶上缘是一个重要的潜在压迫部位,特别是当切除肌肉进行神经减压效果不理想时。

颧颞神经是三叉神经上颌支的分支之一,耳颞神经是其下颌支的远端延续。它支配耳屏、耳廓、外耳道、部分鼓膜以及头部一侧的皮肤。从临床意义上讲,神经可在近端通过卵圆孔脱离颅骨至腮腺外,远端从耳前区至其末端分支。近端分支支配腮腺和颞下颌关节。该神经与髁突及颞下颌囊区有密切的解剖关系,可能导致感觉障碍。这些部位的手术、压迫或创伤会导致神经远端疼痛或感觉异常。虽然面部软组织神经的远端部分是目前的目标区域,但神经走行沿途的任何一点的刺激都可以引起明显的症状,包括耳痛、咀嚼痛、牙痛等。与偏头痛相关的太阳穴后部的疼痛必须与其他可能与耳颞神经相关的疼痛区分开来。耳颞神经的末端叫作颞浅支。传统上,神经被描绘成一个单一的主干,其垂直走行的神经分支,多与颞浅动脉伴行。

枕大神经起源于脊髓神经后根,在第一和第二颈椎之间穿出向上走行。神经主要部分来自C2脊神经。然后枕大神经从头下斜肌背外侧走行于头半棘肌中,神经穿过半棘肌的下方,在枕骨上项线下方约3 cm处穿出。已报道的受压部位包括在寰枢椎和枢椎之间的根部、寰枢椎处的筋膜以及神经穿过半棘肌、斜方肌处及其腱部的进、出点。对于枕大神经是否穿过斜方肌,有相互矛盾的报道。总的来说,大多数研究发现枕大神经并没有穿过斜方肌。临床上头半棘肌的卡压更为常见。

综上所述,若将头痛事件看作一个由触发因素引起的连锁反应,而由各种原因引起的神经过敏就是连锁反应中关键的一环,消除这些结构将阻止或减少偏头痛的发生。

四、临床表现

(一)原发性头痛

1. 偏头痛　偏头痛的总体临床表现可分为4个阶段:前驱期、先兆期、头痛期和头痛后期。前驱症状出现在多达60%的患者中,可能在头痛发生前数小时到数天出现,可由多种症状组成,包括抑郁、多动症、认知改变、尿频、易怒、兴奋、颈部僵硬/疼痛和疲劳。对食物的渴望,比如对巧克力的渴望,可能会引发偏头痛,并导致这些食物被认为是偏头痛的诱因,而实际上这种渴望只是发病原因的一部分。一小部分患者会经历先兆期,但不一定每次发作都会出现先兆期。偏头痛者的头痛通常被描述为单侧(约60%),中度到重度头痛,尽管个体的头痛发作倾向相当刻板,但仍有许多变化。头痛后期的特征是患者注意力不集中,感到疲劳或疲惫。但也有一些患者表示,他们在发作后感到神清气爽、活力满满。

2. 紧张性头痛　紧张性头痛是一种钝性的、双侧的、轻到中等强度的压力性疼痛,没有显著的相关特征,可分为罕见的、频繁的或慢性的。很容易与偏头痛区分。罕见的紧张性头痛被认为是几乎每个人都曾经历的一种头痛,通常不需要治疗。

3. 三叉神经自主神经性头痛　三叉神经自主神经性头痛是一组合并到单侧三叉神经呈三叉神经分布性发作的头痛,常与同侧颅神经特征相关。这种头痛缺乏偏头痛和紧张性头痛的相关特征,临床上很明显。

(1)丛集性头痛:通常被称为自杀性头痛,疼痛的强度较大,更常见于男性,通常是发作性的,一般持续2周到3个月。这种疼痛极其严重,每天发作1～8次,经常在患者入睡后发作,并使患者从睡梦中痛醒。其典型特征为严重的单侧眼眶疼痛发作,持续15 min至3 h,通常伴有同侧自主神经症状(流泪增多、鼻塞/流涕、部分鼻窦出血)并产生特征性的躁动。集群发作倾向于每年在大约同一时间复发。20%的患者在一年中的缓解时间不超过1个月。

(2)阵发性头痛:一种严重的罕见的头痛疾病,其特征是短暂频繁的单侧眼窝前额疼痛发作,并伴有同侧自主神经特征。发作通常持续几分钟,可能以慢性轻度头痛为背景,在多达三分之一的患者中出现。慢性阵发性头痛和阵发性头痛都有可能发生,并且慢性阵发性头痛在女性中更常见。

(二)刺激诱导头痛

根据与特定触发因素的关系,可以对一些主要头痛进行分类。这些头痛包括冷暴露引起的头痛,如通常所说的冰激凌头痛,与颅外压力或牵引有关的头痛(如马尾头痛),或与各种形式的运动有关的头痛。

(三)霹雳性头痛

霹雳性头痛为突然发作,在1 min内达到最大强度的严重的头痛。虽然有些患者可能没有潜在的病因,但必须迅速排除结构/病理原因。目前霹雳性头痛可为原发性(良性或特发性)或继发性;继发性病因包括可逆性脑血管痉挛、蛛网膜下腔出血、静脉窦血栓形成、高血压脑病和垂体卒中。

（四）新发每日持续头痛

这是一种不寻常和独特的头痛模式，首次描述于 1986 年，一般治疗头痛的药物对其作用效果不显，且较少为人所知。患者通常在某一天突然发作头痛，然后会持续头痛。头痛可能开始于病毒感染，在女性中更常见。患者常常能回忆起头痛开始的确切时间。对多个该类患者的广泛评估未能揭示任何明确的病因，该类头痛目前暂时被归类为原发性头痛。

（五）药物过量头痛

一些人在偏头痛的治疗中过度使用阻滞药或止痛药物，最终的结果不是预期的头痛改善，而是发展为更难治的头痛模式。停止治疗后，经过潜伏期，约有一半的患者出现临床改善。其机制尚不清楚，突然或彻底取消使用这些据称过量使用会出现症状的药物的价值尚不清楚，并可能产生意想不到的负面结果。有一种观点认为，这种诊断应该以更多的怀疑态度来看待。

（六）其他继发性头痛

ICHD-3 对许多继发性头痛进行了分类。类别包括由外伤、感染、血管疾病或体内平衡失调引起的头痛、毒性头痛或脱瘾性头痛以及颅内非血管疾病引起的头痛。

五、辅助检查

目前尚缺乏头痛的特异性诊断手段，辅助检查是为了排除继发性头痛或了解头痛患者合并的其他疾病。

1. 血液检查　主要用于排除颅内感染或系统性感染、结缔组织病、内环境紊乱、遗传代谢性疾病等引起的头痛，如对 50 岁后新发头痛患者，需排除巨细胞动脉炎，应进行红细胞沉降率和 C 反应蛋白的检查。

2. 脑电图　无助于头痛的日常评估，但是可用于头痛伴有意识障碍或不典型先兆疑为痫性发作的检查。

3. 经颅多普勒超声检查　对偏头痛的诊断没有帮助。

4. 腰椎穿刺　主要用于排除蛛网膜下腔出血、颅内感染、脑膜癌及异常颅内压所导致的头痛。对于突然发生的严重头痛，如果 CT 正常，仍应进一步行腰椎穿刺以排除蛛网膜下腔出血的可能。

5. CT 和 MRI 检查　了解头痛是否源于颅内器质性病变及鼻腔是否存在病变的主要手段，其中需加做脑血管 MRA 或 CTA，DSA 最佳。

6. 心脏超声　包括心脏发泡试验及心脏结构检查，目的是明确心脏是否存在"右向左"分流问题。

六、诊断

目前暂无关于外科治疗的手术指南性标准，依据欧美研究起步较早的医学中心发表的适应证及国内经验，患者头痛的基本诊断需满足 ICHD-3 的要求，手术入组诊断标准可参考如下：

（1）偏头痛诊断符合 ICHD-3 诊断标准。

（2）所有患者均经神经阻滞试验后疼痛缓解而确诊。

（3）发作频率为每个月 2 次以上，病程超过 1 年，药物治疗效果差或者无效。

（4）术前均须完善头颅 MRI、MRA 等检查排除继发性头痛。

手术排除标准：

（1）术前未行正规药物治疗。

（2）颈部有外伤史。

（3）药物滥用性头痛。

（4）孕妇/哺乳期妇女。

（5）手术结果无法达到患者预期目标。

（6）有未经治疗的精神疾病。

七、鉴别诊断

1.急性青光眼 眼科急症,头痛伴有视力模糊、恶心、呕吐,并且在光线周围可以看到光晕。

2.颈动脉夹层 引起卒中的原因,可能自发发生,也可能在轻微创伤或突然颈部活动后出现;表现为单侧头痛或面部疼痛;同侧 Horner 综合征。

3.颈椎病 颈部运动时恶化,疼痛分布在后部,为神经性疼痛,老年患者多见。

4.额窦炎 躺下时通常会恶化;鼻充血;受累鼻窦则有压痛。

5.药物引发的头痛 慢性头痛,偏头痛的典型特征少;趋于每天发生,激素治疗和避孕药使用是常见的病因,也可能是镇痛药的疗效反弹所致。

7.颞动脉炎 多见于 50 岁以上患者;伴有头皮或颞动脉压痛和下腭疼痛。

8.典型三叉神经痛 短暂发作的尖锐刺痛,疼痛部位与三叉神经在面部的分布一致。

八、治疗选择

许多继发性头痛的治疗方法主要集中在可疑病因的治疗上(如治疗鼻窦感染)。一些继发性头痛(如创伤后头痛)的治疗,可采用偏头痛的治疗方法,因为大多数创伤后头痛有偏头痛的表现。

偏头痛和其他原发性头痛的治疗方法并不统一,而是根据症状的严重程度和残疾程度而定。轻度和罕见的症状最初可以通过改变生活方式、压力管理技术和药物进行治疗。

处方药物可能被适当地添加,以帮助延缓残疾进程和维持功能。在头痛的治疗中,处方流产药和预防性药物的使用目的是有区别的。预防性使用处方流产药可降低个别患者头痛发作的频率和严重程度,目的是减少残疾。

对于长期头痛,服用 2 种不同类型止痛药物时间超过 1 年,药物治疗效果差或者无效的患者,可考虑行手术治疗。

(一)颧颞神经痛

颧颞神经是三叉神经上颌支的分支,在翼腭窝内发出,经眶下裂入眶,穿眶外侧壁骨质至颧颞部皮肤。颧颞神经痛位于颧颞区,清晨起床时为著,疼痛时咬牙切齿或磨牙,有时会在口腔检查中出现磨牙切迹。通常患者颞肌前方处会出现压痛,可通过按摩得到改善,甚至短暂消除。

治疗:额骨骨膜与颧颞神经粘连为颧颞神经痛的主要原因,因此,我们采用针刀松解颧颞神经与骨膜粘连,取得较好的临床效果,几乎没有术后的不良反应。如果针刀不能很好地松解粘连,再考虑行切开松解治疗。

颧颞神经痛的手术切口位于距外眦约 17 mm、头侧 6 mm 处的皮肤皱纹内,手术产生的瘢痕可以得到很好地隐藏(图 30-1)。手术在局部麻醉下进行,锐性切开皮肤,钝性分离皮下组织和颞肌,直至在骨膜附近寻找颧颞神经,给予撕脱和电灼。术后少数患者可能会产生的短暂不良反应,包括感觉异常、神经刺痛,恢复到正常的时间一般需要 3~6 个月。

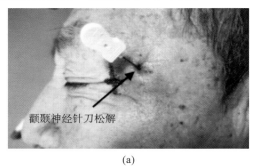
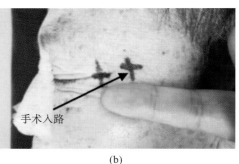

(a)   (b)

图 30-1 颧颞神经痛手术

(a)针刀松解颧颞神经粘连位置;(b)颧颞神经手术切口位置

（二）耳颞神经痛

耳颞神经是三叉神经下颌支的分支，为感觉神经。耳颞神经有 2 根，中夹硬脑膜中动脉，向后合成一干，绕下颌颈的内后方，在腮腺实质内上行，分布于颞部皮肤，并发出小支至腮腺。此神经如受损害，则其支配区的感觉发生障碍。耳颞神经痛位于颞区，放射到耳上、头顶部，疼痛可为单侧或双侧，在某些情况下，疼痛也可以延伸到下颌骨处，责任动脉常为颞浅动脉。笔者认为，颞浅动脉自身扩张性疼痛是耳颞神经痛的主要原因，因此，切除颞浅动脉是解决问题的重要手术方式。动脉搏动性疼痛是耳颞神经痛的典型特点，月经期头痛和酒后头痛常为动脉搏动性疼痛，均有助于耳颞神经痛的诊断。

耳颞神经痛多起病于青春期，少部分可在儿童期发病，到青中年期达发病高峰，这个年龄段发作频繁、症状剧烈。耳颞神经痛"偏爱"女性，女性患者发生率是男性的 2～3 倍，可能与雌激素水平有关。疼痛发作前，有视物模糊、畏光等先兆，发作时可伴有恶心、呕吐等症状，学术界定义为这是一种慢性神经血管性疾病。

耳颞神经痛具有遗传易感性，其直系家属出现偏头痛的风险是一般人群的 3～6 倍。诱发因素包括饮食（饮红酒、咖啡等）、紧张情绪、睡眠不足、工作压力、口服扩血管药物等。

治疗：

1. 药物治疗　包括非甾体抗炎药、麦角衍生物（如麦角胺）和 5-HT 受体拮抗剂（如佐米曲普坦、利扎曲坦）等。

2. 外科手术治疗　手术切口应当选择外耳道前发际内，切口长度为 10～25 mm，除了松解耳颞神经外，还需要切除颞浅动脉，或者沿着颞浅动脉远端分支搏动明显处，再增加 1～2 处切口。颞浅动脉的切除虽然不会影响头部皮肤血供，但术前要做一个头部 MRA 或者 CTA 检查，以排除烟雾病（颞浅动脉和颅内动脉搭桥手术是治疗烟雾病最重要的方法，因此，需要保留颞浅动脉）。为了更好地显露神经，切开头皮后，要用双刃剪刀钝性分离头皮下软组织，锐性切开易离断神经。注意神经解剖的层次感，过浅过深都可能"完美"错过神经，增加手术困难。全层缝合头皮，尽量不做皮下丝线缝合，因为皮下丝线缝合头皮有再次结扎神经的可能，会导致严重的头痛（图 30-2）。

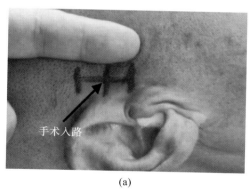
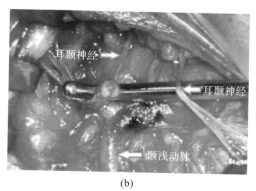

(a)　　　　　　　　　　　(b)

图 30-2　耳颞神经痛手术

(a)耳颞神经手术切口；(b)耳颞神经及颞浅动脉

在耳颞神经痛诊疗过程中，主要依靠临床经验、仔细的问诊和详细的体格检查进行诊断；辅助检查（头部 CT、MRI、动脉成像等）结果只是为了排除继发性头痛和烟雾病。在明确耳颞神经痛诊断之前，还要与其他头痛相鉴别，特别是紧张性头痛。紧张性头痛发病率至少是耳颞神经痛的 2 倍，相当比例的耳颞神经痛患者合并紧张性头痛。临床上应该先治疗紧张性头痛，后治疗耳颞神经痛。因此，在有些耳颞神经痛手术中，除了松解卡压神经外，还要刻意松解挛缩的肌肉，既治疗耳颞神经痛又治疗紧张性头痛。如果耳颞神经长期受到压迫，出现病理性改变，变薄、变细，颜色灰暗无光，则需要切除神经。

（三）颈源性头痛

颈源性头痛主要是颈椎病变引起的头痛，是以慢性、单侧头部疼痛为主要表现的综合征。C1～C3 神经根和（或）其支配的组织结构是诱发颈源性头痛的解剖基础（源自 C1 神经根后支的枕下神经，支配椎枕肌和头半棘肌；源自 C2、C3 神经根后支的枕大神经，源自 C3 神经根后支的第三枕神经，源自 C2、C3 神经根前支的枕小神经、耳大神经）。颈椎间盘突出、椎管狭窄、颈椎肌肉的劳损、颈椎小关节紊乱等引起的颈部神经受压，导致颈源性头痛。除了颈源性头痛外，患者颈部僵硬、活动不便，还伴有上、下肢的一些症状。利用影像学检查，可发现患者的颈椎及椎管内有明显的增生退行性变。

颈源性头痛的诊断标准：①单侧头痛；②头颈部活动受限制；③颈部非常规体位时疼痛加重；④负重后疼痛加重；⑤疼痛发生在同一侧肩臂部，疼痛性质是一种牵涉痛。值得特别强调的是，诊断性局部麻醉阻滞后疼痛改善或者消失是诊断标准之一。

1. 保守治疗

（1）改变不良生活习惯：改变长时间低头看手机，或者长时间伏案工作的习惯，以免造成颈椎的过度疲劳，导致颈椎病的发生。

（2）加强颈椎保护运动：养成锻炼颈部肌肉的习惯，经常按摩颈部背侧和两侧的肌肉，适当活动颈椎关节，维护正常颈部功能。

（3）手法治疗：急性的小关节紊乱通过正骨治疗，能够快速恢复正常。正骨操作过程：患者仰头先做颈后部肌群放松，上段颈椎错位时前屈 5°～10°，中段颈椎错位时前屈 15°～20°，下段颈椎错位时前屈 25°～35°，术者一手轻拿患者颈后部，拇指按于错位颈椎横突处，作为固定的支点，另一手托住患者颈颊部作为复位力点，缓慢使头部旋转至最大角度时，托颈颊部的手和固定错位支点的手稍加用力抖动，常可听到复位声，即可复位。复位原则：先向健侧复位，后向患侧复位。考虑到正骨潜在的危险性，应到正规的医院治疗。

2. 外科治疗

（1）微创神经阻滞注射（枕大/枕小神经阻滞注射治疗、颈神经后支阻滞注射治疗、颈椎旁病灶注射治疗、硬膜外腔注射治疗）和针刀松解治疗。

（2）C2～C3 背根神经节射频热凝术和脉冲射频治疗：可考虑作为非神经损伤治疗无效或效果不佳者的下一步治疗方案。

（3）颈椎开放性手术治疗：颈椎开放性手术治疗颈源性头痛的机制可能与神经根减压和间接改变高位颈椎椎体位置结构有关。

（4）枕大神经电刺激术：可用于常规药物治疗无效的慢性、致残性神经病理性疼痛的患者。这类患者通常诊断明确，且没有明确的器质性病灶。神经电刺激术原理是通过电极传递的电刺激，阻断疼痛信号通过脊髓向大脑传递，使疼痛信号无法到达大脑皮质，从而达到控制疼痛的目的。患者应在手术前完成神经心理学评估，并且对试验性电刺激有着较好反应，才能永久性置入电刺激设备。试验性电刺激的目的是确定电刺激的有效性，通常将其定义为疼痛强度改善 50% 以上，并且不存在与刺激相关的副作用。所有接受外科手术的患者都需要通过汉密尔顿抑郁量表测定其抑郁情绪水平，专业评估显示患者心理状态良好时，才能给予手术治疗。如果神经心理学评估考虑中枢性疼痛，则行脑深部核团电刺激术。痴呆、身心病、未治疗的抑郁症、人格障碍以及药物成瘾的患者很难从神经调控治疗中获益。

（5）脑深部核团电刺激术（DBS）：当前，DBS 治疗慢性疼痛的指征较为宽泛，不同文献中患者类型和手术方式存在较大差异，其结果也有很大差异。一些面部疼痛的病例接受以丘脑腹后外侧核/腹后内侧核或导水管周围灰质/室旁灰质为靶点的 DBS 治疗，44%～80% 的患者疼痛减轻（减轻程度超过 50%）。对于原发性头痛，最常见的刺激靶点是下丘脑后部，可使 55%～69% 的患者头痛发作频率下降 50%～60%，严重程度降低 30%～100%。

(四)耳大神经痛

耳大神经起自第 2、第 3 颈神经根(C2、C3),是颈丛皮支中最大的分支。出胸锁乳突肌后缘中点,斜越胸锁乳突肌表面,向下颌角方向,穿经颈深筋膜,沿颈外静脉后侧,与其平行上升,表面被颈阔肌覆盖,当到达腮腺时,分成前、中、后三部分终末支。前部的分支,经腮腺表面,分布于腮腺和咬肌下部的皮肤;中部的分支,分布于耳廓后面;后部的分支,分布于乳突部的皮肤,并同面神经的耳后支和枕小神经的分支结合。耳大神经痛比较少见,表现为突然发作的一侧耳周、耳后及下颌区剧烈疼痛,疼痛性质为刀割样、针刺样、闪电样并可以向同侧颞部及枕部放射,耳后及腮腺区域感觉过敏,常于患侧胸锁乳突肌中段后缘处出现压痛。该病常于夜间或转动颈部时发作。病因有原发性和继发性两类。应仔细检查耳廓周围有无疱疹病毒感染的可能,如果是疱疹病毒感染,一定要及时治疗,以免疱疹病毒侵犯面神经而导致面瘫。如果疼痛时间比较长,达半个月甚至两个月,口服卡马西平有效,有可能是三叉神经痛。

本病一般是因精神压力大,情绪激动或焦虑所致,一般不需要药物治疗,短期内会慢慢消失。

治疗方案:

(1)养成良好的生活习惯,避免压力、疲劳、熬夜。

(2)口服止痛剂,可以口服非甾体抗炎药、双氯芬酸钠或布洛芬等药物。

(3)局部热敷,局部理疗等。

(4)如果是疱疹病毒感染,给予抗病毒药物、激素、B 族维生素等治疗。

(5)可以进行神经丛封闭术,该操作的要点就是明确压痛点,采用泼尼松龙＋利多卡因进行局部注射,效果明显。

(五)紧张性头痛

紧张性头痛又称为肌收缩性头痛,是一种最为常见的原发性头痛,占慢性头痛患者的 70%～80%。紧张性头痛多与日常生活中的应激有关,但如果紧张性头痛持续存在,则可能是焦虑症或抑郁症的特征性症状之一。患者常伴有神经衰弱、心脏神经官能症等。紧张性头痛是头、颈部肌肉挛缩导致的持续性头痛,常表现为胀痛,有压迫感和紧缩感。疼痛比较弥散,可位于前额、双颞、顶部、枕部及颈部;有时会扩散到颜面部,部位不固定,患者有不典型的面痛表现。

紧张性疼痛涉及的肌肉:额肌、颞肌、枕肌、翼内肌、翼外肌、头夹肌、头后大直肌、头后小直肌、头外上斜肌、头外下斜肌、头半棘肌、颈半棘肌、胸锁乳突肌、斜方肌、椎前肌肉群等。换言之,头颈部任何部位的肌肉挛缩都可能会引起紧张性头痛。体格检查时患者常有头、颈部肌肉压痛感,因此,临床体格检查是至关重要的。对头、颈部肌肉按压力度要适当,才能准确反映出肌肉自身的问题;就像厨师做菜所说"盐少许"一样,需要靠经验和感觉才能把握准。

部分紧张性头痛患者合并偏头痛,除了松解挛缩的肌肉外,还需要解决神经压迫和动脉搏动性疼痛问题,缺一不可。因此,这需要行综合性治疗,才能使患者满意。这也是有些医生开展偏头痛手术后,没有取得理想效果,不愿意再开展此类手术的原因。

紧张性头痛有时还会表现出头部周围神经某一支支配区域的局部疼痛,即使切除局部神经,疼痛也持续存在,可按照紧张性头痛试验性治疗。

治疗方案:

(1)肌腹、肌筋膜——激素封闭、肉毒毒素注射。

(2)肌肉附着点——针刀松解术,松解肌肉起点或者止点,明显缓解肌肉紧张状态,疗效更持久(图30-3、图 30-4)。

(3)星状神经节阻滞——调整自主神经系统功能,改善神经衰弱。

(4)周围神经电刺激术——眶上神经、枕大神经电刺激术治疗紧张性头痛。使用汉密尔顿抑郁量表测定患者抑郁情绪。如考虑中枢性疼痛,则行脑深部核团电刺激术。

(5)精神、心理治疗。

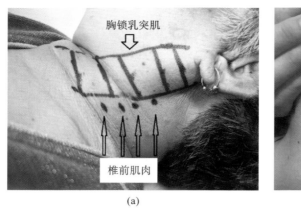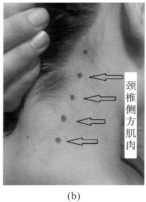

(a)   (b)

图 30-3   肌肉附着点
(a)椎前肌肉:头长肌、颈长肌;(b)颈椎侧方肌肉:前、中、后斜角肌,肩胛提肌

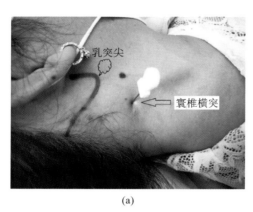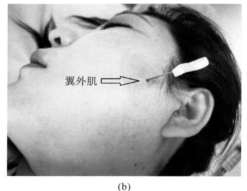

(a)   (b)

图 30-4   松解肌肉
(a)在第一颈椎横突平面松解头外上斜肌、头外下斜肌;(b)翼内肌、翼外肌松解

九、围手术期处理

顽固性头痛患者术前需完成常见继发性头痛问题排除流程,在排除心脏、颈椎、颅内无结构性问题等常见引起头痛的原因后,进入测试阶段。

需明确的是,手术入组需建立在阻滞试验有效的情况下。阻滞试验首选利多卡因+地塞米松,其主要适用于筋膜或血管卡压引起的头痛,阳性效果持续时间为 6~18 h,至少需持续 3 次试验结果阳性,才表明试验有效。

若患者阻滞试验使用利多卡因无效或者效果差,但又高度怀疑患者存在肌肉源性原因,则可使用肉毒毒素 A 型试验,其主要适用于高频的头痛患者,阳性效果持续时间在 10 周左右,但需注意肉毒毒素 A 型有效患者,手术治疗应在注射完成 3 个月后进行。

在完成术前测试后,在患者接受手术前,需进行完整的术前谈话,以便患者了解手术的目的以及可能的预后,让患者在充分了解后接受手术治疗。

头部神经微创减压术主要采用微创神经梳理+神经绝缘层加固术式。术前标记切口,使患者处于放松坐姿,双臂置于侧边,中线很容易识别的体位。常见的区域包括枕大神经、耳颞神经、眶上神经,而颧颞神经、第三枕神经、枕小神经临床上相对少见,本文不做赘述。

(1)枕大神经体表术区切口,长度 4~4.5 cm,位于枕外隆凸、乳突根部连续中心偏内侧 1 cm,切口需跨上项线(图 30-5)。

应标记枕大神经主干周围最大压痛点。手术由皮肤切口进入,按解剖层次逐层钝性分离,在斜方肌

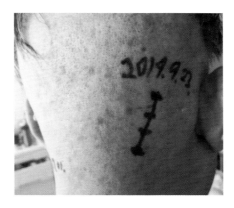

图 30-5　枕大神经体表术区切口标记

上层寻找到枕大神经分支后,沿神经走行向深层分离,并寻找枕大神经主干,将神经主干分离至头半棘肌下层肌间疏松层。过程中反复进行疼痛点位诱发刺激,至枕大神经常见诱发点位梳理完毕后结束。

（2）眶上神经体表术区切口,长度 1～1.5 cm,位于眶上切迹 0.5～1 cm、切口处于皱眉肌较厚处（图30-6）。

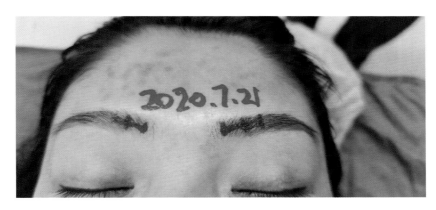

图 30-6　眶上神经体表术区切口标记

标记应包括眶上神经主干周围最大压痛点。手术由皮肤切口进入,按解剖层次逐层钝性分离,在皱眉肌区域找到眶上神经分支后,沿神经走行向深层分离,并找寻眶上神经主干,将神经主干分离至眶上孔。过程中需将神经走行的皱眉肌区域松解,若眶上孔存在明显卡压神经的筋膜或骨性结构,需将筋膜松解或使用微型磨钻磨除部分眶上孔骨质。将眶上孔至皱眉肌段完全松解,手术结束。

（3）耳颞神经体表术区切口,长度 2～3.5 cm,位于颧弓上,耳前 1 cm（图 30-7）。

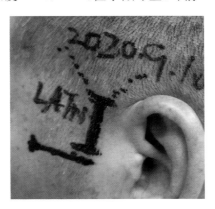

图 30-7　耳颞神经体表术区切口标记

标记应包括耳颞神经主干。手术由皮肤切口进入，按解剖层次逐层钝性分离，在颞浅筋膜内找到耳颞神经分支后，沿神经走行向上下分离，下至颧弓，上至颞浅动脉分叉。耳颞手术一般分两种类型：①神经与血管间隔在 0.5 cm 以上，需暴露颞浅动脉主干，将其游离出 2 cm，用 4 号丝线结扎颞浅动脉，在两结扎线间离断颞浅动脉，妥善止血，用无创伤缝合线缝合皮肤切口。②神经血管存在缠绕，找到耳颞神经及伴行的动脉和异常血管袢，将耳颞神经充分松解、游离，应用 Teflon 将血管和受压神经隔开，并将局部瘢痕和淋巴组织一并切除，若血管神经存在螺旋卡压情况，则需切除部分颞浅动脉。

十、后续治疗和注意事项及预后

偏头痛患者普遍存在焦虑、抑郁和睡眠障碍，当伴发以上疾病时，致残概率增加，对患者生活质量产生不利影响。因此偏头痛需要临床综合治疗，不仅需要合适的治疗方法缓解疼痛症状，还应注重对患者生活质量的全面评估。识别并管理偏头痛患者可能存在的神经精神疾病，提高患者的睡眠质量等也是临床治疗的关键。同时应注意对偏头痛患者及时进行残疾程度评估，积极采取有效措施，最大限度地降低偏头痛患者残疾发生率，以提高患者生活质量，减轻社会经济负担。影响头痛手术预后的常见主要因素有以下几点。

(1)手术瘢痕卡压。

(2)减压不充分。

(3)其他部位疼痛。

(4)止痛药物依赖性头痛。

(5)焦虑及睡眠障碍不缓解。

十一、讨论

头痛手术的目的为减压或使触发部位失活。然而，诱发头痛的原因并不一定是神经周围产生的压迫。相反，任何传入信号的改变，临床无声的神经刺激，鼻内接触点，发炎的颞浅动脉，或错误咬合引起的感觉输入，都可能是触发事件。因此，在目前结合基础的初步研究看，头痛手术可以被视为一种脱敏治疗。

还有两个方面值得一提，以了解这种颅周神经及附属触发器的作用。一方面，它们不是独立的，也不一定引起头痛。它们的功能或功能障碍与中枢神经系统的病理生理机制密不可分。只有神经元的周围和中枢致敏作用，才能将不同来源的感觉，转变成一连串由外而内的传入信号，最终导致由脑膜痛觉感受器介导的炎症神经肽和疼痛的释放。另一方面，头痛与所谓的中心假设的排他性有关。中心假设学说认为，偏头痛开始、发生和结束于大脑内部。但外科治疗的大量病例说明，偏头痛仅仅是由大脑内部引起而否认大脑外围的任何作用的观点是站不住脚的。

对于像偏头痛这样复杂的疾病，不能只用一种或一类观点来解释。神经微创减压术被国外用于偏头痛治疗伊始，效果令人振奋。我们坚信，经过国内外神经功能领域医生的努力，偏头痛手术会被逐渐接受及普及，就如面肌痉挛、原发性三叉神经痛的外科治疗一样。在大多数患者中，药物治疗失败是需要外科手术替代的一个明显指标。外科神经减压术的目的是直接针对造成压迫的部位，进行彻底的松解。头痛的外科手术治疗是一种安全、有效、微创，且并发症少的治疗方式，可为顽固性头痛患者提供一种缓解率高的、可预期的治疗方式。

最后，对于外科医生来说，患者成功治疗后的良好反馈，能推动医生对功能性疾病的不断探索。

（潘海鹏　谢春成）

参 考 文 献

[1]　Totonchi A, Pashmini N, Guyuron B. The zygomaticotemporal branch of the trigeminal nerve: an anatomical study[J]. Plast Reconstr Surg, 2005, 115(1): 273-277.

［2］ Guyuron B，Harvey D，Reed D. A prospective randomized outcomes comparison of two temple migraine trigger site deactivation techniques［J］. Plast Reconstr Surg，2015，136（1）：159-165.

［3］ Guyuron B，Kriegler J S，Davis J，et al. Five-year outcome of surgical treatment of migraine headaches［J］. Plast Reconstr Surg，2011，127（2）：603-608.

［4］ Guyuron B，Reed D，Kriegler J S，et al. A placebo-controlled surgical trial of the treatment of migraine headaches［J］. Plast Reconstr Surg，2009，124（2）：461-468.

［5］ 董杰，谭志宏，伍艳阳. 针刀配合手法治疗颈源性头痛的临床疗效观察［J］. 深圳中西医结合杂志，2020，30（22）：73-75.

［6］ Guzzi G，Della Torre A，Gabriele D，et al. Occipital nerve stimulation for refractory pain after occipitocervical fusion［J］. Acta Neurochir Suppl，2019，125：365-367.

［7］ Senatus P，Zurek S，Deogaonkar M. Deep brain stimulation and motor cortex stimulation for chronic pain［J］. Neurol India，2020，68（Supplement）：S235-S240.

［8］ Altinay M，Estemalik E，Malone D A Jr. A comprehensive review of the use of deep brain stimulation（DBS）in treatment of psychiatric and headache disorders［J］. Headache，2015，55（2）：345-350.

［9］ Zhou H S，Li T T，Pi Y，et al. Ultrasound-Guided selective pulsed radiofrequency treatment of great auricular nerve for post-herpetic neuralgia of the head and neck：a case report［J］. J Pain Res，2021，14：3301-3307.

［10］ Houle T T，Turner D P，Golding A N，et al. Forecasting individual head-ache attacks using perceived stress：development of a multivariable prediction model for persons with episodic migraine［J］. Headache，2017，57（7）：1041-1050.

［11］ Do T P，Heldarskard G F，Kolding L T，et al. Myofascial trigger points in migraine and tension-type headache［J］. J Headache Pain，2018，19（1）：84.

［12］ Burch R. Migraine and tension-type headache：diagnosis and treatment［J］. Med Clin North Am，2019，103（2）：215-233.

第九篇

周围神经疾病的管理

第三十一章　周围神经手术常见并发症

与其他外科专业一样,解剖学知识对于周围神经外科医生来说极其重要。外科医生不仅需要了解神经解剖结构,而且必须能够将神经结构与其支配的肌肉和感觉分布联系起来。血管和骨骼的解剖学知识对于制订手术计划也是必不可少的。由于创伤、肿瘤或者其他病因,周围神经的解剖结构常是扭曲的,外科医生在进行手术前必须对正常解剖结构有一个清晰的认识,设计一个合适的切口,充分暴露重要的结构及可操作空间。相关解剖结构了解不足可能是医源性神经损伤最常见的原因。利用先进的神经成像技术,如磁共振神经成像(MRN)和弥散张量成像(DTI),可对周围神经损伤进行充分的定性和定位。

为了避免周围神经手术的并发症,外科医生需要掌握不同于脑手术和脊柱手术的原则和技术。此外,由于大多数神经外科培训项目不包含周围神经手术训练,大部分医生不具备减少此类手术并发症所需的经验和理念。在本章中,我们将回顾总结一些周围神经外科手术的错误,如误诊、误认、手术时机错误和其他手术错误等一些导致并发症的原因。表31-1总结了几种周围神经手术的并发症。

与大多数神经外科疾病相比,周围神经系统的病变定位更依赖于准确的病史和体格检查。事实上,许多周围神经手术是在没有明确影像学证据指导的情况下进行的。在大多数关于周围神经卡压或损伤的研究中,常规影像学检查,包括平片、计算机断层扫描(CT)、磁共振成像(MRI)和超声检查,敏感性及特异性皆较差,因此不能提供足够有价值的信息,且对临床结果的预测价值较低。MRN和神经超声检查技术的进展提高了影像学检查的诊断价值。

影像学检查在周围神经外科中发挥着重要的作用。CT脊髓造影或MRI检查是神经根撕脱的必要检查项目,CT或MRI检查是排除肿块占位(包括神经鞘瘤、神经节囊肿和脂肪瘤等)的必要检查。术前诊断不正确,可能会错失修复损伤神经的机会,或会实施不适当的、危险的手术。

表 31-1　部分周围神经手术并发症

神经手术	并发症
臂丛神经手术	神经根撕脱误诊,解剖不充分导致神经被认错,医源性神经损伤(如膈神经损伤等),血管损伤,截骨后锁骨愈合不良,胸导管损伤,乳糜胸,血胸、气胸等
腕管正中神经手术	医源性神经损伤(掌皮支、鱼际肌支、尺神经等),手掌动脉弓损伤,误诊(C6神经根疾病等),伤口痛,Ⅰ型复杂性局部痛综合征,减压不完全
肘管尺神经手术	前臂内侧皮神经后段医源性损伤致肘部麻木,神经瘤形成,医源性压迫内侧肌间隔(或者Struthers弓)引起症状复发
神经鞘瘤手术	麻木,麻痹,神经性疼痛,创口血肿,暴露邻近神经时导致医源性损伤,神经束切除过多

一旦确定神经损伤的病因和位置,即须制订手术决策。许多非穿透性神经损伤表现为局灶性传导阻滞(神经失用),通常不需要手术干预即可恢复。因此,一般情况下,无神经横断、多根神经根撕脱或持续压迫(如血肿等)的损伤应监测约3个月,以排除神经失用性损伤。此类损伤的患者应避免早期手术,因为它可能导致医源性损伤或者更坏的结果。

对于可导致沃勒变性和轴突再生的更严重的连续性神经损伤(轴突损伤),也可不进行手术干预。在这些情况下,临床医生应通过一系列神经肌肉检查和肌电图密切监测恢复的进程。如果在3个月后仍未恢复,应立即进行手术探查。如果不进行手术,可能会错过修复的机会,导致不良的结果。

当在手术过程中遇到连续性神经瘤时,通过触诊和目视检查不可能知道受损伤的节段是否含有尚未到达目标肌肉的存活轴突。一般来说,传导诱发电位的连续性神经瘤不应被切除,因为单纯外神经松解术比神经移植术或原位修复术效果更好。在肌肉中使用单独的选择性肌电图神经刺激记录不被推荐,原因如下:①从几个区域的肌肉中抽检可能会遗漏轴突支配的其他区域;②一些已通过受损的节段但尚未达到目标肌肉的轴突再生会被遗漏。诱发肌肉动作电位是一个有效的方法,因为它只需要大约 100 条再生的神经纤维到达肌肉即可。当切除无传导性的神经瘤时,应修剪神经末梢,直到出现健康的、撅起的神经束和良好的出血点。不应该为了实现端端修复而留下残余的神经瘤或使用长度更短的移植物,这两者都可能导致神经再生不良。

干净、锐利的神经横断应立即修复(即在 72 h 内修复)。然而,应避免对钝性横断立即进行修复,钝性横断包括链锯或枪击造成的横断,有大量组织损失的撕脱伤,以及其他或洁净或污染的高速穿透伤等。钝性横断损伤应在损伤后 2~3 周修复,这时挫伤或拉伸损伤的神经易于找到。使用这种延迟手术策略,可以避免对神经的不经意损伤。这种方法也避免了在污染的伤口内修复神经。在紧急探查并发血管的损伤或骨折时若发现钝性横断的神经,应将其固定在邻近筋膜上,以帮助防止神经末梢回缩。2~3 周后再复查伤口,此时神经可以修复。进行修复手术的时机可以总结为"三原则":急性横断 3 天,钝性横断 3 周,拉伤 3 个月。

(张文川 王光宇)

参 考 文 献

[1] Kim D H,Cho Y J,Tiel R L,et al. Outcomes of surgery in 1019 brachial plexus lesions treated at Louisiana State University Health Sciences Center[J]. J Neurosurg,2003,98(5):1005-1016.

[2] Kline D G. Timing for exploration of nerve lesions and evaluation of the neuroma-in-continuity [J]. Clin Orthop Relat Res,1982,(163):42-49.

[3] Kline D G,Happel L T. Penfield Lecture. A quarter century's experience with intraoperative nerve action potential recording[J]. Can J Neurol Sci,1993,20(1):3-10.

[4] Kline D G,Nulsen F E. The neuroma in continuity. Its preoperative and operative management [J]. Surg Clin North Am,1972,52(5):1189-1209.

[5] Maniker A,Passannante M. Peripheral nerve surgery and neurosurgeons:results of a national survey of practice patterns and attitudes[J]. J Neurosurg,2003,98(6):1159-1164.

[6] Russell S M,Kline D G. Complication avoidance in peripheral nerve surgery:injuries,entrapments, and tumors of the extremities—part 2[J]. Neurosurgery,2006,59(4 Suppl 2):ONS449-ONS457.

[7] Russell S M,Kline D G. Complication avoidance in peripheral nerve surgery:preoperative evaluation of nerve injuries and brachial plexus exploration—part 1[J]. Neurosurgery,2006,59(4 Suppl 2):ONS441-ONS448.

第三十二章　周围神经疾病的护理

周围神经包括嗅、视神经以外的 10 对颅神经、31 对脊神经、自主神经及其神经节和分支等。周围神经疾病所致的功能障碍,影响患者的日常生活,甚至会导致患者的劳动能力丧失,危害极大,逐渐成为继心脑血管疾病和肿瘤之后危害人类健康的全球第三大病症。造成周围神经病变的原因很多,包括外伤所致周围神经损伤、慢性神经卡压(腕管正中神经卡压、肘管尺神经卡压、桡神经弓状韧带卡压、跗管胫神经卡压、脊神经侧隐窝狭窄卡压)、炎性或免疫性神经病变(吉兰-巴雷综合征、慢性脱髓鞘性多发性神经根炎)、感染性神经病变(如带状疱疹病毒(herpes zoster virus,HZV)感染)、内分泌性神经病变(糖尿病、甲状腺功能减退)、中毒性神经病变(酒精、化疗药物、重金属所致)、血管性神经病变(脉管炎性神经疾病、周围血管性神经疾病)、周围神经鞘瘤以及各种颅神经疾病(面瘫、面肌痉挛、三叉神经痛、舌咽神经痛)、先天性疾病(骶裂伴脊髓栓系)等。现代医学认为,损伤过程的结束即是治疗和康复过程的开始。“功能康复链”的全程康复概念的提出和应用,提高了显微外科手术的成功率。其核心内容是康复治疗应从术前受伤后即开始,一直贯穿到术中、术后整个治疗全过程。术前、术中与术后处理的 3 个环节是一个完整的、相互关联的功能康复链,忽视任一个环节,都难以达到预期的功能康复目的。

一、术前护理

1.入院指导和心理护理　患者入院后在遵守医疗保护制度的前提下,向患者介绍病情、治疗方案以及需要配合的地方,从而打消其对疾病的疑虑,并为其讲解具体自我保护措施,以便配合。由于神经生长速度缓慢(每天约 1 mm),术后需 3～6 个月甚至 1 年左右才能恢复,故患者需有一个较长的心理等待期,因此要做好护患沟通,正确引导,如把他人的手术情况和术后恢复的情况告知患者,缓解患者精神压力及负性情绪,帮助患者树立战胜疾病的信心,积极配合治疗。

2.运动障碍的护理　对术前应用各种支具如石膏托者,应将其肢体置于功能位;有感觉障碍者,应防止灼伤与外伤。

3.供区和受区的准备　需行神经或皮瓣、肌瓣移植者,应观察供区和受区的皮肤有无糜烂、溃疡、皮疹等状况。行皮瓣或肌瓣移植者术前常规用多普勒血流仪了解供区及受区血管的通畅情况,测量和描记血管的行径。病变(或手术)部位常规照相,以便与术后恢复情况进行对比。术前 1 天患者洗头、沐浴、修指甲,进行手术区备皮及清洗(必要时用消毒液清洗或浸泡),切勿剃破皮肤。

4.床上排尿练习　术前 3～5 天练习床上排尿,以免术后不习惯床上排尿而发生尿潴留。

5.胃肠道准备　为防麻醉时呕吐和手术后胃肠胀气,全身麻醉(简称全麻)患者常规在手术前 12 h 禁食,4 h 禁水,必要时行肠道清洁。

6.术晨准备　测量体温、脉搏、呼吸、血压,再次检查术区皮肤情况,遵医嘱术前给药。取下眼镜、发夹、活动义齿及贵重物品。带齐手术需要的病历、X 线检查结果、CT 资料、药物等。

二、术后护理

(一)麻醉后体位

(1)全麻术后患者在麻醉未清醒前平卧,头偏向一侧,防止因呕吐而引起误吸。清醒后可根据病情改变体位。

(2)腰麻及硬膜外麻醉术后取平卧位,6～8 h。若无禁忌,可根据病情改变体位。

(3)臂丛麻醉术后取平卧位,肢体置于功能位,在麻醉消失前注意保护患肢,防止受压。

（二）患肢的放置

患肢一般放在略高于心脏的位置，断肢再植者可使用各种肢体固定架，以防止再植或移植血管受压、牵拉或扭曲。

神经移植后为使吻合的神经不受任何张力，用石膏固定关节，使关节呈后屈曲位。一般术后 4～6 周去除石膏，逐渐伸直关节，练习关节活动，按摩有关肌肉，促进功能恢复。但伸直关节不能操之过急，以免将吻合处拉断。还应注意保护患肢，防止外伤、烫伤和冻伤。

（三）饮食

（1）全麻及硬膜外麻醉后 6 h 进流质饮食，然后过渡到半流质饮食或普食，臂丛神经麻醉术后 4 h 可进食。

（2）宜进高蛋白、高热量、富含维生素的食物，多食新鲜蔬菜、瘦肉，尤其是富含维生素 B_1 的食物（如玉米、小米、薏米仁、燕麦、荞麦、豆类等），以增加神经营养，促进神经恢复。

（四）并发症的观察与处理

1. 切口护理　若切口大出血，切勿惊慌失措，立即压迫出血部位，以达到止血目的，或用床旁备用的橡皮止血带或空气止血带缚扎，然后进一步处理。

2. 预防感染　保持伤口敷料的清洁、干燥，如有渗出或污染，应及时更换。密切关注患者体温变化，对伤口进行操作时注意无菌原则。若术后患者体温上升，局部有明显的红肿等相关现象，应及时汇报医生，遵医嘱使用抗生素，定时观察感染的恢复情况。

3. 疼痛的护理　患者不舒适的最高表现形式为疼痛，根据得分情况采取相应的处理措施：1～3 分为轻度疼痛，可指导患者采用非药物方法减轻疼痛，如转移注意力、抬高患肢，24 h 内冷敷收缩血管，防止出血，减轻疼痛，24 h 后热敷促进血液循环，有助于伤口愈合；大于 4 分时应遵医嘱使用止痛药物，并于用药后 1 h 内进行药物效果评价。

4. 尿潴留　术后 6～8 h 不能排尿，多与麻醉及体位不适等因素有关。可用听流水声、热敷并按摩膀胱区、开塞露纳肛等办法引导排尿，必要时留置导尿管；若不能排尿是由体位不适引起，在病情允许的情况下可坐起或站起排尿，小儿则由家长抱起排尿。

三、康复训练

（一）功能锻炼

功能锻炼的目的是恢复手术局部的功能和全身心健康，预防并发症，使手术达到预期效果，其原则如下。

1. 全身和局部兼顾　术后早期以卧床休息为主，活动为次，待全身和局部情况好转后逐渐增加活动。除患肢活动外，还应注意全身性锻炼，如深呼吸、肛门括约肌收缩、肌肉静力活动等。

2. 以恢复患肢的固有生理活动为主　如上肢以恢复手的抓、捏、握等功能为中心，同时注意肩、肘、腕关节的屈伸旋转功能锻炼。下肢应以恢复负重、站立、行走功能为中心。

3. 功能锻炼　以主动活动为主，主动的肌肉收缩和关节活动可以改善局部血液循环，增强肌肉力量，预防肌腱及关节囊的粘连和挛缩，软化瘢痕，恢复关节和肢体功能。肢体在牵引和外固定时，固定范围内的肌肉可做肌肉静力性收缩，要在保护下及治疗允许范围内充分活动。未被固定的关节要尽可能活动，并逐渐达到正常的活动度，可用简单的器具或支具辅助锻炼。训练中应注意避免受损神经，尤其是手术修复后的神经若受到额外牵拉，承受过大张力，会影响其恢复及愈合过程。锻炼应循序渐进，以患者不感到疲劳和疼痛为度。

4. 辅以必要的被动活动　对于术后因疼痛或畏惧而对患肢活动产生恐惧感的患者，应向其讲明功能锻炼的重要性，指导并辅助其进行被动活动，介绍其与已经取得功能锻炼成效的患者交流，使之树立信心。对于大手术后、年老体弱者，要教会陪护人员帮助患者进行锻炼。

（二）感觉功能训练

周围神经损伤后常出现感觉功能障碍。对于感觉功能，可分别用针刺、冷热刺激或者让患者触摸和抓捏各种物品来进行训练。训练可分成 3 个阶段进行。

第 1 阶段：让患者看着护士用刺激物分别刺激患者的健、患两侧肢体的皮肤，要求患者努力去体验、去对照。

第 2 阶段：让患者先睁眼，看着护士刺激患侧肢体皮肤，然后让患者闭上眼睛，继续在同一部位以同样强度的刺激去刺激皮肤，要求患者努力去比较、去体会。或者先让患者闭上眼睛，刺激患侧肢体皮肤，然后睁眼看着护士继续重复刚才同样强度的刺激，要求患者努力去回忆、去比较。

第 3 阶段：让患者闭上眼睛，同时刺激健、患两侧肢体皮肤，要求患者努力去体验、去对照。

上述 3 个阶段的训练可以依次进行，也可以 3 个阶段一起重复训练，一日数次。刺激的强度逐渐从强到弱。

（张文川　田娅媛）

参 考 文 献

［1］ Castelli G，Desai K M，Cantone R E. Peripheral neuropathy：evaluation and differential diagnosis［J］. Am Fam Physician，2020，102（12）：732-739.

［2］ Watson J C，Dyck P J. Peripheral neuropathy：a practical approach to diagnosis and symptom management［J］. Mayo Clinic Proc，2015，90（7）：940-951.

［3］ Elafros M A，Andersen H，Bennett D L，et al. Towards prevention of diabetic peripheral neuropathy：clinical presentation，pathogenesis，and new treatments［J］. Lancet Neurol，2022，21（10）：922-936.

［4］ Arnold R，Pianta T J，Issar T，et al. Peripheral neuropathy：an important contributor to physical limitation and morbidity in stages 3 and 4 chronic kidney disease［J］. Nephrol Dial Transplant，2022，37（4）：713-719.

［5］ Sloan G，Selvarajah D，Tesfaye S. Pathogenesis，diagnosis and clinical management of diabetic sensorimotor peripheral neuropathy［J］. Nat Rev Endocrinol，2021，17（7）：400-420.

［6］ 朱明伟，吴卫平，陈穗惠，等. 1188 例具有神经影像资料的门诊老年人神经疾病病因分析［J］. 中华内科杂志，2014，53（3）：202-205.

［7］ Hagedorn J M，Engle A M，George T K，et al. An overview of painful diabetic peripheral neuropathy：diagnosis and treatment advancements［J］. Diabetes Res Clin Pract，2022，188：109928.

［8］ 母晓丹，刘华蔚，李永锋，等. 牙髓干细胞修复周围神经损伤的研究进展［J］. 中华口腔医学杂志，2022，57（2）：194-199.

［9］ 马云龙，王云. 围手术期周围神经损伤研究进展［J］. 国际麻醉学与复苏杂志，2019，40（11）：1070-1076.

［10］ Morales-Vidal S，Morgan C，McCoyd M，et al. Diabetic peripheral neuropathy and the management of diabetic peripheral neuropathic pain［J］. Postgrad Med，2012，124（4）：145-153.

［11］ Tanay M A L，Robert G，Rafferty A M，et al. Clinician and patient experiences when providing and receiving information and support for managing chemotherapy-induced peripheral neuropathy：a qualitative multiple methods study［J］. Eur J Cancer Care（Engl），2022，31（1）：e13517.

［12］ 赵焕芬. 快速康复护理模式在糖尿病周围神经病变患者中的效果研究［J］. 糖尿病新世界，2022，25（7）：157-160.

［13］　Wang M，Pei Z，Molassiotis A. Recent advances in managing chemotherapy-induced peripheral neuropathy：a systematic review［J］. Eur J Oncol Nurs，2022，58：102134.

［14］　原雨灵，林小燕，陈建清. 系统化康复护理在改善有机磷中毒致迟发性周围神经病变患者肌力与生活质量中的有效性［J］. 中外医疗，2022，41（4）：158-162.

［15］　别敏娟，向艳华，张高鹏，等. 基于最佳证据的癌症患者化疗所致周围神经毒性循证护理方案的构建［J］. 现代临床护理，2021，20（8）：63-72.

［16］　Bouyer-Ferullo S，Androwich I M，Dykes P C. Clinical decision support and perioperative peripheral nerve injury：a quality improvement project［J］. Comput Inform Nurs，2015，33（6）：238-248.

［17］　熊文静，邓明月. 上肢周围神经损伤的康复护理［J］. 保健文汇，2020（15）：104-105.

［18］　张艳，孔祥燕，李冰冰，等. 周围神经完全性损伤患者神经断端吻合术后分期康复护理［J］. 护理学杂志，2016，31（22）：80-82.

［19］　Doughty C T，Seyedsadjadi R. Approach to peripheral neuropathy for the primary care clinician ［J］. Am J Med，2018，131（9）：1010-1016.

［20］　Abu-Shennar J A，Bayraktar N. The effect of educational program on pain management，self-efficacy behavior，and quality of life among adult diabetic patients with peripheral neuropathy pain：a randomized controlled trial［J］. Exp Clin Endocrinol Diabetes，2022，130（8）：509-518.

第三十三章 周围神经疾病的康复

一、周围神经损伤的临床表现

1. 运动障碍 出现迟缓性瘫、肌张力下降、肌肉萎缩。

2. 感觉障碍 感觉减退或消失、感觉过敏、麻木感、自发疼痛等。

3. 反射障碍 腱反射减弱或消失。

4. 自主神经功能障碍 皮肤发红或发绀,皮温低,无汗、少汗或多汗,指(趾)甲粗糙变脆等。

二、常见的周围神经损伤

常见的周围神经损伤包括:臂丛神经损伤、桡神经损伤、正中神经损伤、尺神经损伤、坐骨神经损伤、腓总神经损伤、胫神经损伤、腕管综合征、糖尿病相关周围神经疾病、三叉神经痛、特发性面神经麻痹、肋间神经痛、坐骨神经痛等。

三、康复评定

(一)运动功能评定

运动功能评定包括肌力评定、关节活动范围评定、腱反射检查、患肢周径测量。

(二)感觉功能评定

感觉功能评定包括浅感觉(痛觉、触觉、温度觉)检查,深感觉(运动觉、位置觉、振动觉)检查,复合感觉(皮肤定位觉、两点辨别觉、实体觉、体表图形觉)检查。

(三)自主神经功能评定

自主神经功能受损表现为发汗功能损伤,皮肤温度的改变,指甲粗糙、脆裂。

常用发汗试验进行自主神经功能评定,包括 Minor 淀粉碘试验、茚三酮试验。

(四)神经干叩击试验

神经干叩击试验(Tinel 征)对神经损伤的诊断和神经再生进程的判断有较大意义。周围神经损伤后,近侧断端可出现再生,再生的神经纤维开始呈枝芽状,无髓鞘,外界的叩击可诱发其分布区疼痛、放射痛和出现过电感等过敏现象,即 Tinel 征阳性。

(五)日常生活活动能力评定

日常生活活动(activities of daily living,ADL)是指人们在每日生活中,为了照料自己的衣食住行,保持个人卫生和独立的社区活动所必需的一系列的基本活动,是人们为了维持生存及适应生存环境而必须每天反复进行的、最基本的、最具有共性的活动。包括运动、自理、交流及家务活动等。

ADL 分两类:基本的或躯体的日常生活活动(BADL 或 PADL)和复杂性日常生活活动(IADL)。

ADL 有许多种评定方法,常用的标准化 PADL 评定工具为 Barthel 指数;常用的 IADL 评定工具为功能活动问卷(the functional activities questionary,FAQ)。

(六)电诊断检查

对于周围神经损伤,电诊断检查具有重要意义,具有诊断和功能评定的价值,常用方法如下。

1. 肌电图检查 对周围神经病变有重要的评定价值,可判断神经功能丧失的范围与程度,以及神经再生的情况。由于神经损伤后的变性、坏死需经过一定时间,神经功能丧失表现一般在伤后 3 周左右才出现,故最好在伤后 3 周进行肌电图检查。

2.神经传导速度测定 对周围神经病变最有用的检查方法,可以确定传导速度、动作电位幅度和末梢潜伏期。既可用于感觉神经也可用于运动神经的功能评定,并确定受损部位。

3.体感诱发电位检查 体感诱发电位(SEP)具有敏感性高、对病变进行定量评估、对传导通路进行定位测定重复性好等优点。对常规肌电图难以查出的病变,SEP 检查易于做出诊断,如靠近中枢部位的周围神经病变等。

(七)高频超声评定

高频超声具有良好的信噪比及软组织分辨率,与电生理和磁共振检查相比,具有无创伤、定位准确、多层面多角度成像、实时动态显像和可重复性强等优点,使得其在临床上应用日益广泛。

近年来,采用高频超声评定周围神经损伤的研究中,诊断吻合率均高于 90%。并且,高频超声可用于追踪周围神经走行,检查其形态及周围组织损伤情况,明确多部位或多发神经损伤。在病因诊断,尤其是神经卡压的病因鉴别方面具有独特优势。此外,高频超声可鉴别周围神经损伤的轴突断裂与神经断裂,进行损伤程度粗略分级。除此之外,高频超声还为周围神经的实时动态显像研究提供了新的检测方法。

(八)MRI 检查

具体见相关章节。

四、康复治疗

对于周围神经损伤,不论是采用非手术治疗还是手术治疗,进行正确的康复治疗是加速神经再生、恢复功能的有效方法。周围神经损伤康复治疗的目的是早期防治各种并发症(炎症、水肿等),晚期促进受损神经再生,以促进运动功能和感觉功能的恢复,防止肢体发生挛缩畸形,最终改善患者的日常生活和工作能力,提高生活质量。康复治疗介入越早,效果越好。

(一)早期

一般为发病后 5～10 天。首先要去除病因。减少对神经的损害,预防关节挛缩,为神经再生做好准备。

1.受累肢体各关节功能位的保持 应用矫形器、石膏托将受累肢体各关节保持在功能位。在手术修复后的夹板使用中,主要是对神经断端吻合给予一定的愈合时间,以免神经撕脱。目前不提倡传统的长达数周的连续外固定,以防止过多瘢痕及粘连产生。

2.受累肢体各关节的主被动活动 由于肿胀、疼痛、不良肢位、肌力不平衡等因素,周围神经损伤后常易出现关节挛缩和畸形,受累肢体各关节应早期做全范围各轴向的被动运动,每天至少 1 次,以保持受累关节正常活动范围。若受累肢体损害程度较轻,则进行主动运动。

3.受累肢体肿胀的处理 可抬高患肢、用弹力绷带包扎、做轻柔的向心性按摩与受累肢体的被动活动、冰敷等。

4.物理因子的应用 早期应用超短波、微波、红外线灯温热疗法,既有利于改善局部血液循环,促进水肿、炎症吸收,又有利于神经再生。

5.受累部位的保护 由于受累肢体的感觉缺失、易继发外伤,应注意保护受累部位,如戴手套、穿袜子等。若出现外伤,应选择适当的物理因子进行物理因子治疗,如紫外线治疗,促进伤口早期愈合。

6.高压氧治疗 高压氧治疗是神经康复治疗较常用的手段之一,其对受损神经恢复的积极作用已得到基础及临床研究证实。

(二)恢复期

早期炎症水肿消退后,即进入恢复期。早期治疗措施可有选择地继续应用。此期重点是促进神经再生、保持肌肉质量、增强肌力和促进感觉功能恢复。

1. 物理因子治疗

（1）可采用神经肌肉电刺激疗法以保持肌肉质量，促进神经再支配。失神经支配后的 1 个月，肌肉萎缩得最快，宜及早进行神经肌肉电刺激治疗，失神经支配后数月仍有必要应用神经肌肉电刺激治疗。

（2）红外线治疗，扩张血管，改善神经和周围组织血液循环及组织营养，加强局部的组织代谢和神经营养。

（3）可采用直流电疗法、调制中频电疗法、温热疗法等进行治疗。

2. 肌力训练　受累神经支配的肌肉肌力为 0～1 级时，进行被动运动、肌电生物反馈等治疗。受累神经支配的肌肉肌力为 2～3 级时，进行助力运动、主动运动及器械性运动，但应注意运动量不宜过大，以免肌肉疲劳，随着肌力的增强，逐渐减少助力。受累神经支配的肌肉肌力为 3～4 级时，可进行抗阻练习，以争取最大肌力的恢复，同时进行速度、耐力、灵敏度、协调性与平衡性的专门训练。

3. ADL 训练　在进行肌力训练时应注意结合功能性活动和日常生活活动训练。如上肢练习洗脸、梳头、穿衣、伸手取物等动作。下肢练习踏自行车、踢球动作等。训练治疗中不断增加训练的难度和时间，以增强身体的灵活性和耐力。

4. 作业治疗　根据功能障碍的部位及程度、肌力及耐力的检测结果，进行有关的作业治疗。上肢周围神经损伤患者可进行木工、编织、泥塑、打字、拧螺丝等操作，下肢周围神经损伤患者可进行踏自行车、踩缝纫机等练习。对正中神经损伤的患者着重训练手指的屈、伸、对指、对掌功能，对桡神经损伤的患者注重腕背伸、伸指的训练，对尺神经损伤的患者注重指外展、内收的训练。

5. 感觉训练　先进行触觉训练，选用软物（如橡皮擦）摩擦手指掌侧皮肤，然后进行振动觉训练。后期训练涉及对多种物体大小、形状、质地和材料的鉴别，可将一系列不同大小、不同形状、不同质地、不同材料的物体放在布袋中，让患者用手触摸辨认，如钥匙、螺钉、回形针、扣子、硬币、橡皮块等。训练的原则是由大物体到小物体，由简单物体到复杂物体，由粗糙质地到纤细质地，由单一类物体到混合物体。

6. 针刺疗法　针刺疗法较适用于神经失用、神经轴索断裂轻症及神经修复术后患者。

7. 药物治疗　可选用神经生长因子、维生素 B_1、维生素 B_6、维生素 B_{12} 等药物，有利于损伤神经的再生。

8. 手术治疗　对保守治疗无效而又有手术指征的周围神经损伤患者应及时进行手术治疗。对于闭合性神经损伤，一般观察 3 个月，如没有神经再生及好转的迹象，需考虑行手术治疗，如神经探查术、神经松解术、神经移植术、神经缝合术。

（郭壮丽）

参 考 文 献

［1］　黄晓琳，燕铁斌. 康复医学［M］. 6 版. 北京：人民卫生出版社，2018.

［2］　朱家安. 周围神经超声显像［M］. 北京：人民卫生出版社，2017.

［3］　Chu X L，Song X Z，Li Q，et al. Basic mechanisms of peripheral nerve injury and treatment via electrical stimulation［J］. Neural Regen Res，2022，17（10）：2185-2193.

［4］　Ricci V，Ricci C，Cocco G，et al. Histopathology and high-resolution ultrasound imaging for peripheral nerve （injuries）［J］. J Neurol，2022，267（7）：3663-3675.

第三十四章 加速康复周围神经外科

1997 年，丹麦外科医生 Kehlet 教授对于围手术期死亡率和并发症进行了研究，发现围手术期死亡率和并发症是由多因素所致，而单因素模式干预措施无法解决，基于此背景，Kehlet 首先提出了多模式外科护理（multimodel surgical care）和快速康复外科（fast track surgery）的理念。快速康复外科最初的含义为快通道、康复、早期出院。2001 年，Kehlet 与 Wilemore 在共同发表的《采用多模式策略改善患者术后康复》的论文中，首次提出了加速康复外科（enhanced recovery after surgery，ERAS）概念。ERAS 概念提出后很快得到认可和发展。2006 年，黎介寿院士率先将"加速康复外科"（快通道外科）理念引进中国，被称为中国 ERAS 之父。中国 ERAS 的临床研究已有 10 余年的历史，近年来在多个学科得到了快速发展。2016 年，《中国加速康复外科围手术期管理专家共识（2016）》发布，2020 年 10 月《中国神经外科术后加速康复外科（ERAS）专家共识》发布。加速康复外科（ERAS）是指在围手术期通过综合应用多学科管理方法整合一系列具有循证医学证据的优化措施，通过有效、合理、适度改良常规手术治疗流程，降低手术应激反应，减少手术并发症和手术风险，加快术后恢复，缩短住院时间，减少住院费用，提高患者的生命质量。

一、周围神经外科 ERAS 的术前管理

（一）术前一般状态评估

（1）详细的门诊问诊及体格检查。做好体格检查记录及缺失检查记录，吸烟患者嘱戒烟 2 周以后入院。入院后完善相关常规术前检查，下肢周围神经疾病一般需行双下肢动、静脉彩超，腰椎 MRI 等检查以排除下肢血管及腰椎病变等因素引起的神经病变。高龄患者常合并心脏、脑、肺脏、肝脏及血管等慢性疾病，术前应进行手术耐受性评估，以减少术后严重并发症的发生。糖尿病、高血压患者监测血糖、血压控制状况，避免因高血糖、高血压而影响手术。

（2）入院全员进行日常生活活动（ADL）能力评估。评分 61～99 分为轻度依赖，少部分需要他人帮助；41～60 分为中度依赖，大部分需要他人帮助；≤40 分为重度依赖，完全需要他人帮助，周围神经疾病患者多因肢体麻木、疼痛存在不同程度自理能力缺陷，需根据评分结果给予不同措施，必要时家属陪护，满足患者住院需求。

（3）入院全员应用 Waterlow 压疮评估表进行风险评估。Waterlow 压疮评估表包括体型、皮肤类型、性别、年龄、失禁情况、运动能力、营养筛查、组织营养不良、神经功能障碍、手术相关、用药共计 11 个条目，评估项目全面，评分＜10 分为低危患者；≥10 分且＜20 分为中危患者，要求每周评估 2 次；≥20 分为高危患者，要求每天评估 1 次；≥30 分为极高危患者，要求每班评估 1 次，患者病情变化（如手术、用药情况变化等）时要随时评估，根据不同评估分值采取不同措施。周围神经疾病患者手术涉及多根神经，手术时间长，术中长时间保持固定体位，容易发生压力性损伤，因此手术当日需预估手术时长，针对评分显示的中高危患者，提前采取保护性措施，减少术中压力性损伤发生。

（二）血栓风险评估与管理

入院时全员应用 Caprini 血栓风险评估表进行血栓风险评估：0～2 分为低危，可不采取措施；3～4 分为中危，教会患者踝泵运动方法；≥5 分为高危，除踝泵运动外，综合病情必要时应用低分子肝素治疗，降低术后深静脉血栓形成的风险。周围神经下肢疾病因肢体疼痛、麻木等使患者活动减少，需向患者及其家属强调下床活动对于预防深静脉血栓形成的重要性，提高其重视度，鼓励适量下床活动。

（三）术前疼痛评估与管理

入院时全员应用数字评分法（NRS）进行疼痛评估，0分为无痛，1～3分为轻度疼痛，4～6分为中度疼痛，7～10分为重度疼痛，因多数患者入院时即存在疼痛症状，所以需动态监测患者疼痛程度，并根据疼痛程度给予不同处理措施，使NRS评分不大于3分。根据NRS评分决定评估频次：轻度疼痛为2次/日，评估时间为2 pm、10 pm；中度疼痛为3次/日，评估时间为6 am、2 pm、10 pm；重度疼痛为4次/日，评估时间为6 am、10 am、2 pm、10 pm。疼痛暴发时随时评估，每日评估频次由前一日疼痛最高值决定。术前疼痛管理以口服非甾体类药为主，神经痛患者辅予钙离子通道药物（如加巴喷丁、普瑞巴林等），重度疼痛止痛效果不明显时可辅以阿片类药物，需注意控制阿片类药物用量。

（四）术前禁食水

在围手术期的ERAS管理中，术前禁食水时间是重点也是难点。对于无胃肠道动力障碍的患者，共识推荐术前6 h禁固体食物，术前2 h禁饮。建议固体食物为淀粉类固体食品；清流质可选择清水、糖水、咖啡（不含奶）、茶水、无渣果汁等。排除合并胃排空延迟、胃蠕动异常、急诊手术、糖尿病神经病变、颅内压顺应性下降等患者，推荐患者术前口服含碳水化合物的饮品，通常是在术前2 h饮用不多于400 mL 12.5％的碳水化合物饮品，如麦芽糊精果糖溶液。但围手术期禁食水涉及诸多环节，如麻醉师、手术室护士、病房医生、病房护士、患者及其家属等，且前一台手术时间的不确定性或手术室平台提前安排手术等造成手术时间不确定，都是影响术前禁食水时间的重要因素。为了保证患者顺利手术，大多数情况下，病房护理人员会选择让患者遵守更保守的禁食水时间，以防禁食水时间不够而延误手术，此项需要在临床工作中逐渐摸索实践。

（五）术前宣教

术前宣教从患者入院前的门诊开始，持续至手术前，向患者及其家属介绍ERAS成功病例，讲解ERAS各阶段具体实施方法，以便患者充分了解，若有疑问，及时提出，促进医、护、患充分沟通，减轻患者焦虑、紧张情绪，取得理解配合，促进ERAS顺利实施。

二、周围神经外科ERAS的术后管理

（一）术后营养管理

术后早期恢复经口进食是安全的，且对术后恢复至关重要。术后早期经口进食能够减少术后并发症、缩短住院时间、降低住院费用。周围神经疾病手术相对安全，术后返回病房麻醉清醒6 h后，无恶心、呕吐症状可分次少量饮水，既能缓解患者术后口渴、饥饿、焦虑等，又能逐步恢复胃肠道功能。透析相关周围神经疾病患者因限制输液量，可缩短禁食时间，酌情尽早进食。术后一日进食流食，逐步过渡到半流食、普食，鼓励摄入高蛋白、高营养、高热量、富含纤维素的食物，促进伤口愈合。

（二）术后管道管理（呼吸道、尿道、引流管等）

全身麻醉手术结束后拔除气管插管或喉罩，在麻醉恢复室严密监测，病情平稳后返回病房，避免引起患者或家属的焦虑、紧张情绪；对于携带导尿管返回病房的患者，定时评估患者导尿管不耐受情况及留置导尿管的必要性，术后一日查房，若无禁忌，即可拔除。尿管刺激症状明显者返回病房麻醉清醒6 h后可酌情拔除导尿管。留置术区引流管是导致术后感染的相关因素，还可影响患者术后早期下床活动，延长住院时间。可在术中充分止血，对于留置引流管的患者，每日评估引流管留置的必要性，尽早拔除。

（三）术后疼痛评估及管理

继续沿用术前疼痛数字评分法（NRS）进行评估，评估频次同前，术后镇痛时选择多种镇痛方法和不同起效机制的镇痛药物，使镇痛作用协同或相加，实现最佳的预期理想效应。轻、中度疼痛患者可口服非甾体类药如去痛片（属于短效药物）等，每次1～2片，每日2次，中度疼痛、口服去痛片效果不理想的患者加服洛芬待因缓释片（属于长效药物），每次2～4片，每12 h一次，重度疼痛患者加用氟比洛芬酯注射液

50 mg 或 100 mg 静脉点滴,以期达到良好镇痛效果。

（四）术后静脉血栓栓塞症（VTE）管理

根据 Caprini 评分标准,大多数周围神经疾病患者术前即存在一种或多种 VTE 危险因素,手术后因病情需卧床或患肢制动,Caprini 评分为中高危时,向患者及其家属详细讲解 VTE 的危害性,签署高危告知书,监督卧床患者每日完成踝泵运动,多饮水,勤翻身等,必要时双下肢穿抗血栓梯度压力带或应用循环式气压泵治疗,病情允许时鼓励尽早下床活动。周围神经下肢手术患者会有肢体肿胀,每日须观察下肢肿胀情况,肿胀严重或减轻后又加重时,警惕深静脉血栓形成,及时行双下肢超声血管检查。

（五）早期下床活动

术后早期下床活动（early postoperative ambulance）被认为是加速康复外科理念中很重要的一项干预内容,可以促进外科术后患者胃肠功能恢复、改善全身血液循环、促进伤口愈合、减少肺部并发症及下肢深静脉血栓形成,更重要的是有助于增强患者的自我康复能力。目前,国内外学者对术后早期下床活动的概念尚无统一标准。全身麻醉头部手术患者手术当日取平卧位,练习床上翻身,活动双下肢,做足背背屈、跖屈及双下肢交替抬高运动,术后一日晨可抬高床头 30°,无头痛、头晕等不适主诉者可逐步抬高至 45°、60° 直至能在床上坐起、床边坐起、床边站立、病室行走、楼道行走等活动须循序渐进,让家属陪护,避免跌倒发生。周围神经疾病肢体手术患者手术当日可抬高床头,抬高患肢使其高于心脏水平 20°～30°,以促进血液回流,避免肢体肿胀,手术当日可进行指（趾）端小范围活动,动作轻柔,以不引起疼痛为宜,术后一日可进行大关节运动,酌情下床活动,下肢手术患者下床活动需使用辅助用具,避免手术侧肢体负重,逐步加强运动强度,恢复正常功能。

三、出院标准及随访

（一）出院标准

患者出院标准:恢复普通饮食,伤口愈合良好,无感染征象,口服止痛药物镇痛效果良好,ADL 评分 ≥61 分,基本生活自理。做好出院指导。

（二）随访

出院后 24～48 h 电话随访,了解患者疼痛情况、伤口护理、出院后并发症等情况,给予对症处理,需重点关注出院后并发症的发生及再次住院时间。

（左　颖　程江婷）

参 考 文 献

[1]　国家卫生健康委员会医管中心加速康复外科专家委员会,浙江省医师协会临床药师专家委员会,浙江省药学会医院药学专业委员会.中国加速康复外科围手术期非甾体抗炎药临床应用专家共识[J].中华普通外科杂志,2019,34(3):283-288.

[2]　刘静,屈秀娜,姜朋朋,等.基于加速康复外科理念缩短接台手术术前禁饮食时间的应用研究[J].中国实用护理杂志,2021,37(7):499-504.

[3]　李春雨,韩超,李荦芸,等.加速康复外科(ERAS)理念的由来及发展[J].中华医史杂志,2017,47(2):124-127.

[4]　王军,张娜芹,魏丽丽,等.术后早期下床活动在神经外科手术患者中的应用[J].中华现代护理杂志,2019,25(35):4631-4634.

[5]　王国林,仓静,邓小明,等.成年人非阿片类镇痛药围手术期应用专家共识[J].国际麻醉学与复苏杂志,2019,40(1):1-6.

[6]　张黎,于炎冰,林朋,等.正中神经显微减压术治疗糖尿病性上肢周围神经病[J].中华神经外科疾病

研究杂志,2009,8(5):453-455.

［7］   杨文强,于炎冰,王琦,等.皮下前置术与肌下前置术治疗透析相关尺神经卡压综合征的对比研究 ［J］.中国微侵袭神经外科杂志,2020,25(1):21-24.

［8］   杨文强,于炎冰,王琦,等.周围神经显微减压术治疗上肢透析相关周围神经病的疗效分析［J］.中华 神经外科杂志,2020,36(4):365-369.

［9］   张彦卿,范春艳.周围神经显微减压术治疗糖尿病周围神经病围手术期护理［J］.中日友好医院学 报,2018,32(4):253.

［10］ 中国医师协会脑胶质瘤专业委员会.中国神经外科术后加速康复外科(ERAS)专家共识［J］.中华 神经外科杂志,2020,36(10):973-983.

［11］ 中华医学会肠外肠内营养学分会,中国医药教育协会加速康复外科专业委员会.加速康复外科围 术期营养支持中国专家共识(2019 版)［J］.中华消化外科杂志,2019,18(10):897-902.

［12］ 中国医师协会神经内科医师分会疼痛和感觉障碍专委会.糖尿病性周围神经病理性疼痛诊疗专家 共识［J］.中国疼痛医学杂志,2018,24(8):561-567.

［13］ 中华医学会外科学分会,中华医学会麻醉学分会.加速康复外科中国专家共识及路径管理指南 (2018 版)［J］.中国实用外科杂志,2018,38(1):1-20.

［14］ Ifrach J,Basu R,Joshi D S,et al. Efficacy of an enhanced recovery after surgery (ERAS) pathway in elderly patients undergoing spine and peripheral nerve surgery［J］. Clin Neurol Neurosurg, 2020,197:106-115.

［15］ Paduraru M,Ponchietti L,Casas I M,et al. Enhanced recovery after surgery (ERAS)—The evidence in geriatric emergency surgery:a systematic review［J］. Chirurgia (Bucur),2017,112 (5):546-557.

［16］ Practice guidelines for preoperative fasting and the use of pharmacologic agents to reduce the risk of pulmonary aspiration:application to healthy patients undergoing elective procedures:an updated report by the American Society of Anesthesiologists task［J］. Anesthesiology,2017,126 (3):376-393.

［17］ Qu L,Liu B L,Zhang H T,et al. Management of postoperative pain after elective craniotomy:a prospective randomized controlled trial of a neurosurgical enhanced recovery after surgery (ERAS) program［J］. Int J Med Sci,2020,17(11):1541-1549.

第十篇

周围神经疾病的研究进展

第三十五章　周围神经损伤信号转导机制

　　周围神经系统(peripheral nervous system,PNS),指脑和脊髓以外的所有与中枢神经系统相互传递信息以保证物质输入输出的神经部分,可分为传入神经和传出神经。传入神经将体内或外界施予的任何刺激瞬间转化为神经信号,并传递给中枢;传出神经将感受到的化学信号转变为物理信号并传送到周围靶器官。

　　周围神经损伤(peripheral nerve injury,PNI)主要指由于各种原因引起受该神经支配的区域出现感觉障碍、运动障碍和营养障碍,分为臂丛神经损伤、腋神经损伤、肌皮神经损伤、正中神经损伤、桡神经损伤、尺神经损伤、股神经损伤、坐骨神经损伤、腓总神经损伤等,严重影响患者的生活质量。针对周围神经损伤的机制研究将会为该类疾病的治疗提供理论基础。

　　哺乳动物中枢神经系统(CNS)中成熟的神经元在损伤后轴突不能再生。与中枢神经系统不同,周围神经系统神经元的轴突有一定的再生能力。周围神经损伤后,会发生一系列的细胞和分子反应,包括轴突退化、吞噬作用、神经营养因子分泌等。这些过程与多种细胞,如神经元(又称神经细胞)、施万细胞、巨噬细胞等代谢变化相关,并调控相关的神经转导机制。因此,深入研究代谢通路有利于神经损伤后治疗与神经再生。

第一节　信号转导通路

　　促分裂原活化的蛋白激酶(mitogen-activated protein kinase,MAPK)通路对生长和分化极为重要,哺乳动物体内存在的三条主要 MAPK 通路:胞外信号调节激酶(extracellular signal regulated kinase,ERK)通路、c-Jun 氨基末端激酶(c-Jun N terminal kinase,JNK)通路、P38 通路。其中,ERK 通路是调节细胞生长增殖、分化和凋亡的基本信号途径,JNK、P38 通路可被应激刺激、细胞因子、生长因子等激活。

一、JNK 通路

　　施万细胞(Schwann cells,SCs)是周围神经系统结构和功能的主要细胞。周围神经损伤后,施万细胞进行增殖、迁移,并能产生多种神经营养因子,促进和引导远侧神经断端的生长。向不同的周围神经支架移植施万细胞能加快神经再生,因而施万细胞已经应用于临床神经系统再生和脱髓鞘疾病的治疗。

　　周围神经损伤后,其远端轴突发生变性,包裹在轴突外围的髓鞘逐步退化,进而被降解吸收,这个过程被称为脱髓鞘。周围神经的髓鞘由施万细胞形成。脱髓鞘后的施万细胞进入去分化状态并大量增殖,增生的施万细胞在其基底膜围成的神经膜管内有秩序地互相嵌合,连续排列,形成一条实心的细胞索(宾格尔带),诱导轴突再生。

　　研究表明,JNK 通路与脱髓鞘的过程密切相关。c-Jun 属于一种原癌基因,所编码的 c-Jun 蛋白定位于细胞核内,发挥转录因子的作用。研究发现 c-Jun 在未髓鞘化的早期施万细胞中有较高水平的表达,随着髓鞘的形成与成熟,其表达量逐渐下降,并最终维持在很低的水平。当周围神经受到损伤时,其表达量又会大量提高,因此,c-Jun 与周围神经损伤后修复与再生密切相关。

　　近年来,通过对信号转导通路的解析与信号分子的鉴定,研究者发现,几乎所有的信号分子都与JNK 通路相关,它们直接或间接地作用于该蛋白,并参与神经元脱髓鞘的代谢过程(图 35-1)。

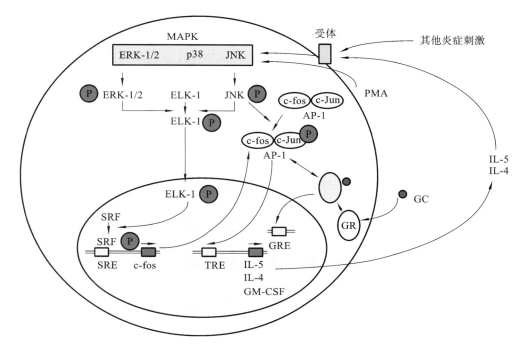

图 35-1　JNK 通路与其他通路共同调节细胞代谢通路

SRF,血清应答因子;SRE,血清应答元件;TRE,甲状腺激素应答元件;GRE,糖皮质激素应答元件;GM-CSF,粒细胞-
巨噬细胞集落刺激因子;GR,糖皮质激素受体;GC,糖皮质激素

二、ERK 通路

在周围神经系统中,ERK 通路参与各种生理及病理过程。当周围神经被损伤后,细胞内谷氨酸受体
被激活,促使大量 Ca^{2+} 由胞内外流,激活 ERK 通路,从而引起一系列生物学反应。

研究发现,周围神经损伤后,受损神经的近端轴突部磷酸化的 ERK 蛋白高度表达,提高神经元存活
率;同时受损神经纤维也可以通过自发性修复再生,且 ERK 通路磷酸化水平提高时,可以加快受损神经
修复再生的速度。同时 ERK 通路还可以促进神经营养因子(NTFs)信号的释放,促进受损轴突再生。
ERK 信号对受损轴突在激活下的重新发育和自身的重新发育都具有十分重要的意义。在整个轴突生
长、延长、分支的过程中,轴突微管的装配和肌动蛋白的聚集也是靠 ERK 通路来调控的,抑制 ERK 信号
会导致肌动蛋白的解离及生长锥塌陷。周围神经受到损伤后,ERK 通路会在受损部位快速活化,减少细
胞凋亡数量,降低神经损伤的程度,对周围神经损伤后的再生修复具有间接的促进作用。ERK 通路与其
他信号通路对受损周围神经的调控,共同维持着神经元增殖与凋亡间的平衡,以调节周围神经系统的损
伤修复(图 35-2)。

三、JAK/STAT 通路

JAK/STAT 通路是与细胞的生长、生存、发展和分化密切相关的信号转导通路。作为真核生物的一
种进化保护途径,JAK/STAT 通路与脊髓损伤区域的神经生长和胶质瘢痕形成具有直接关系。

研究表明,轴突损伤后,STAT3 的激活和过度表达对神经元保护具有重要意义。JAK/STAT 通路
是细胞内信号转导通路,涉及两蛋白家族的活化,即 Janus 激酶(JAK 激酶)和信号转导及转录激活因子
(STAT)。JAK 激酶属于非受体型蛋白酪氨酸激酶家族。激酶包括 JAK1、JAK2、JAK3 和 TYK2;
STAT 家族包含七个转录因子 STAT1、STAT2、STAT3、STAT4、STAT5A、STAT5B、STAT6。JAK/
STAT 通路是一个调节基因表达的信号转导通路,该通路通过生长因子、激素或细胞因子等多肽激活细
胞膜受体,进而激活细胞膜中的 JAK 蛋白。JAK 蛋白通过与细胞膜受体结合并激活酪氨酸磷酸化。随
后,通过酪氨酸磷酸化激活细胞质中的 STAT,STAT 二聚体易位到细胞核。在细胞核内,它们绑定到特
定的顺式作用元件,实现不同的靶基因的转录,从而调控细胞代谢进程(图 35-3)。

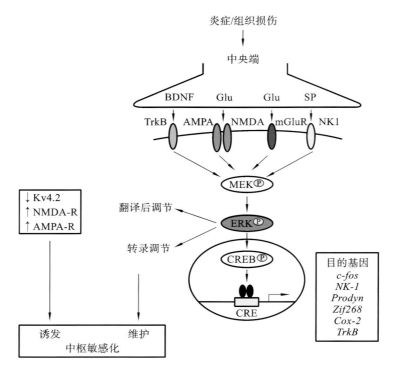

图 35-2　ERK 信号转导通路调控细胞代谢机制

BDNF,脑源性神经营养因子;Glu,谷氨酸;SP,P 物质;AMPA,α-氨基-3-羟基-5-甲基-4-异唑;NMDA,N-甲基-D-天门冬氨酸;mGluR,代谢型谷氨酸受体;MEK,丝裂原活化蛋白激酶;Ⓟ,磷酸化修饰;CREB,CAMP 反应元件结合蛋白;CRE,CAMP 反应元件

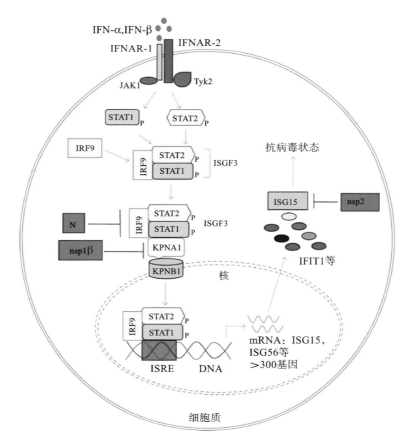

图 35-3　JAK/STAT 通路调控细胞代谢机制

四、NF-κB 通路

核转录因子-κB(nuclear transcription factor- kappa B，NF-κB)最初是在 B 淋巴细胞核提取物中发现的，是一种能与免疫球蛋白链基因增强子 κB 序列(GGGACTTTCC)特异性结合的核蛋白因子。随着研究深入，研究者发现 NF-κB 广泛存在于多种细胞中，能与多种细胞基因的启动子和增强子中的 κB 序列位点特异性结合，进而调节靶蛋白转录活性，在周围神经损伤和轴突再生中起重要作用。

生理状态下，NF-κB 存在于周围神经系统的神经元胞体、轴突，施万细胞，细胞外基质等中，介导正常的神经发育和生理功能。周围神经损伤后，NF-κB 通路被激活，作用于靶基因表达多种细胞因子，同时各种细胞因子通过不同信号转导机制进一步激活或抑制 NF-κB，形成正负反馈环路(图 35-4)。NF-κB 信号转导机制复杂，涉及多种细胞和细胞因子。周围神经损伤后，早期炎症反应清除变性轴突和崩解髓鞘，有利于轴突再生，而炎症的级联放大反应阻滞轴突再生。在炎症反应的各个阶段选择合适的时间点调控 NF-κB 有利于促进神经损伤后修复。NF-κB 通路与其他细胞代谢信号转导通路相互作用，共同调控神经元损伤后修复与再生。

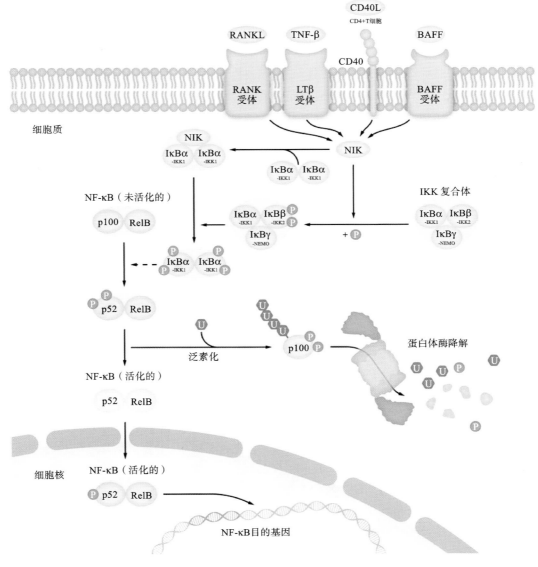

图 35-4　NF-κB 信号转导通路示意图
RANK，NF-κB 受体激活蛋白；LTβ，淋巴毒素-β；BAFF，B 细胞激活因子；IKK，IκB 激酶；NIK，NF-κB 诱导激酶

（张文川　吴祎炜　解冰冉　周　晗　程　果）

第二节　细胞因子

一、细胞黏附分子

施万细胞膜表面会表达细胞黏附分子（CAM）和一些膜受体等，细胞黏附分子可使基质具有黏着性，而且轴突和非神经元在各细胞黏附分子的作用下互相识别、传递信号。在神经轴突生长过程中，生长锥上的受体蛋白可以和细胞黏附分子结合，从而使周围神经新生生长锥内的成分发生变化，新生神经轴突因此可以生长并延长。轴突聚集成束也是靠黏附分子的作用，对髓鞘的形成也有积极的影响。

二、TGF-β1

当神经损伤后，其断端远侧与神经元胞体失去联系，受损轴突能量缺失，断端发生大量 Na^+ 内流以及大量 K^+、蛋白质外流，同时 Ca^{2+} 内流增加，其中 Ca^{2+} 内流是破坏轴突内环境稳定，激活 Ca^{2+} 依赖性磷脂酶和蛋白水解酶，并最终导致细胞骨架崩解和轴突破坏的重要原因，也是发生沃勒（Waller）变性的主要机制之一。

瘢痕是正常创伤愈合过程中的重要环节，也是创伤修复后的一种自然产物，通俗地讲，没有瘢痕的形成就没有创伤的正常愈合。周围神经横断性损伤后，其神经内膜、束膜、外膜等神经支持结构也会发生相应的损伤。而这些神经结缔组织损伤后是无法再生的，只能通过肉芽组织增生的方式完成纤维性修复，因其必然伴随着瘢痕的形成，故又称为瘢痕修复。瘢痕组织的特点就是细胞外基质的过度沉积及降解不足所致的过度纤维化。

转化生长因子-β（transforming growth factor-β，TGF-β）是最早于 1981 年由 Roberts 等在诱导大鼠 Fb 增殖过程中发现并分离的一类具有多种生物学效应的多肽类细胞因子，在细胞增殖、分化及凋亡过程中发挥着重要作用。目前，哺乳动物体内共发现有三种 TGF-β 异构体，即 TGF-β1、TGF-β2 和 TGF-β3，其中 TGF-β1 所占比例最高，约 90%，活性最强，与瘢痕形成关系也最为密切。在正常生理情况下，TGF-β1 主要以无生物活性的形式存在于机体内几乎所有的正常组织（如血小板、巨噬细胞、成纤维细胞、内皮细胞等）中。在组织损伤后，由于受到外界刺激，血小板会通过脱颗粒的方式在损伤局部释放 TGF-β1，释放到损伤局部的 TGF-β1 则以自分泌或旁分泌方式，单独或协同作用于创面修复细胞，启动伤口愈合的复杂程序化过程。

三、神经生长因子

为了保证神经元发育、成长和功能运转，施万细胞会产生许多神经营养因子（neurotrophic factor，NTF）。当周围神经受到损伤时，施万细胞还可以保护神经元，减少沃勒变性带来的伤害和造成的死亡。施万细胞不仅可以维持神经元存活，还可以通过分泌 NTF 促进神经元修复与再生，降低炎症带来的损伤，维持并促进周围神经功能的恢复。施万细胞分泌的神经营养因子，主要包括神经生长因子（NGF）、脑源性神经营养因子（BDNF）以及睫状神经营养因子（CNTF）等。其中 NGF 主要来源于施万细胞，是周围神经系统内维持交感神经元正常功能的一种主要的生物活性分子，它既可以促进神经元的分化成熟，也可以调节神经元与其突触间的相互作用关系，并且可以参与整个神经系统的记忆活动和信号的传导。在正常的周围神经系统环境，NGF 的含量不高，若周围神经受到损伤，该细胞因子的表达水平会快速升高，以增强轴突的再生能力。

（张文川　吴祎炜　解冰冉　周　晗　程　果）

参 考 文 献

［1］ Corrigan C J,Loke T K. Clinical and molecular aspects of glucocorticoid resistant asthma［J］. Ther Clin Risk Manag,2007,3(5):771-787.

［2］ Gao Y J,Ji R R. c-Fos and pERK,which is a better marker for neuronal activation and central sensitization after noxious stimulation and tissue injury? ［J］. Open Pain J,2009,2:11-17.

［3］ Wang R,Zhang Y J. Antagonizing interferon-mediated immune response by porcine reproductive and respiratory syndrome virus［J］. Biomed Res Int,2014,2014:315470.

第三十六章　周围神经损伤后修复与再生

第一节　调控基因

不同于中枢神经系统,周围神经系统具有一定的再生能力。当周围神经发生损伤时,神经断端远端的神经纤维发生沃勒变性,施万细胞下调髓鞘相关基因的表达水平,同时上调神经营养因子等生长相关基因的表达水平,施万细胞发生去分化,并增殖迁移到损伤处,与巨噬细胞一起清除轴突及髓鞘碎片,同时拉伸和排列神经内膜管并分泌一系列神经营养因子,以促进和引导轴突再生。

这一过程受到多种基因的调控。一项研究表明,在大鼠坐骨神经切断后对其基因表达进行检测,结果检测到了 6000 多种差异表达基因,通过对这些基因进行功能注释,研究者发现它们主要与神经发育和轴突发生、细胞因子生物合成、细胞分化、细胞因子/趋化因子产生、神经元分化、胞质分裂、磷酸化和轴突再生有关,通过信号通路分析,这些基因主要与 MAPK 通路、JAK/STAT 通路、细胞周期、细胞因子-细胞因子受体相互作用、P53 通路和 Wnt 通路有关。

另外,有人研究了大鼠坐骨神经切断后,断端近端的基因表达变化,结果发现,与检测刺激、回应刺激、炎症反应、免疫反应、细胞迁移、细胞增殖、细胞死亡、轴突再生与引导、髓鞘形成等功能有关的基因的表达发生了明显变化。

在坐骨神经切断后,研究者对背根神经节的基因表达变化进行分析,发现与轴突生长密切相关的基因随着时间出现了变化。在损伤早期,少数与轴突生长相关的基因表达水平上调;在损伤中期,有更多的与轴突生长相关的基因表达水平上调;在损伤后期,出现了更多的与轴突生长相关的基因的表达水平上调。

可见,当周围神经发生损伤时,各种与神经再生功能相关的基因表达水平上调,从而促进轴突的生长及髓鞘的形成,最终完成周围神经的修复及再生。对这些基因及相关信号通路的进一步研究,有助于我们进一步了解周围神经再生的过程及机制,从而更好地干预周围神经再生,更好地解决周围神经修复及再生的临床问题。

(张文川　吴祎炜　解冰冉　周　晗　程　果)

第二节　细胞因子

细胞因子主要是指由各种细胞分泌的具有调节功能的小分子多肽。细胞因子包括白细胞介素、干扰素、肿瘤坏死因子、集落刺激因子、生长因子和趋化因子等。

已有的大量研究表明细胞因子在维持神经系统的正常生理功能方面具有重要作用,当受到各种刺激时,它们的表达水平会上调,以维持神经组织的稳态。能产生细胞因子的细胞种类众多,细胞因子的活性范围极其广泛,并且各种细胞因子间常具有协同作用,一种细胞因子经常可以促进另一种细胞因子的释放。

在周围神经系统中,细胞因子主要由周围神经元、神经胶质细胞及免疫细胞产生。细胞因子对周围神经修复及再生的影响与细胞因子的浓度有关,适宜的细胞因子浓度会促进周围神经的再生,一旦偏离最佳浓度,反而会影响周围神经再生,甚至抑制周围神经再生。然而目前对各种细胞因子最佳浓度的形成以及浓度调节方式的具体机制仍有待进一步研究。

施万细胞分泌的细胞因子对轴突生长具有直接或间接的影响。当周围神经损伤时,受损神经断端远端的细胞因子会出现 2~3 次的上调。在损伤早期阶段,施万细胞等分泌的细胞因子主要与髓鞘破坏及巨噬细胞的募集有关。中期阶段,施万细胞发生增殖及去分化,并迁移到神经损伤的远端,分泌细胞因子、神经营养因子及细胞黏附分子等,从而刺激和引导轴突再生。晚期阶段,施万细胞分泌的细胞因子介导的炎症反应主要与其自身增殖、存活及促进轴突生长有关。有研究表明,低水平的促炎性细胞因子可以刺激背根神经节神经元的轴突向外生长。细胞因子与神经营养因子的相互作用,是炎症反应调节轴突再生的机制之一。

(1)白介素-1β(IL-1β):IL-1β 是一种促炎性细胞因子,在周围神经损伤早期,IL-1β 的表达水平在未成熟的施万细胞中轻微上调,并在施万细胞开始髓鞘再生时消失。IL-1β 可以调节施万细胞和成纤维细胞合成神经生长因子,并与神经生长因子-3 一起协同促进神经突生长。并且 IL-1β 可以抵消其他因素引起的轴突生长抑制,以促进轴突生长。在周围神经损伤早期,IL-1β 有助于巨噬细胞募集、施万细胞增殖和神经轴突生长。

(2)肿瘤坏死因子-α(TNF-α):周围神经损伤早期,TNF-α 在周围神经中的表达水平高度上调,TNF-α 对髓鞘降解、施万细胞活化及巨噬细胞募集具有促进作用。TNF-α 对周围神经再生的具体影响仍有争议。

(3)白介素-6(IL-6):IL-6 在神经再生中发挥着多种作用。

(4)前列腺素:前列腺素 E2 是一种炎症介质,也是受损神经中大量产生的重要介质之一。

(张文川　吴祎炜　解冰冉　周　晗　程　果)

第三节　营养细胞

在周围神经损伤后修复及再生的治疗及研究中,多种细胞发挥着重要作用。

1. 施万细胞　施万细胞是周围神经系统中最主要的神经胶质细胞,对神经元的存活和功能起着至关重要的作用。当周围神经发生损伤时,施万细胞的表型会快速发生改变,它们的基底层为轴突再生提供了通道,而轴突再生是神经再生的关键过程。另外,施万细胞还会分泌多种生长因子,如脑源性神经营养因子、胰岛素样生长因子和神经胶质瘤源性生长因子。施万细胞还具有参与髓鞘清除的吞噬能力。施万细胞的这些功能使其成为周围神经系统修复与再生的重要的营养支持细胞。

2. 胚胎干细胞　周围神经损伤后,许多神经元因为营养不足而死亡。胚胎干细胞具有无限增殖和分化为神经元的潜能,因此成为组织工程中营养支持细胞的重要候选者。胚胎干细胞是来自囊胚期胚胎内细胞团的未分化的多能细胞,具有几乎无限的自我更新能力和分化为体内任何类型细胞的能力。并且,生长因子可调节控制胚胎干细胞的分化方向。

3. 神经干细胞　神经干细胞是多能干细胞,可以分化为神经元、星形胶质细胞和少突胶质细胞,还可以无限增殖并在神经损伤时进行快速细胞扩张。神经干细胞的多向分化、强可塑性、高迁移能力、易于体外分离和培养以及低免疫原性的特性,使其成为周围神经损伤修复和再生营养细胞的选择之一。

4. 间充质干细胞　骨髓间充质干细胞,是位于骨髓基质的一类多能干细胞,最初是由 Friedenstein 等发现的,具有分化为成熟细胞并分泌生长因子及其他可溶性介质、作为蛋白质药物递送载体等能力。由于骨髓间充质干细胞容易通过抽吸骨髓获得,并通过体外培养大规模扩增,骨髓间充质干细胞越来越多地被应用于各种基本的细胞治疗中。

(张文川　吴祎炜　解冰冉　周　晗　程　果)

第四节　免疫抑制剂

周围神经损伤后的功能恢复在人类中很少见,主要原因有诊断和治疗不及时、轴突定向错误,以及神经再生速度缓慢导致器官再支配所需的时间较长。

免疫抑制剂他克莫司(FK506)是美国食品药品监督管理局批准的用于防止实体器官同种异体移植后排斥反应的大环内酯类抗生素,1994年首次报道了它的神经再生作用。他克莫司显示出了作为神经营养药物的巨大潜力,但由于其具有多器官毒性及全身免疫抑制性等全身效应,其在周围神经损伤患者中的应用受到限制。

随着近年来生物工程、生物相容性和局部给药系统的发展,人们的视线重新回到了应用他克莫司局部治疗周围神经损伤,同时避免其全身副作用上。可控的具有生物相容性的局部他克莫司给药装置再次燃起了人们使用他克莫司来改善周围神经损伤后功能的希望。

生物工程给药装置的最新进展是通过设计可植入的、可生物降解的局部给药系统,实现持续的局部给药,并避免他克莫司的全身效应,这重新激发了人们对他克莫司神经再生特性的兴趣。未来的研究工作主要侧重于这些设备的临床可转化性,特别是确保有效性、商业化的可行性、应用的简单性和成本优化。

总之,局部给药系统使得具有神经再生特性的免疫抑制剂在周围神经损伤的治疗方面具有很大的应用前景。

(张文川　吴祎炜　解冰冉　周　晗　程　果)

第五节　周围神经移植

交通事故、建筑事故、自然灾害、战争、医源性事故等意外会导致周围神经损伤,并导致许多患者最终发展为终生残疾。在周围神经的各种损伤中,最严重的是神经的完全中断,这种情况对患者来说无疑是灾难性的。与中枢神经系统不同,周围神经系统在一定程度上具有内在的再生和自我修复的能力,故当周围神经完全中断这种情况发生时,最佳的治疗策略是及时进行重建手术,以期达到神经再生和功能修复。

周围神经修复技术可以分为两大类,一种是神经修复,另一种是神经移植。神经修复主要包括神经端端缝合法和神经端侧缝合法。神经端端缝合法是指将横断的神经直接进行端对端缝合,这种方法一般适用于较小的周围神经缺失,神经缝合后不会产生太大的张力。神经修复的另一种常见方法是神经端侧缝合法,指将功能不太重要的神经的分支,缝合到受损的神经上,从而恢复受损的神经的功能。

当神经缺损较大,上述方法已无法吻合时,就需要通过神经移植来修复受损的周围神经。神经移植包括自体神经移植和神经支架移植。自体神经移植由Philipeaux和Vulpain在1870年首创,尽管近年来在周围神经损伤的手术修复方面取得了很大的进展,但自体神经移植与其他治疗方法相比仍是周围神经横断治疗的金标准。自体神经移植也有很多局限性,如供体神经的来源有限,为了获得供体神经需要进行二次手术,供体部位术后并发症的发生以及供受体神经之间不匹配等。因此众多研究者正致力于寻找自体神经移植物的有效替代品,而组织工程的神经支架移植物为这一目标的达成提供了可能。

与大多数组织工程产品一样,组织工程神经支架移植物通常由物理支架和各种生物成分组成,包括支持细胞、生长因子等。目前研究聚焦的物理支架包括各种天然聚合物和人工合成材料,如壳聚糖和各种新型纳米材料。所使用的支持细胞主要包括施万细胞、胚胎干细胞、神经干细胞和间充质干细胞。同时也有人研究各类生物分子应用于神经支架对周围神经再生的促进作用,如神经生长因子、脑源性神经营养因子、神经营养因子-3、神经营养因子-4、神经营养因子-5、胶质细胞源性神经营养因子以及各种细胞外基质等。这些不同设计的组织工程神经支架移植物已经在各种动物实验中取得了令人满意的结果,但距离真正应用到人体身上,还需要更多的以及更进一步的研究。

（张文川　吴祎炜　解冰冉　周　晗　程　果）

参 考 文 献

［1］　Li S Y,Xue C B,Yuan Y,et al. The transcriptional landscape of dorsal root ganglia after sciatic nerve transection[J]. Sci Rep,2015,5:16888.

［2］　Li S Y,Liu Q Q,Wang Y J,et al. Differential gene expression profiling and biological process analysis in proximal nerve segments after sciatic nerve transection［J］. PLoS One,2013,8(2):e57000.

［3］　Yao D B,Li M Y,Shen D D,et al. Expression changes and bioinformatic analysis of Wallerian degeneration after sciatic nerve injury in rat[J]. Neurosci Bull,29(3):321-332.

［4］　Gu X S,Ding F,Yang Y M,et al. Construction of tissue engineered nerve grafts and their application in peripheral nerve regeneration[J]. Prog Neurobiol,2011,93(2):204-230.

第三十七章　周围神经常见分子生物学实验技术

第一节　聚合酶链反应技术

聚合酶链反应（polymerase chain reaction，PCR）是一种用于放大扩增特定的 DNA 或 RNA 片段的分子生物学技术。1983 年，美国 Mullis 首先提出设想，并于 1988 年发明了聚合酶链反应，即简易 DNA 扩增法。DNA 片段 PCR 是利用 DNA 在体外 95～98 ℃ 高温时变性成单链，低温（经常是 50～60 ℃）时引物与单链按碱基互补配对的原则结合，再调温度至 DNA 聚合酶最适反应温度（不同的酶温度不同），DNA 聚合酶沿着磷酸到五碳糖（5′→3′）的方向合成互补链。基于聚合酶制造的 PCR 仪实际就是一个温控设备，能在变性温度、复性温度、延伸温度之间很好地进行控制。PCR 技术已获得快速发展，现在除了传统的 PCR 以外，还发展了以 mRNA 为模板的反转录 PCR，能测定 mRNA 含量的实时荧光定量 PCR、巢式 PCR 等。PCR 是获取或放大目的基因片段的一种方法，已被广泛应用于遗传病家系分析、传染病分析、法医鉴定等，在生物学乃至相关学科发展中具有重要作用。

一、普通 PCR

典型的 PCR 体系主要成分包括引物、模板 DNA、热稳定的 DNA 聚合酶、dNTPs、缓冲液 buffer，并以一定的比例混合。其中引物的设计为一对正向与反向引物，可借助计算机辅助软件进行引物设计。每个 PCR 周期主要包括 3 个步骤：DNA 热变性，引物退火，引物延伸。新合成的 DNA 链可作为模板，与另一对引物退火并延伸生成新的 DNA 产物，重复循环之后，即可获得扩增后的 DNA 目的片段（图 37-1）。

二、反转录 PCR

反转录 PCR（reverse transcription PCR，RT-PCR）或者称逆转录 PCR，是 PCR 的一种广泛应用的变形，用于定量检测某种 RNA 的含量。在 RT-PCR 中，一条 RNA 链被逆转录成为互补 DNA，再以此为模板通过 PCR 进行 DNA 扩增。由一条 RNA 单链转录为互补 DNA（cDNA）称作"逆转录"，由依赖 RNA 的 DNA 聚合酶（逆转录酶）来完成。随后，DNA 的另一条链通过脱氧核苷酸引物和依赖 DNA 的 DNA 聚合酶完成，随每个循环倍增，即通常的 PCR。常用的逆转录酶有两种，即鸟类成髓细胞性白细胞病毒（avian myeloblastic leukocyte virus，AMLV）逆转录酶和莫洛尼鼠类白血病病毒（moloney murine leukemia virus，MMLV）逆转录酶。

在完成逆转录过程之后，可利用 PCR 进行定量分析。随着技术的发展，实时荧光定量 PCR（quantitative real-time PCR，qRT-PCR））或数字 PCR（digital PCR，ddPCR）技术也被用来做定量分析，它们比普通 PCR 进行定量分析时敏感性更高，定量更精确。

qRT-PCR 是一种在 DNA 扩增反应中，以荧光化学物质对每次 PCR 循环后产物总量进行测量的方法。利用内参或者外参法，可对待测样品中的特定 DNA 序列进行定量分析。由于在 PCR 扩增的指数时期，模板的 Ct 值和该模板的起始拷贝数存在线性关系，所以成为定量的依据。常用的检测方法包括 SYBR GreenⅠ法与 TaqMan 探针法，此两种方法均已有试剂盒，可按照试剂盒说明书进行实验操作。

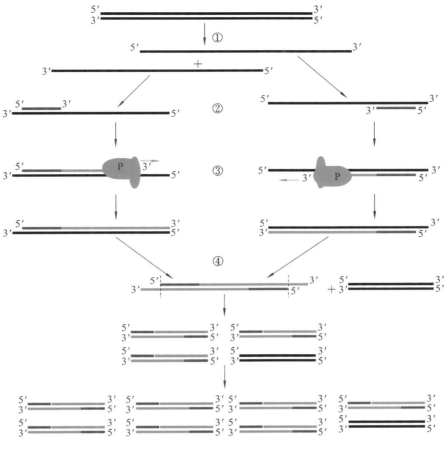

图 37-1　标准 PCR 反应示意图

　　微滴式数字 PCR（ddPCR）技术是一种新的核酸检测和定量方法，可对起始样品进行绝对定量。该检测方法采用高密度芯片技术，样本均匀分配至 20000 个单独的纳米硅基反应孔进行独立的 PCR 反应，最后通过对每个纳米孔荧光信号的有或无实现对核酸的绝对定量检测（图 37-2）。该方法已经获得了应用。

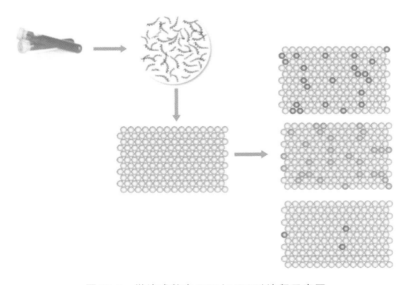

图 37-2　微滴式数字 PCR（ddPCR）流程示意图

（张文川　吴祎炜　解冰冉　周　晗　陈　果）

第二节 RNA 干扰技术

RNA 干扰(RNA interference,RNAi)是在研究秀丽隐杆线虫反义 RNA(antisense RNA)的过程中发现的,指在进化过程中高度保守的、由双链 RNA(double-stranded RNA,dsRNA)诱发的、同源 mRNA 高效特异性降解的现象。基因沉默,主要有转录基因沉默(transcriptional gene silencing,TGS)和转录后基因沉默(post-transcriptional gene silencing,PTGS)两类。TGS 是指由于 DNA 修饰或染色体异染色质化等,基因不能正常转录;PTGS 是启动了细胞质内靶 mRNA 序列特异性的降解机制。有时转基因会同时导致 TGS 和 PTGS。

病毒基因、人工转入基因、转座子等外源性基因随机整合到宿主细胞基因组内,并利用宿主细胞进行转录时,常产生一些 dsRNA。宿主细胞对这些 dsRNA 迅即产生反应,其胞质中的 Dicer 核酸内切酶将dsRNA 切割成多个具有特定长度和结构的小片段 RNA(21～23 bp),即 siRNA。siRNA 在细胞内 RNA解旋酶的作用下解链成正义链和反义链,继之由反义 siRNA 再与体内一些酶(包括内切酶、外切酶、解旋酶等)结合形成 RNA 诱导沉默复合物(RNA-induced silencing complex,RISC)。RISC 与外源性基因表达的 mRNA 的同源区进行特异性结合。RISC 具有核酸酶的功能,在结合部位切割 mRNA,切割位点即是与 siRNA 中反义链互补结合的两端。被切割后的断裂 mRNA 随即降解,从而诱发宿主细胞针对这些mRNA 的降解反应。siRNA 不仅能引导 RISC 切割同源单链 mRNA,而且可作为引物与靶 RNA 结合并在 RNA 聚合酶(RNA polymerase)作用下合成更多新的 dsRNA,新合成的 dsRNA 再由 Dicer 核酸内切酶切割产生大量的次级 siRNA,从而使 RNAi 的作用进一步放大,最终将靶 mRNA 完全降解(图 37-3)。

RNAi 发生于除原核生物以外的所有真核生物细胞内。需要说明的是,由于 dsRNA 抑制基因表达具有潜在高效性,任何导致正常机体 dsRNA 形成的情况都会引起不需要的相应基因沉寂。所以正常机体内各种基因有效表达有一套严密防止 dsRNA 形成的机制。

RNAi 技术可以特异性剔除或关闭特定基因的表达,因此该技术已被广泛用于探索基因功能和传染性疾病及恶性肿瘤的治疗领域。与传统的基于基因重组的基因敲除技术相比,RNAi 因其操作方便,特异性及敲除效率高,在基因表达调控与基因治疗方面获得了较为广泛的应用。

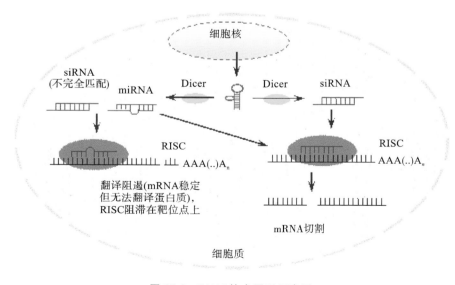

图 37-3 RNAi 技术原理示意图

（张文川 吴祎炜 解冰冉 周 晗 陈 果）

第三节　CRISPR 基因编辑技术

人类基因组 DNA 蕴含了人类生命活动所必需的遗传信息,与人类的健康息息相关,而基因组 DNA 的异常(包括碱基突变等)则能够导致人类疾病的发生。利用基因组编辑技术则可以通过纠正基因组中的异常 DNA 进而达到治疗人类遗传疾病的目的。通常情况下,基因组编辑系统需要两个主要的构造组分来实现精准的基因组 DNA 编辑,一个识别基因组 DNA 特定位置的定位子(locator)和一个对特定基因组 DNA 进行催化操作的操作子(operator)。例如,早期的基因组编辑系统 ZFN 和 TALEN,分别是将 ZF 或 TALE 作为定位子,都将 Fok I DNA 内切酶作为操作子来对基因组 DNA 进行操作。

近年来,利用细菌的 CRISPR/Cas 免疫系统发展起来的新一代基因组编辑技术在基础科学和应用研究方面都取得了一系列革命性的突破。CRISPR/Cas 蛋白,如 Cas9 与 Cas12 本身既具有与基因组 DNA 相结合的定位子结构域,也具有切割基因组 DNA 序列的操作子结构域。其操作简便,准确度和编辑效率高,因此在生物医学研究中被广泛应用。更为重要的是,近些年来,研究人员将保留识别与结合活性的 CRISPR/Cas(defect CRISPR/Cas)基因编辑酶(如 dCas9、dCas12 A、dCas13 等)与核酸脱氨编辑酶(如胞嘧啶脱氨酶 APOBEC/AID、腺嘌呤脱氨酶突变体 TadA 或 ADAR 催化结构域等)和逆转录酶(如莫洛尼鼠类白血病病毒逆转录酶)整合发展出的碱基编辑(base editor,BE,图 37-4)和导向编辑(prime editor,PE)系统,可在单碱基水平实现精准、高效的靶向性基因编辑。

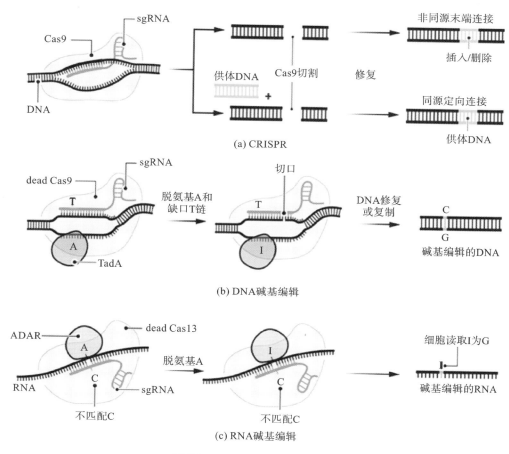

图 37-4　CRISPR 不同功能应用

dead Cas9,Cas9 的突变体;dead Cas13,Cas13 的突变体;sgRNA,单导向 RNA

(张文川　吴祎炜　解冰冉　周　晗　陈　果)

第四节　转基因动物实验

一、转基因技术

转基因技术被称为"人类历史上应用较为迅速的重大技术之一",其将人们期望的目标基因,经过人工分离、重组后,导入并整合到生物体的基因组中,从而改善生物原有的性状或赋予其新的优良性状。除了转入新的外源基因外,还可以通过转基因技术对生物体基因进行加工、敲除、屏蔽等来改变生物体的遗传特性,获得人们希望得到的性状。

随着转基因动物的出现和人类对疾病的认识逐步提高到基因水平,应用转基因动物作为人类疾病动物模型已成为当前的主流。转基因动物(transgenic animal)是指染色体基因组中整合有人工导入的外源基因或特定 DNA 片段,并能将其遗传给后代的动物。迄今为止,已建立的转基因动物达数千种,经鉴定可作为人类疾病动物模型的转基因动物有数百种,其中又以小鼠模型占绝大多数,如癌症小鼠模型、糖尿病小鼠模型等(图 37-5)。

二、基因敲除

基因敲除(gene knockout)是使含有一定已知序列的 DNA 片段与受体细胞基因组中序列相同或相近的基因发生同源重组,整合至受体细胞基因组中并得到表达的一种外源 DNA 导入技术。它是针对某个功能未知的已知序列,改变生物的遗传基因,令特定的基因功能丧失作用,从而使部分功能被屏蔽,并可进一步对生物体造成影响,进而推测出该基因的生物学功能。

基因敲除类似于基因的同源重组,外源 DNA 与受体细胞基因组中序列相同或相近的基因发生同源重组,从而代替受体细胞基因组中的相同/相似的基因序列,整合入受体细胞的基因组中。此法可产生精确的基因突变,也可纠正机体的基因突变(图 37-5)。基因嵌入又称基因置换,它是利用内源基因序列两侧或外面的断裂点,用同源序列的目的基因整个置换内源基因。用于基因敲除和基因嵌入的技术有 Cre-Lox P 系统、FLPI 系统,以及近年来在基因编辑领域获得广泛应用的 CRISPR 系统等。

三、Cre-LoxP

Cre-LoxP 重组酶系统,指的是条件性基因打靶、诱导性基因打靶、时空特异性基因打靶策略的技术核心,被广泛应用于特异位点的基因敲除、基因插入、基因翻转和基因易位,在真核生物与原核生物中均有应用(图 37-6)。

Cre 重组酶于 1981 年从 P1 噬菌体中发现,属于 λ Int 酶超基因家族,其基因编码区序列全长 1029 bp(EMBL 数据库登录号 X03453),它不仅具有催化活性,而且与限制酶相似,可以特异性识别 LoxP 位点,使 LoxP 位点间的基因序列被删除或重组(图 37-6)。

LoxP(locus of X-over P1)序列同样来源于 P1 噬菌体,由两个 13 bp 反向重复序列与中间间隔的 8 bp 序列共同组成,这 8 bp 的间隔序列同时也决定了 LoxP 的方向。Cre 重组酶在催化 DNA 链交换过程中与 DNA 共价结合,13 bp 的反向重复序列是 Cre 重组酶的结合域。其序列如下:

5'- ATAACTTCGTATA-NNNTANNN-TATACGAAGTTAT-3'

Cre 重组酶介导两个 LoxP 位点间的重组是一个动态、可逆的过程,可以分成以下三种情况(图 37-7)。

(1)如果两个 LoxP 位点位于一条 DNA 链上,且方向相同,Cre 重组酶能有效切除两个 LoxP 位点间的序列。

(2)如果两个 LoxP 位点位于一条 DNA 链上,但方向相反,Cre 重组酶能导致两个 LoxP 位点间的序列倒位。

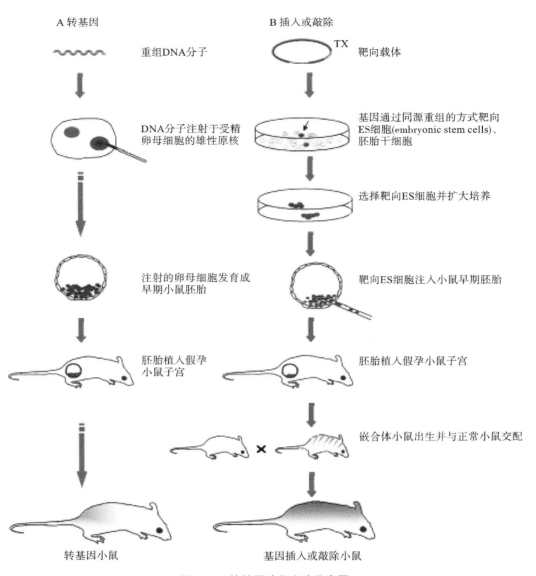

A 转基因　　　　　　　　　B 插入或敲除

重组DNA分子　　　　　　TX　靶向载体

DNA分子注射于受精
卵母细胞的雄性原核　　　基因通过同源重组的方式靶向
　　　　　　　　　　　　ES细胞(embryonic stem cells)、
　　　　　　　　　　　　胚胎干细胞

选择靶向ES细胞并扩大培养

注射的卵母细胞发育成
早期小鼠胚胎　　　　　　靶向ES细胞注入小鼠早期胚胎

胚胎植入假孕
小鼠子宫　　　　　　　　胚胎植入假孕小鼠子宫

嵌合体小鼠出生并与正常小鼠交配

转基因小鼠　　　　　　　基因插入或敲除小鼠

图 37-5　转基因动物实验示意图

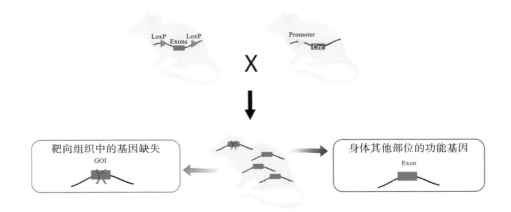

图 37-6　Cre -LoxP 原理示意图

GOI，目的基因；Promoter，启动子；Exons，外显子

（3）如果两个 LoxP 位点分别位于两条不同的 DNA 链或染色体上，Cre 酶能介导两条 DNA 链的交换或染色体易位。

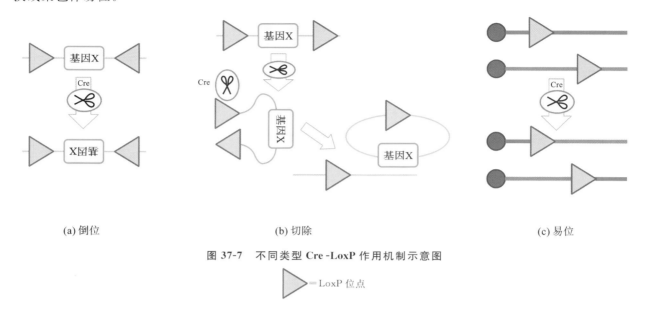

(a) 倒位　　　　　　　　　　　(b) 切除　　　　　　　　　　　(c) 易位

图 37-7　不同类型 Cre -LoxP 作用机制示意图

＝LoxP 位点

由于 Cre-LoxP 系统具有时空特异性、高效性，可由二型启动子表达等优点，已被广泛应用于模式动物的构建中。

（张文川　吴祎炜　解冰冉　周　晗　陈　果）

第五节　蛋白质印迹法

蛋白质印迹法（免疫印迹法）即 Western 印迹法。它是分子生物学、生物化学和免疫遗传学中常用的一种实验方法。该方法是将电泳分离后的细胞或组织中蛋白质从凝胶转移到固相支持物 NC 膜或 PVDF 膜上，然后用特异性抗体检测某特定抗原的一种蛋白质检测技术，通过分析着色的位置和着色深度获得特定蛋白质在所分析的细胞或组织中表达情况的信息。现已广泛应用于基因在蛋白质水平表达的研究、抗体活性检测和疾病早期诊断等多个方面。

（张文川　吴祎炜　解冰冉　周　晗　陈　果）

第六节　免疫组织化学技术

免疫组织化学（immunohistochemistry）又称免疫细胞化学。它是组织化学的分支，它是用标记的特异性抗体（或抗原）对组织内抗原（或抗体）的分布进行组织和细胞原位检测的技术。通过抗原抗体反应及呈色反应，显示细胞或组织中的化学成分，在显微镜下可清晰看见细胞内发生的抗原抗体反应产物，从而能够在细胞或组织原位确定某些化学成分的分布、含量。组织或细胞中凡是能作为抗原或半抗原的物质，如蛋白质、多肽、氨基酸、多糖、磷脂、受体、酶、激素、核酸及病原体等都可用相应的特异性抗体进行检测。

几种常用免疫组织化学方法的原理如下。

1. 免疫荧光技术　最早建立的免疫组织化学技术。它利用抗原、抗体特异性结合的原理，先将已知抗体标上荧光素，以此作为探针检查细胞或组织内的相应抗原，在荧光显微镜下观察。当抗原抗体复合物中的荧光素受激发光的照射后即会发出一定波长的荧光,从而确定组织中某种抗原的定位,还可进行定量分析。由于免疫荧光技术特异性强、敏感性高、快速简便,所以在临床病理诊断、检验中应用比较广。

2. 免疫酶标技术　免疫酶标技术是继免疫荧光技术后,于 20 世纪 60 年代发展起来的技术。基本原理是先以酶标记的抗体与组织或细胞作用,然后加入酶的底物,生成有色的不溶性产物或具有一定电子密度的颗粒,通过光镜或电镜,对细胞表面和细胞内的各种抗原成分进行定位研究。免疫酶标技术是目前最常用的技术。

本方法与免疫荧光技术相比的主要优点:定位准确,对比度好,染色标本可长期保存,适用于光镜、电镜研究等。

免疫酶标技术的发展非常迅速,已经衍生出了多种标记方法,且随着技术的不断改进和创新,其特异性和敏感性都在不断提高,使用也越来越方便。目前在病理诊断中广为使用的当属 PAP 法、ABC 法、SP 法等。

3. 免疫胶体金技术　免疫胶体金技术是以胶体金这样一种特殊的金属颗粒作为标记物的方法。胶体金是指金的水溶胶,它能迅速而稳定地吸附蛋白质,对蛋白质的生物学活性没有明显的影响。因此,用胶体金标记一抗、二抗或其他能特异性结合免疫球蛋白的分子(如葡萄球菌 A 蛋白)等作为探针,就能对组织或细胞内的抗原进行定性、定位,甚至定量研究。由于胶体金有不同大小的颗粒,且胶体金的电子密度高,所以免疫胶体金技术特别适用于免疫电镜的单标记或多标记定位研究。由于胶体金本身呈淡至深红色,因此也适用于光镜观察。如应用银加强的免疫金银法则更便于光镜观察。

(张文川　吴祎炜　解冰冉　周　晗　陈　果)

第七节　样品切片制作技术

随着科技进步和时代发展,切片机(microtome)已被人们广泛应用于制作细胞或组织切片,以便提供给光学或电子显微镜等装置进行观察诊断,从而为诸如病理分析、手术治疗等提供可靠的判断依据。目前,切片机包括冰冻切片机、石蜡切片机、振动切片机、超薄切片机等多种类型机器。

(张文川　吴祎炜　解冰冉　周　晗　陈　果)

第八节　免疫切片染色与观察技术

应用于光镜的免疫组织化学染色的切片厚度一般要求为 5 μm 左右,神经组织的研究要求切片厚度在 20~100 μm,有利于追踪神经纤维的走行。

1. 冰冻切片　免疫组织化学染色中最常用的一种切片方法。其最突出的优点是能够较完好地保存多种抗原的免疫活性,尤其是细胞表面抗原更应采用冰冻切片。新鲜的组织及已固定的组织均可作冰冻切片。

冰冻时,组织中水分易形成冰晶,往往影响抗原定位。一般认为,冰晶少而大时,影响较小,冰晶小而多时,对组织结构损害较大,在含水量较多的组织中上述现象更易发生。冰晶的大小与其生长速率成正比,而与成核率(形成速率)成反比,即冰晶形成的数量愈多则愈小,对组织结构影响愈严重。因此,应尽量减少冰晶的数量。Fish 认为冰冻开始时,冰晶成核率较低,以后逐渐增高,其临界温度为 -33 ℃,从 -30 ℃降至 -43 ℃期间,成核率急剧增加,然后再减慢。

2. 石蜡切片　其优点是组织结构保存良好,在病理和回顾性研究中有较高的实用价值,能切连续薄片,组织结构清晰,抗原定位准确。用于免疫组织化学技术的石蜡切片制备与常规制片略有不同:①脱水、透明等过程应在 4 ℃下进行,以尽量减少组织抗原的损失。②组织块大小应限于 2 cm×1.5 cm×

0.2 cm,使组织充分脱水、透明、浸蜡。③浸蜡、包埋过程中,石蜡应保持在 60 ℃以下,以熔点低的软蜡最好(即低温石蜡包埋)。

　　石蜡切片为常规制片技术,切片机多为轮转式,切片厚度为 2～7 μm,应用范围广,不影响抗体的穿透性,染色均匀一致。由于甲醛固定、有机溶剂和包埋剂对组织抗原有一定的损害及遮蔽,抗原特征可发生改变。有报道称,蛋白酶消化法可以改善光镜免疫组织化学染色强度,常用的有胰蛋白酶、链霉蛋白酶及胃蛋白酶等消化法。石蜡切片应置入 37 ℃恒温箱过夜,这样烤片可减少染色中脱片现象,切片如需长期储存,可存放于 4 ℃冰箱内备用。

　　石蜡切片优点较多,但在制片过程中要经过酒精、二甲苯等有机溶剂处理,组织内抗原活性失去较多,有人采用冷冻干燥包埋法,可以保存组织内可溶性物质,防止蛋白质变性和酶的失活,从而减少抗原的丢失。冷冻干燥包埋法将新鲜组织低温速冻,利用冷冻干燥机在真空、低温条件下排除组织内水分,然后用甲醛蒸气固定干燥组织,最后将组织浸蜡、包埋、切片。此法可用于免疫荧光标记、免疫酶标记及放射自显影。

　　3. 振动切片　利用振动切片机,可以把新鲜组织(不固定、不冰冻)切成 20～10 μm 的厚片,以漂浮法在反应板进行免疫组织化学染色,然后在解剖显微镜下检出免疫反应阳性部位,修整组织,进行后固定,最后进行电镜样品制备、脱水、包埋、超薄切片、染色观察等。组织不冰冻,无冰晶形成和组织抗原破坏,在免疫组织化学染色前避免了组织脱水、透明、包埋等步骤对抗原的损害,能较好地保留组织内脂溶性物质和细胞膜抗原,主要用于显示神经系统抗原分布的研究。这种包埋前染色,尤其适用于免疫电镜观察。

　　4. 塑料包埋切片　塑料包埋切片常用包埋剂有甲基丙烯酸盐类(如 GMA)及环氧树脂类,其优点是可以同时做光镜和电镜检测,能相互对照所查抗原,定位准确。塑料包埋切片可切出比石蜡切片更薄的切片,光镜切片可薄至 0.5～2 μm,故称半薄切片。GMA 保存抗原较好,不与组织产生共聚合,但组织的形态学结构欠佳。环氧树脂如 Fpon 和 Araldite 能较好地保存组织的形态学结构,但在聚合过程中易与组织起作用,改变抗原结构。塑料包埋切片由于处理程序繁多,抗原活性易丢失。对半薄切片进行免疫染色时,抗血清不易穿透树脂,因此,塑料包埋切片主要用于免疫电镜的超微切片前定位。包埋前染色的标本,薄切片后不需染色,直接在相差显微镜下观察免疫反应部位可呈黑点状,定位后进一步做超薄切片,这样,可以明显提高免疫电镜阳性检出率。

(张文川　吴祎炜　解冰冉　周　晗　陈　果)

第九节　核酸分子杂交实验

一、Southern 印迹法

　　Southern 印迹法(又称 DNAEP 迹法)是分子生物学领域中常用的具体方法之一。其基本原理如下:具有一定同源性的两条核酸单链在一定的条件下,可按碱基互补的原则形成双链,此杂交过程是高度特异的。由于核酸分子的高度特异性及检测方法的高敏感性,综合凝胶电泳和核酸内切限制酶分析的结果,便可绘制出 DNA 分子的限制图谱。但为了进一步构建出 DNA 分子的遗传图,或进行目的基因序列的测定以满足基因克隆的特殊要求,还必须掌握 DNA 分子中基因编码区的大小和位置。有关这类数据资料可应用 Southern 印迹法获得。

　　Southern 印迹法包括两个主要过程:一是将待测核酸分子通过一定的方法转移并结合到一定的固相支持物(硝酸纤维素膜或尼龙膜)上,即印迹(blotting);二是固定于膜上的核酸同位素标记的探针在一定的温度和离子强度下退火,即分子杂交过程。该技术是 1975 年英国爱丁堡大学的 E. M. Southern 首创的,Southern 印迹法因此而得名(图 37-8)。

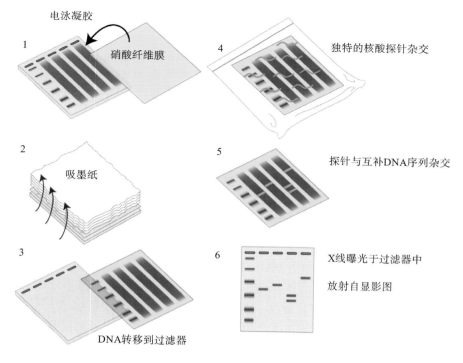

电泳凝胶

硝酸纤维膜

吸墨纸

DNA转移到过滤器

独特的核酸探针杂交

探针与互补DNA序列杂交

X线曝光于过滤器中

放射自显影图

图 37-8 Southern 印迹法原理示意图

早期的 Southern 印迹法是使凝胶中的 DNA 变性后,经毛细管的虹吸作用,转移到硝酸纤维膜上。利用 Southern 印迹法可进行克隆基因的酶切、图谱分析、基因组中某一基因的定性及定量分析、基因突变分析及限制性片段长度多态性(PFLP)分析等。

二、Northern 印迹法

Northern 印迹法(又称 RNA 印迹法)是一种将 RNA 从琼脂糖凝胶中转印到硝酸纤维素膜上的方法,通过检测 RNA 的表达水平来检测基因表达。

Northern 印迹法首先通过电泳的方法将不同的 RNA 分子依据其分子量大小加以区分,然后通过与特定基因互补配对的探针杂交来检测目的片段。"Northern 印迹法"这一术语实际指的是 RNA 分子从胶上转移到膜上的过程,当然它现在通指整个实验的过程(图 37-9)。

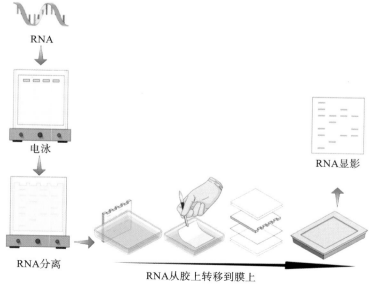

RNA

电泳

RNA分离

RNA从胶上转移到膜上

RNA显影

图 37-9 Northern 印迹法原理示意图

Northern 印迹法可用来检测不同组织、器官,生物体不同发育阶段以及胁迫环境或病理条件下特定基因的表达样式。如 Northern 印迹法被大量用于检测癌细胞中原癌基因表达量的升高,抑癌基因表达量的下降,以及器官移植过程中由于免疫排斥反应造成某些基因表达量的上升,Northern 印迹法还可用来检测目的基因是否具有可变剪切产物或者重复序列。

三、原位杂交

原位杂交技术的基本原理是利用核酸分子单链之间有互补的碱基序列,将有放射性或非放射性的外源核酸(即探针)与组织、细胞或染色体上待测 DNA 或 RNA 互补配对,结合成专一的核酸杂交分子,经一定的检测手段将待测核酸在组织、细胞或染色体上的位置显示出来。为显示特定的核酸序列,必须具备 3 个重要条件:组织、细胞或染色体的固定,有能与特定片段互补的核苷酸序列(即探针),有与探针结合的标记物。

RNA 原位核酸杂交又称 RNA 原位杂交组织化学或 RNA 原位杂交。该技术是运用 cRNA 或寡核苷酸等探针检测细胞和组织内 RNA 表达的一种原位杂交技术。其基本原理如下:在细胞或组织结构保持不变的条件下,用标记的已知的 RNA 核苷酸片段,按核酸杂交中碱基配对原则,与待测细胞或组织中相应的基因片段相结合(杂交),形成杂交体(hybrid),经显色反应后,在光学显微镜或电子显微镜下观察其细胞内相应的 mRNA、rRNA 和 tRNA 分子。RNA 原位杂交技术经不断改进,应用的领域已远超出 DNA 原位杂交技术。尤其在基因分析和诊断方面能做定性、定位和定量分析,已成为最有效的分子病理学技术,同时在分析低丰度和罕见的 mRNA 表达方面已展示出了应用前景。

荧光原位杂交(fluorescence in situ hybridization,FISH)技术是在已有的放射性原位杂交技术的基础上发展起来的一种非放射性 DNA 分子原位杂交技术。它利用荧光标记的核酸片段作为探针,通过荧光检测系统(荧光显微镜)检测信号 DNA 序列在染色体或 DNA 显微切片上的目的 DNA 序列,进而确定其杂交位点。FISH 技术检测时间短,检测敏感性高,无污染,已广泛应用于染色体的鉴定、基因定位和异常染色体检测等领域(图 37-10)。

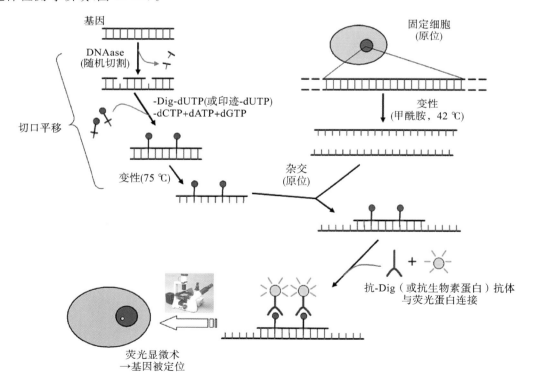

图 37-10 FISH 技术原理示意图
DNAase,DNA 酶,即脱氧核糖核酸酶

(张文川 吴祎炜 解冰冉 周 晗 陈 果)

第十节　荧光标记技术

荧光标记物质在蛋白质的功能研究、药物筛选等领域也有着广泛的应用。荧光物质是指具有共轭双键体系化学结构的化合物，受到紫外光或蓝紫光照射时，可激发成为激发态，当从激发态恢复为基态时，发出荧光。荧光标记法则是利用荧光物质作为标记物，对与荧光物质共价结合或物理吸附等的研究对象进行标记的分析方法，可对被标记的对象进行深入研究。目前，人们利用荧光标记的多肽来检测目的蛋白质的活性，并将其发展的高通量活性筛选方法应用于疾病治疗靶点蛋白质的药物筛选和药物开发（如各种激酶、磷酸酶、肽酶等）中。因此，多肽的荧光修饰，同样是多肽合成领域的重要内容。

荧光成像在基因组学和蛋白质组学等生物学领域应用中的独特优势：①高敏感性：敏感性远超比色法，在大部分应用中其敏感性近似放射性同位素。多组样品一次成像：将不同样品（如对照、处理）通过标记不同发射波长的荧光素（如 Cy3 或 Cy5 等），可以同时检测多样品荧光信号。②高稳定性：与放射性同位素相比，荧光素标记的抗体、杂交探针、PCR 引物等的信号稳定性优势明显，可稳定存在数月以上。③低毒性：多数情况下，在荧光标记和检测的全过程试验中手套即可为试验者提供足够的保护。易于运输和试验后处理，多数情况下试验成本低于放射性同位素。因此，荧光标记物在许多研究领域的应用日趋广泛。

（张文川　吴祎炜　解冰冉　周　晗　陈　果）

第十一节　化学遗传学技术

化学遗传学技术（或称药理遗传学技术）是近年来与光遗传学一起出现的重要新技术。该技术通过对一些生物大分子实行改造，使其能与先前无法识别的小分子相互作用，从而达到可控、可逆（可以随时加入或除去化合物，从而启动或中断特定的反应）控制生物大分子的活性的目的，该技术已经在信号转导、药物开发、功能基因组学等方面的研究中得到了广泛的应用（图 37-11）。

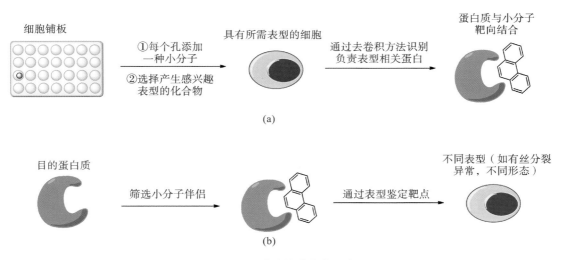

图 37-11　化学遗传学技术示意图

目前常用的研究策略如下。

1. 正向的化学遗传学　采用各种小分子化合物处理细胞，诱导细胞出现表型变异，然后经过筛选，寻找小分子化合物作用的靶标。

2. 反向的化学遗传学　从基因或蛋白质与小分子化合物的相互作用来研究基因或蛋白质对表型的影响，从而确定这些生物大分子的功能。

进行化学遗传学研究的关键之一是要有大量的可供筛选的不同结构的化合物。新兴的组合化学是化学遗传学获得大量小分子化合物的核心技术。它的原理是,在同一个化学反应体系中加入不同的结构单元,利用这些结构单元的排列组合,就能够系统地合成大量的化合物。此外,现代化学多样性合成技术的改进和发展,也为化学遗传学的发展奠定了良好的基础。

(张文川　吴祎炜　解冰冉　周　晗　陈　果)

第十二节　光遗传学技术

光遗传学技术是近几年正在迅速发展的一项整合了光学技术、软件控制技术、基因操作技术、电生理技术等的多学科交叉的生物工程技术。其主要原理是首先采用基因操作技术将光感基因(如 ChR2、eBR、NaHR3.0、Arch 或 OptoXR 等)转入神经系统特定类型的细胞中促进特殊离子通道或 G 蛋白耦联受体(GPCR)的表达。光感离子通道在不同波长的光照刺激下会分别对阳离子或者阴离子的通过产生选择性,从而造成细胞膜两边的膜电位发生变化,达到选择性地兴奋或者抑制细胞的目的(图37-12)。

光遗传学技术有着无可比拟的优点:它只需要向细胞内转入一个蛋白质,实际操作性强;以光作为刺激媒介,可实现神经元的毫秒级操控;可观察神经投射;可通过组织特异性启动子实现对特定细胞的调控;对实验动物的创伤远远小于传统方法,且没有异物侵入组织;可以用定位的光纤来局部刺激细胞,也可以设计弥散光大范围刺激脑区。因此光遗传学技术在神经生物学中有重要的应用。

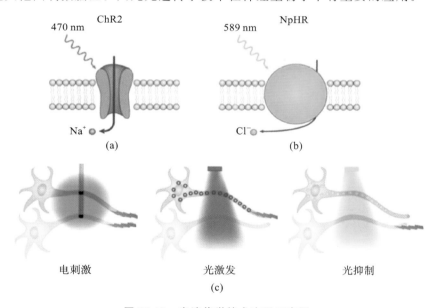

图 37-12　光遗传学技术应用示意图

(张文川　吴祎炜　解冰冉　周　晗　陈　果)

参 考 文 献

[1]　Lenci E,Guarna A,Trabocchi A . Diversity-oriented synthesis as a tool for chemical genetics[J].
　　 Molecules,2014,19(10):16506-16528.

[2]　Matsoukas I G. Commentary:RNA editing with CRISPR-Cas13[J]. Front Genet,2018,9:134.